整形美容专业国家级医疗质量控制中心　编

2024年

国家医疗服务与质量安全报告

整形美容专业分册

科学技术文献出版社
SCIENTIFIC AND TECHNICAL DOCUMENTATION PRESS
·北京·

图书在版编目（CIP）数据

2024年国家医疗服务与质量安全报告. 整形美容专业分册 / 整形美容专业国家级医疗质量控制中心编. 北京 : 科学技术文献出版社, 2024. 12. -- ISBN 978-7-5235-2166-3

Ⅰ. R197.1 ; R622

中国国家版本馆 CIP 数据核字第 2024FM1944 号

2024年国家医疗服务与质量安全报告　整容美容专业分册

策划编辑：蔡　蓉　　责任编辑：栾璟煜　李昱龙　　责任校对：张永霞　　责任出版：张志平

出 版 者　科学技术文献出版社
地　　址　北京市复兴路15号　邮编 100038
编 务 部　（010）58882938，58882087（传真）
发 行 部　（010）58882868，58882870（传真）
邮 购 部　（010）58882873
官方网址　www.stdp.com.cn
发 行 者　科学技术文献出版社发行　全国各地新华书店经销
印 刷 者　北京地大彩印有限公司
版　　次　2024 年 12 月第 1 版　2024 年 12 月第 1 次印刷
开　　本　889 × 1194　1/16
字　　数　365千
印　　张　13.5
书　　号　ISBN 978-7-5235-2166-3
定　　价　128.00元

编委会名单

主　　编　王晓军（中国医学科学院北京协和医院）

执行主编　龙　笑（中国医学科学院北京协和医院）
　　　　　熊　伟（石河子大学医学院第一附属医院）

副 主 编　斯楼斌（中国医学科学院北京协和医院）
　　　　　张明子（中国医学科学院北京协和医院）

编　　委　王　彪（福建医科大学附属第一医院）
　　　　　王永前（中国医学科学院整形外科医院）
　　　　　王继华（昆明医科大学第二附属医院）
　　　　　刘　毅（兰州大学第二医院）
　　　　　孙宝珊（上海交通大学医学院附属第九人民医院）
　　　　　孙家明（华中科技大学同济医学院附属协和医院）
　　　　　李　毅（青海大学附属医院）
　　　　　李小兵（天津市第一中心医院）
　　　　　李青峰（上海交通大学医学院附属第九人民医院）
　　　　　杨　松（黑龙江省医院）
　　　　　吴溯帆（浙江省人民医院）
　　　　　张　舵（吉林大学第一医院）
　　　　　胡亚兰（中国人民解放军陆军军医大学士官学校附属医院）
　　　　　胡志奇（南方医科大学南方医院）
　　　　　栾　杰（中国医学科学院整形外科医院）
　　　　　郭　澍（中国医科大学附属第一医院）
　　　　　蒋海越（中国医学科学院整形外科医院）
　　　　　舒茂国（西安交通大学第一附属医院）
　　　　　樊东力（中国人民解放军陆军军医大学第二附属医院）
　　　　　魏在荣（遵义医科大学附属医院）
　　　　　刘　萍（联勤保障部队第 940 医院）
　　　　　常国婧（中国医学科学院北京协和医院）
　　　　　李婧宇（浙江省人民医院）
　　　　　黄久佐（中国医学科学院北京协和医院）
　　　　　郑姣洁（中国医学科学院北京协和医院）

特别感谢　云瑞新（北京医元数科技有限公司）
　　　　　刘艺芳（北京农业职业学院）

前言

整形美容专业近年来发展迅速，受到了全社会的广泛关注。在市场规模迅猛发展的同时，整形美容行业随之出现了一些乱象，这不仅严重影响了行业形象，更对求美者的合法权益以及经济、躯体和心理造成了损害。

国家卫生健康委员会于 2017 年筹建了整形美容专业国家级医疗质量控制中心，并于同期组建了整形美容专业国家级医疗质量控制中心专家委员会，协助管理我国整形美容专业的医疗质量控制工作。在国家卫生健康委员会和整形美容专业国家级医疗质量控制中心专家委员会的指导下，在每一家整形美容专业相关医疗机构的积极配合下，我国整形美容专业医疗质量控制工作已初具规模和成效。

国家整形美容专业医疗质量控制数据的整理与分析过程包括数据上报与摸清底数、上报培训与数据清洗、数据分析与质量提高 3 个阶段。本报告在《2023 年国家医疗服务与质量安全报告　整形美容专业分册》的基础上对内容再次进行了革新和细化。第一，新增 2023 年全国层面的整形美容专业医疗安全指标数据和分析；第二，进一步加强对全国 31 个省级行政区（不含港、澳、台地区）及新疆生产建设兵团的数据变化分析；第三，细化医疗安全相关的指标数据。本报告受中国医学科学院北京协和医院中央高水平医院临床科研专项“整形美容专业损伤修复大数据平台的建设与损伤修复策略的研究”项目（编号：2022-PUMCH-B-042）资助。

本报告在编写过程中得到了国家卫生健康委员会、整形美容专业各省级医疗质量控制中心、整形美容专业国家级医疗质量控制中心各亚专业组以及各级各类整形美容专业相关医疗机构的大力支持。由于数据采集和编写经验不足，恳请各位读者批评指正，提出宝贵的意见和建议，我们会继续努力完善。在此，整形美容专业国家级医疗质量控制中心向每一位参与整形美容专业医疗质量控制工作的领导、专家、医学同道及相关工作人员表示衷心的感谢！同时希望各位能够继续积极支持我们的工作，为中国整形美容事业的健康、有序发展贡献力量！

整形美容专业国家级医疗质量控制中心

王晓军

2024 年 9 月

目 录

第一章

整形美容专业质量控制指标获取途径及说明

第一节 整形美容专业质量控制指标的获取途径

整形美容专业质量控制指标的数据获取方式包括以下几种：国家医疗质量管理与控制信息网（national clinical improvement system，NCIS）、国家整形美容专业医疗质量控制平台（https：//www.plasticqc.com）、医院质量监测系统（hospital quality monitoring system，HQMS）。

NCIS 是用于国内医院医疗质量管理与控制的国家级临床信息系统，旨在通过搜集临床数据，分析医疗安全问题，提供医疗安全学习途径和决策支持，提高我国的医疗质量，促进临床决策的科学化和规范化。通过 NCIS 系统的医疗质量控制与管理，医院可以实现医疗质量的监测、评估和改进，提高临床诊疗的安全性，提升医疗服务的效果和效率，为患者 / 求美者提供良好的医疗体验。

国家整形美容专业医疗质量控制平台是整形美容专业国家级医疗质量控制中心搭建的网络平台，用于整形美容专业医疗机构的医疗质量控制与管理，旨在提高整形美容专业医疗质量、加强医疗安全、促进临床策略的科学化和规范化。

HQMS 通过综合运用计算机软件与网络技术，可对医院内所发生的各种医疗过程信息，尤其是医疗质量数据信息进行审核，是国家卫生健康委员会开展医疗服务监管和信息网络直报工作的重要途径。HQMS 自动对接医疗机构的病案首页数据，以确保医疗机构评审和评价数据的真实性。

NCIS 系统和国家整形美容专业医疗质量控制平台是在下发通知后，于规定的填报时间范围内，由医疗机构根据注册时获得的账号和密码登录系统进行数据填报和提交。HQMS 由系统自动提取相应病案首页数据，经整形美容专业国家级医疗质量控制中心汇总整理后呈现。

第二节 整形美容专业质量控制指标涉及概念的范围和内容

2024 年，整形美容专业国家级医疗质量控制中心对整形美容专业质量控制指标的描述进行了细化和修改，涉及的概念如下。

整形美容科：包括整形外科、美容外科、烧伤整形科、皮肤美容科等从事整形美容相关诊疗活动的专业科室。

整形美容科医师：最低具有医学专业大学及以上学历，具备扎实的临床医学基础、外科及整形美容专业基础与操作技能。

美容主诊医师：具有执业医师资格，经执业医师注册机关注册，具备国家卫生健康委员会《医疗美容服务管理办法》中规定的医疗美容专业执业条件，通过统一考试和考核取得医疗美容某一专业资质，并具备实施医疗美容专科诊疗能力的专业执业医师。

整形美容科护士：在整形美容科从事护理工作的专科护理在职人员。

所有人员统计不包含轮转医护、多点执业医护、进修生、实习生、研究生、规培生等非本科室在职人员。

第二章

基于国家医疗质量管理与控制信息网的整形美容专业医疗质量数据分析

第一节 医院填报情况分析

一、填报完整度和指标斜杠率

2024年6月，国家卫生健康委员会医政司下发《国家卫生健康委医政司关于开展〈2024年国家医疗服务与质量安全报告〉数据调查工作的函》，正式启动2024年NCIS系统填报工作。数据填报于2024年8月10日截止，数据收集时间为2023年1月1日—2023年12月31日。

在填报完整度（医院完成填写的指标数量占全部指标数量的比例，反映医院指标填写的完成情况）方面，NCIS系统近年来均在98%以上，其中2023年的医院指标填报完整度最高，达到了99.85%。图2-1-1显示2018—2023年NCIS系统中医院指标填报完整度的变化趋势。

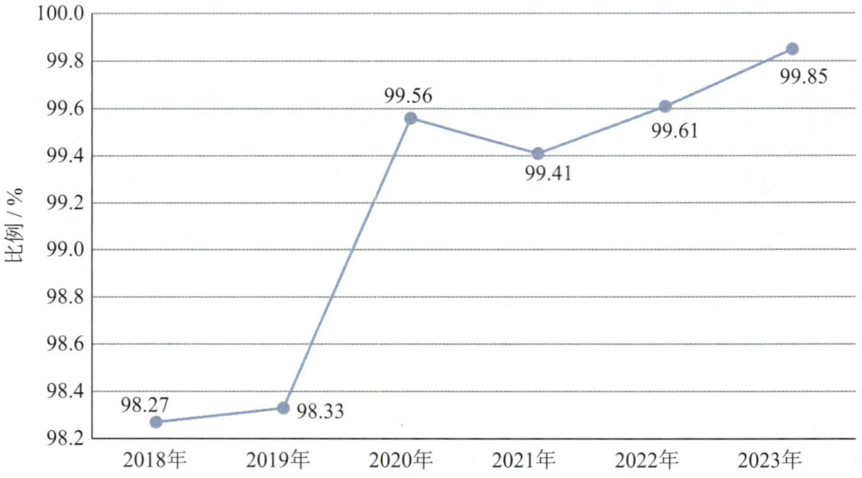

图2-1-1 2018—2023年国家医疗质量管理与控制信息网填报完整度

在指标斜杠率（指标数据填写“/”的医院占全部医院的比例，反映指标的普适性）方面，随着2024年填报医院总数的上升以及学科专业的发展，医院/科室开展业务的范围可能进一步扩大，因此斜杠率较前有所下降。图2-1-2显示2018—2023年NCIS系统中医院指标斜杠率的变化趋势。

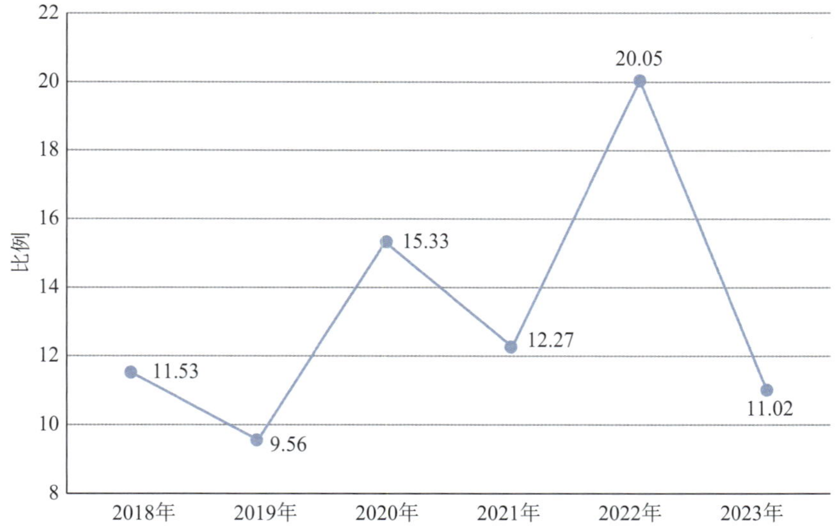

图2-1-2 2018—2023年国家医疗质量管理与控制信息网指标斜杠率

二、设有整形美容专业医院的基本情况

2023年NCIS系统中设有整形美容专业的医院共计1722家（其中公立医院1468家，民营医院254家）。近年来，设有整形美容专业的医院数量逐年上升，自2018年（954家）起已增加768家。设有整形美容专业的公立医院和民营医院数量同样呈现逐年增长的态势，公立医院从2018年的868家增加至2023年的1468家，民营医院从2018年的86家增加至2023年的254家。图2-1-3显示2018—2023年设有整形美容专业的公立医院和民营医院的数量变化情况。上述数据显示，近年来全国整形美容医疗服务覆盖面逐渐扩大，行业呈稳步发展趋势。

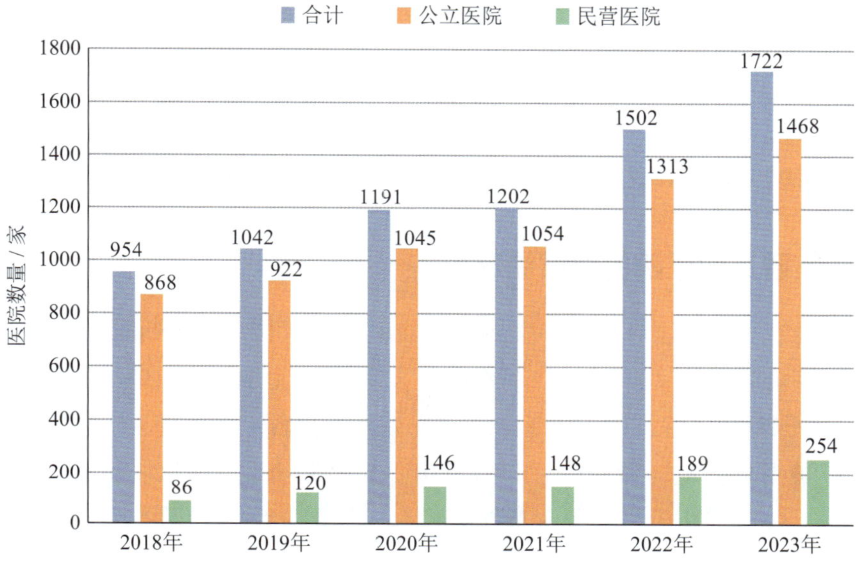

图2-1-3　2018—2023年国家医疗质量管理与控制信息网设有整形美容专业的公立和民营医院数量

2023年NCIS系统设有整形美容专业的1722家医院中，西医医院有1620家，中医相关医院［包括中医医院、中医（综合）医院、中西医结合医院］有102家（图2-1-4）；综合医院有1665家，专科医院有57家（图2-1-5）。整体来看，设有整形美容专业的不同类型医院数量近年来均呈稳步增长趋势，行业发展较为均衡。

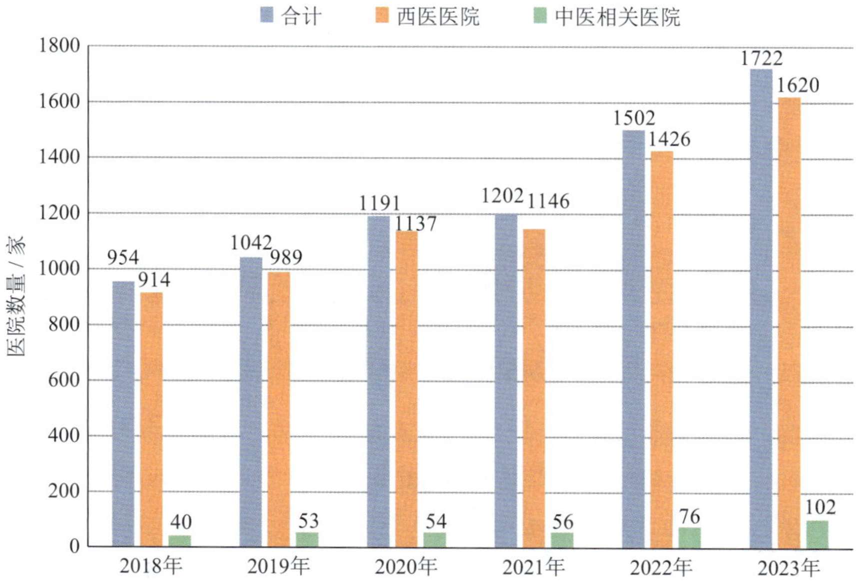

图2-1-4　2018—2023年国家医疗质量管理与控制信息网设有整形美容专业的西医医院和中医相关医院数量

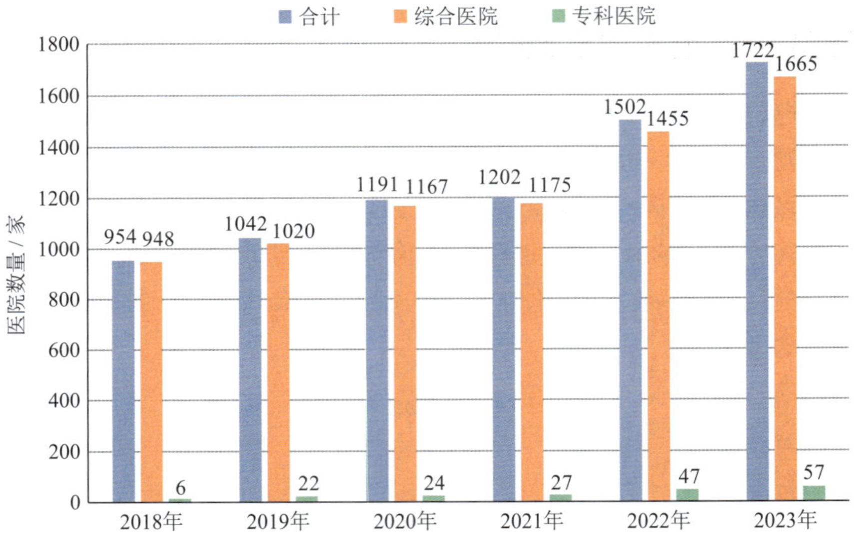

图 2-1-5 2018—2023 年国家医疗质量管理与控制信息网设有整形美容专业的综合医院和专科医院数量

三、设有整形美容专业医院的配置情况

NCIS 系统自 2020 年开始统计设有整形美容专业医院的配置情况，分析反映整形美容专业门诊和病房设置情况的指标，该指标有“只有门诊”“只有病房”“有门诊和病房”3 个选项，且为单项选择。选择“只有病房”的整形美容专业医院，因无门诊来源的患者 / 求美者，需额外人工填写住院患者 / 求美者的来源。根据医院人工填写的信息，2023 年“只有病房”的整形美容专业医院患者 / 求美者的主要来源是本院其他科室的门诊、急诊或病房直接转入及外院转入。图 2-1-6 显示 2020—2023 年 NCIS 系统设有整形美容专业医院的配置情况。

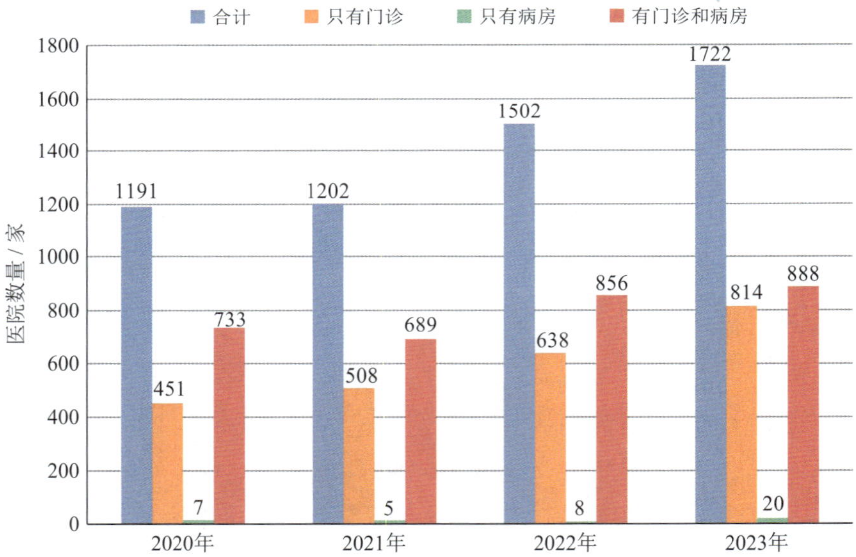

图 2-1-6 2020—2023 年国家医疗质量管理与控制信息网设有整形美容专业的医院配置情况

随着设有整形美容专业的医院数量逐年增加，“只有门诊”和“有门诊和病房”的医院数量同样呈现递增趋势。就占比来看，“只有门诊”的医院占比由 2020 年的 37.87% 逐年升高至 2023 年的 47.27%，而“有门诊和病房”的医院占比由 2020 年的 61.54% 逐年下降至 2023 年的 51.57%。由此可见，门诊服务类型更符合目前整形美容行业发展的趋势，考虑原因为患者 / 求美者对整形美容的需求更倾向于快速、微创、有效的门诊治疗。

在设有整形美容专业的公立医院和民营医院的配置方面，公立医院仍是“有门诊和病房”占主导，民营医院2020—2022年“只有门诊”和“有门诊和病房”的比例基本持平，但2023年民营医院中“只有门诊”的比例显著升高，达到了59.45%，“有门诊和病房”的比例下降至38.98%，且2023年首次出现“只有病房”的民营医院（图2-1-7）。因此，单从不同配置所占的比例来看，民营医院配置为“只有门诊”的比例高于公立医院，且“只有门诊”的比例在2023年显著升高。上述趋势客观上来说较符合民营医院开展快速、微创、有效的门诊治疗来满足患者/求美者需求的现状。

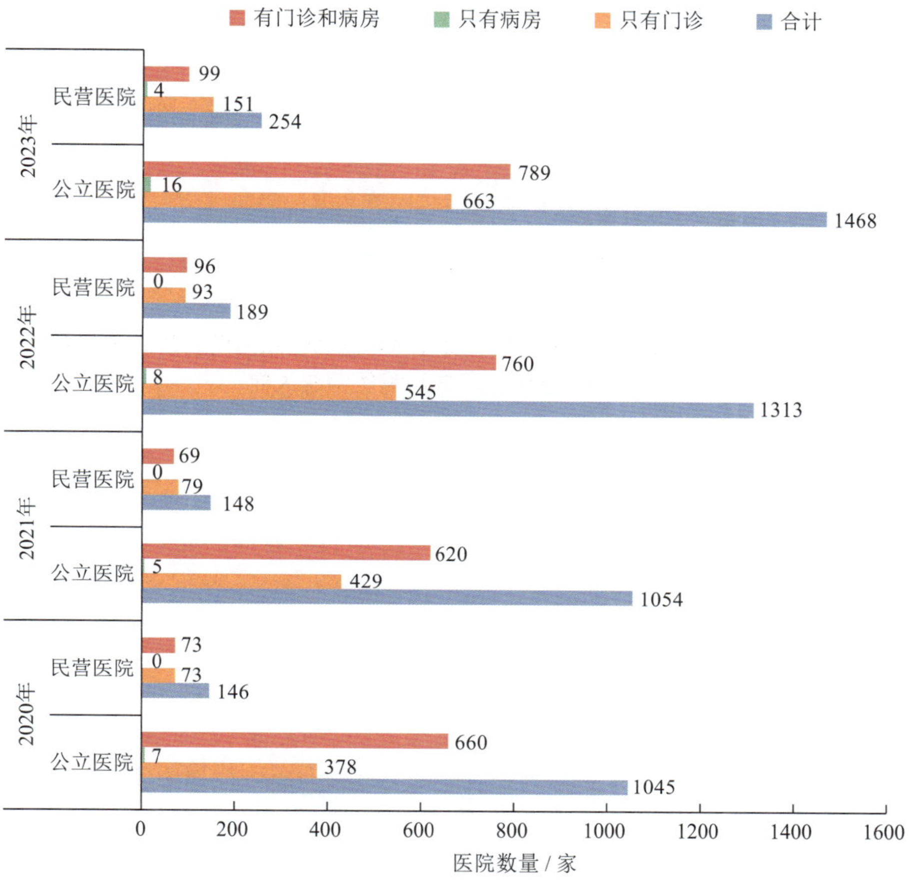

图2-1-7　2020—2023年国家医疗质量管理与控制信息网设有整形美容专业的公立和民营医院配置情况

第二节　基本信息指标数据分析

本节基本信息指标包括护医比、在职医师职称构成情况、在职医师专业背景构成情况及专业开放床位比。

一、护医比

护医比指标在2022年首次被采用，用于评估整形美容专业医疗机构人员配比情况。整形美容专业的亚专业繁多，患者/求美者基数大、需求多、要求高，除了繁重的医疗工作以外，护理工作同样紧张。因此，了解医疗机构的护医比有助于整体评估医疗机构中医疗和护理工作搭配的情况。

2023年，NCIS系统中全国整形美容专业年末科室医师共计11 937人，其中公立医院10 325人，民营医院1612人。由图2-2-1可以看出，全国（包括公立医院和民营医院）整形美容专业年末科室医师总人数整体呈现逐年上升趋势，自2018年（6412人）以来医师总数量增加5525人，其中公立医院增加4342人，民营医院增加1183人。民营医院年末科室医师总人数占比从2018年的6.69%上升至2023年的

13.50%。由此可见，一方面，民营医院近年来对 NCIS 系统数据填报工作的积极性以及对国家医疗质量控制工作的配合度有显著提高；另一方面，近年来民营医院的整形美容专业有显著发展。

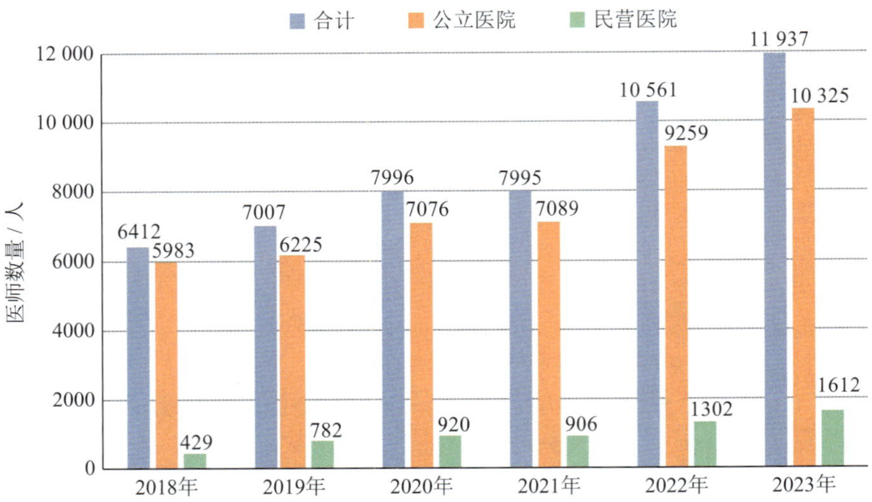

图 2-2-1　2018—2023 年国家医疗质量管理与控制信息网设有整形美容专业的公立和民营医院年末科室医师总人数

除此之外，2023 年 11 937 名医师中，有 7068 人具有美容主诊医师资格，占比为 59.21%，较 2022 年（58.24%）有所升高。公立医院有美容主诊医师 6189 人，占公立医院年末科室医师总人数的 59.94%，较 2022 年上升 1.11%；民营医院美容主诊医师共 879 人，占民营医院年末科室医师总人数的 54.53%，较 2022 年上升 0.46%。

2023 年，NCIS 系统中全国整形美容专业年末科室护士共计 13 325 人（较 2022 年增加 985 人），其中公立医院 10 934 人，民营医院 2391 人。由于医师数量分两个指标进行统计，一为“年末科室医师总人数”，二为“年末科室美容主诊医师总人数”，因此可以得到两个护医比数据。将护士总人数与医师总人数的比值定义为“护医比 1”，将护士总人数与美容主诊医师总人数的比值定义为“护医比 2”。护医比 1 和护医比 2 在公立医院和民营医院中的情况分别见图 2-2-2 和图 2-2-3。

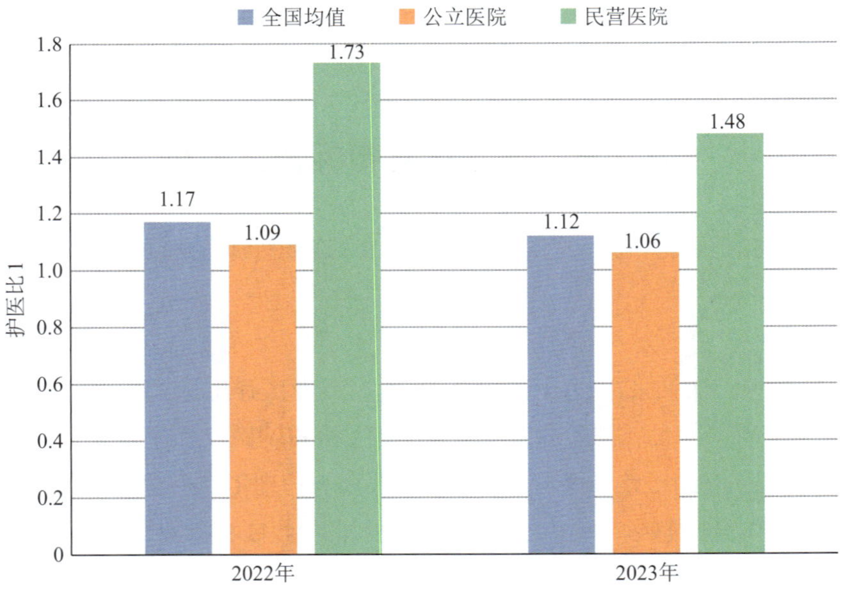

护医比 1—护士总人数与医师总人数的比值。

图 2-2-2　2022—2023 年国家医疗质量管理与控制信息网设有整形美容专业的公立和民营医院护医比 1

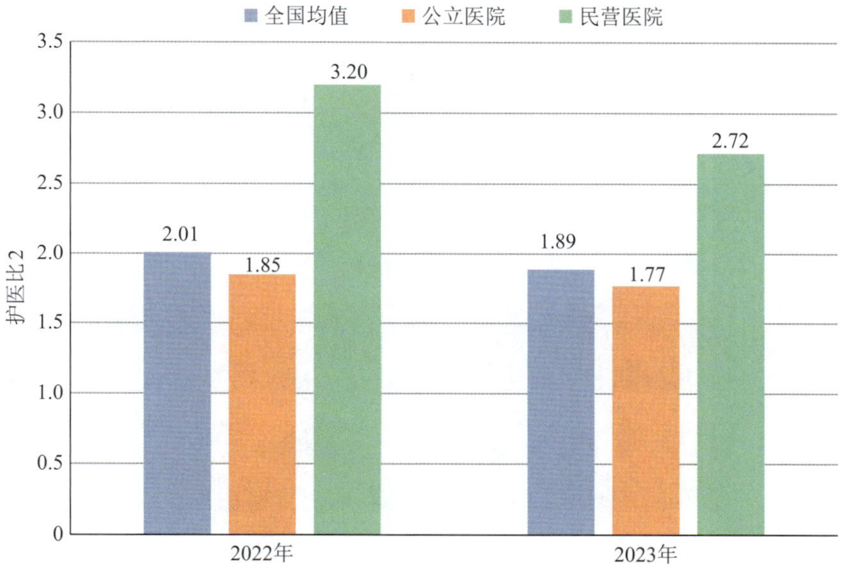

护医比 2—护士总人数与美容主诊医师总人数的比值。

图 2-2-3　2022—2023 年国家医疗质量管理与控制信息网设有整形美容专业的公立和民营医院护医比 2

2023 年 NCIS 系统中整形美容专业医师总人数、美容主诊医师总人数、护士总人数虽然均较 2022 年有所升高，但如图 2-2-2 及图 2-2-3 所示，护医比 1 和护医比 2 在全国、公立医院和民营医院层面均呈现下降趋势。与此同时，公立医院的护医比 1 和护医比 2 仍低于全国平均水平，民营医院则显著高于全国平均水平。由此可见，设有整形美容专业的民营医院护理人员配置优于公立医院。

二、在职医师职称构成情况

医师职称构成反映整形美容专业医师的职业处境，该指标自 2018 年开始统计，2022 年未统计，2023 年再次统计。图 2-2-4 显示 2018—2023 年（不含 2022 年）整形美容专业医师不同职称比例的变化情况。公立医院和民营医院的住院医师占比以及住院医师占比的全国均值，近年来均呈现显著下降趋势，相反，主治医师的占比则逐年升高，副主任医师和主任医师的占比近年来相对稳定。

从 2023 年公立医院和民营医院的数据对比可以看出，公立医院医师职称占比更接近全国均值，考虑与 NCIS 系统中公立医院医师数量占比较高有关。另外，公立医院和民营医院整形美容专业医师的主要职称均为主治医师，占比近 40%，民营医院住院医师的比例高于公立医院，公立医院高级职称医师（副主任医师和主任医师）的比例高于民营医院。

从图 2-2-4 可以看出，目前公立医院较民营医院具有更高比例的高级职称医师，考虑与公立医院能够提供更为全面的职业发展途径以及职称晋升途径有关；民营医院的医师以中级和初级职称为主，占比约为 70%，间接反映民营医院整形美容专业的学科建设仍存在短板。

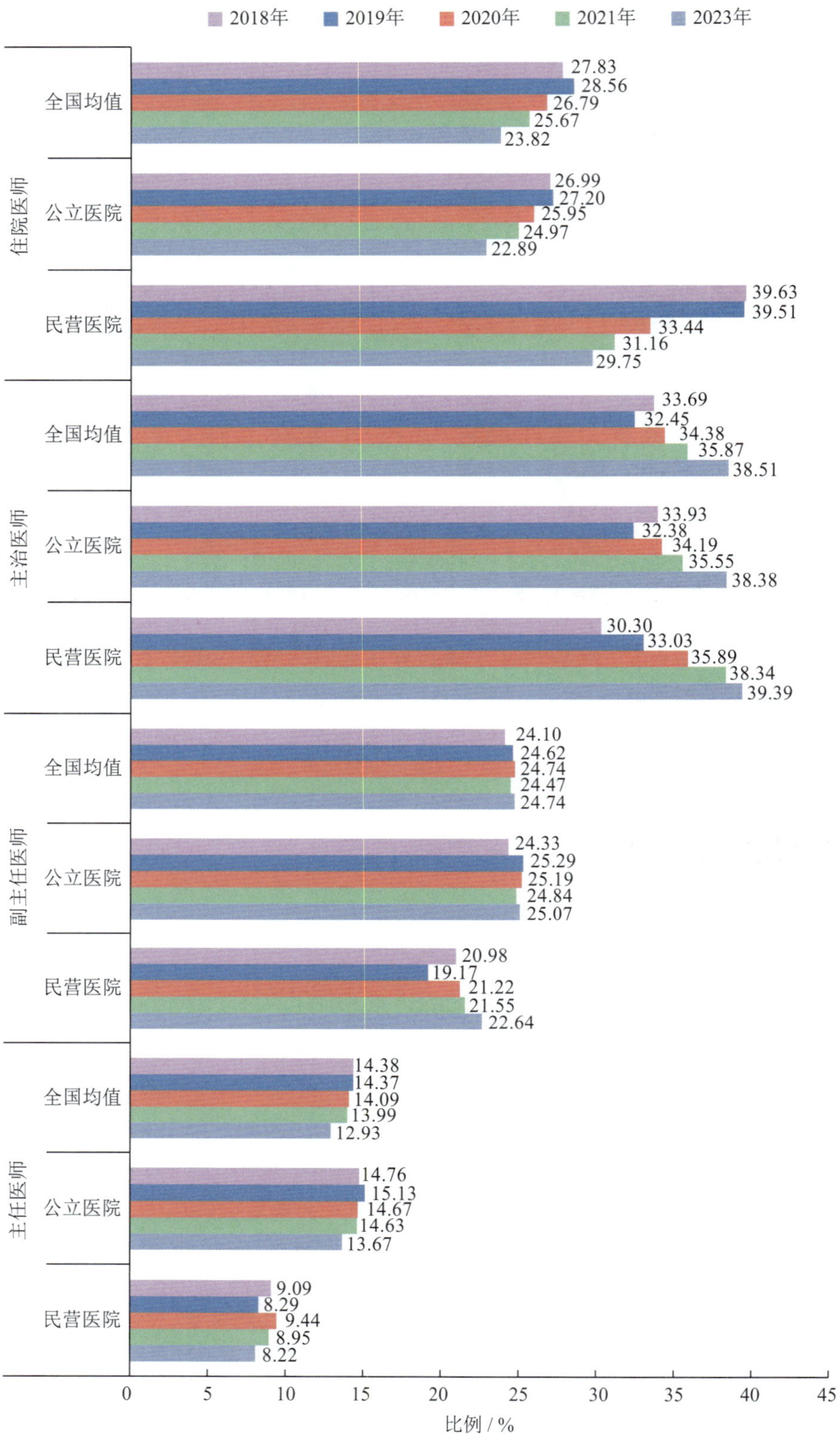

图 2-2-4 2018—2023 年（不含 2022 年）国家医疗质量管理与控制信息网公立和民营医院整形美容专业医师职称构成

三、在职医师专业背景构成情况

医师专业背景反映从事整形美容工作的医师在接受教育和培训期间是否接受了整形美容专业相关的医学教育。经过专业培训的医师能够更好地从事整形美容行业活动并保障患者 / 求美者的医疗安全。该指标自 2018 年开始统计。图 2-2-5 显示 2018—2023 年整形美容科医师专业背景构成的变化趋势，可见整形美容专业出身的医师占比自 2022 年开始出现下降，公立医院下降幅度近 10%，民营医院近年来整形美容专业出身的医师占比波动较大，呈现“先增长后下降”的趋势；公立医院其他专业出身的医师占比自 2022 年开始有所升高，比例超过 35%，民营医院其他专业出身的医师占比自 2022 年起升高更为显著，2022 年和 2023 年的占比均超过了 40%。。

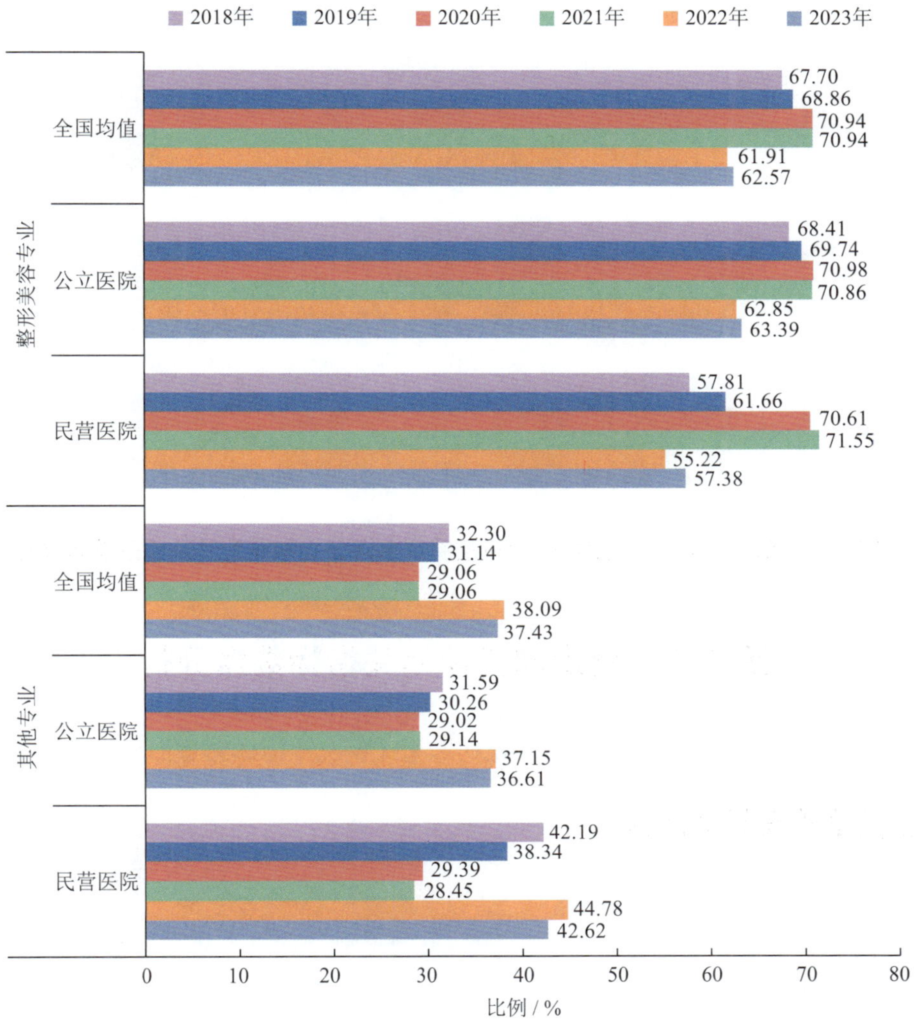

图 2-2-5　2018—2023 年国家医疗质量管理与控制信息网公立和民营医院整形美容科医师专业背景构成

从图 2-2-5 所显示的医师专业背景构成可以看出，公立医院医师专业背景占比变化趋势接近全国均值，考虑与 NCIS 系统中公立医院医师数量占比较高有关。另外，从 2018—2023 年这 6 年的整体数据来看，不论是全国均值，还是公立医院和民营医院，整形美容专业出身的医师占比均在 50% 以上。由此可见，从事整形美容行业的医师，较大比例接受了专业的整形美容相关教育和培训。针对其他专业出身的医师，NCIS 系统填报时并未进一步细分医师的具体专业，但常见的其他专业有神经外科、骨科、耳鼻喉科等（尚无官方数据支持）。

四、专业开放床位比

专业开放床位比指标适用于设有整形美容科床位的医疗机构，可以反映整形美容专业科室或医院床位相较于全院床位的配置情况，同时，该指标与医师人数和护士人数结合可间接评估医师和护士的人均床位配比。该指标自 2022 年开始统计。

根据2023年NCIS系统的统计数据，全国整形美容专业开放床位数为20 247张（较2022年增加1949张），其中公立医院18 011张（较2022年增加1480张），民营医院2236张（较2022年增加469张），全国全院开放床位数为1 813 886张（较2022年增加249 242张）。图2-2-6显示2022—2023年整形美容专业开放床位比的变化情况，可以看出，虽然2023年公立医院整形美容专业开放床位数有所增加，但是专业开放床位比并不高，较2022年反而有明显下降；民营医院该指标数据显著高于全国均值，考虑民营医院中整形美容专业医院占比更高，因此具有更高的专业开放床位比。

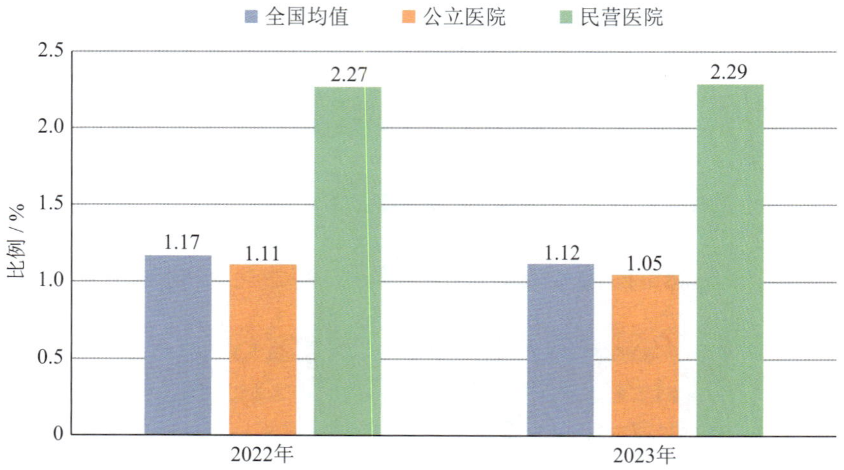

图2-2-6 2022—2023年国家医疗质量管理与控制信息网公立和民营医院整形美容专业开放床位比

第三节 病房和门诊相关指标数据分析

本节中病房和门诊相关指标包括年病房患者疾病类型比例和年门诊患者治疗类型比例。

一、年病房患者疾病类型比例

年病房患者疾病类型比例可反映整形美容科住院患者的疾病分布情况，有助于了解住院患者的治疗需求。该指标自2018年开始统计，但由于2018年的数据填报存在较大误差（较多医疗机构将门诊数据一并填写），因此本节不列出2018年数据。

为了便于分类和医院填报，同时遵循往年填报习惯，本指标统计时将病房患者疾病类型归纳为三大类：①修复重建类（既往称为“创伤性”）：包括良恶性肿瘤切除及修复重建、创伤后功能及外形重建等；②先天性：包括唇腭裂、巨痣、先天性小耳畸形等；③美容性：包括美容目的的头面部整形、躯干（含乳房）及会阴整形、四肢整形等。

2023年，NCIS系统中全国设有整形美容专业的医院共收治病房患者445 879人次，较2022年增加75 818人次，其中公立医院收治病房患者407 968人次，较2022年增加67 248人次，民营医院收治病房患者37 911人次，较2022年增加8570人次。

图2-3-1显示修复重建类患者比例的变化情况。由于填报医院以公立医院为主，因此全国均值与公立医院的水平基本一致。2019—2023年，公立医院和民营医院修复重建类患者的比例均呈“先增加后减少”的态势，其中公立医院修复重建类患者的比例在62%～70%之间，而民营医院中该比例变化波动较大。由于修复重建类患者病情复杂、治疗难度大，因此患者本身可能更倾向于在公立医院就诊和治疗，这也是公立医院整形美容专业以修复重建为主要治疗导向的原因之一。

图2-3-2显示先天性患者比例的变化情况。由于先天性患者数量较少，因此整体占比并不高。

2019—2023 年，公立医院病房收治先天性患者的比例相对稳定，维持在 11%～15%，民营医院该比例相对较低，且水平波动较大。

图 2-3-3 显示美容性需求比例的变化情况。由于填报医院中公立医院占大多数，因此，全国均值接近公立医院水平。2019—2023 年整形美容专业公立医院病房收治的美容性需求人群比例呈现“先下降后升高”的态势，最低值为 2020 年的 17.84%，之后逐年升高，最高值为 2023 年的 24.92%。民营医院中美容性需求的比例远高于公立医院，但也有类似公立医院的变化趋势，最低值为 2021 年的 44.20%，最高值为 2023 年的 74.42%。以上数据间接体现了目前美容性需求人群数量的增长趋势，且更符合民营医院的经营运作模式。

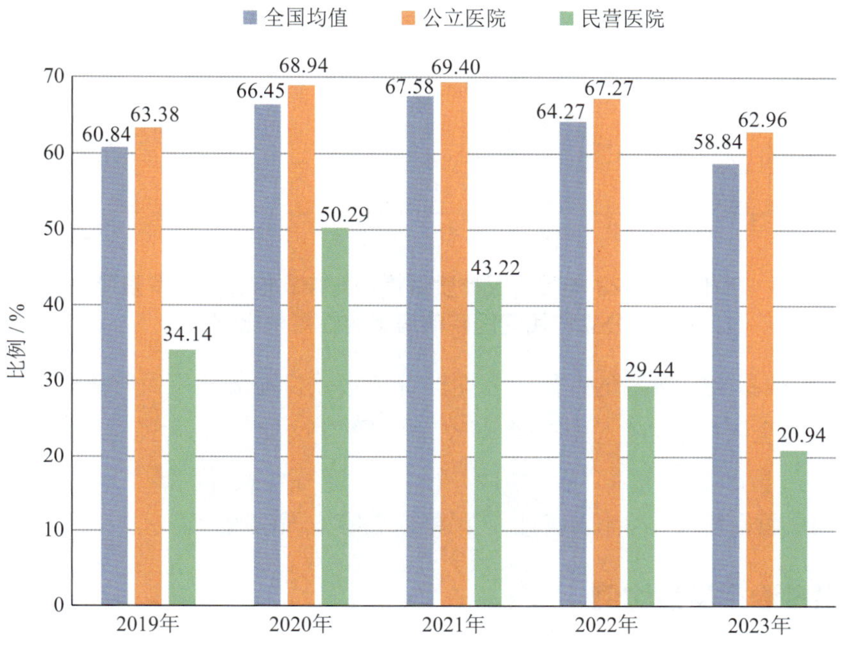

图 2-3-1　2019—2023 年国家医疗质量管理与控制信息网设有整形美容专业的公立和民营医院病房修复重建类患者比例

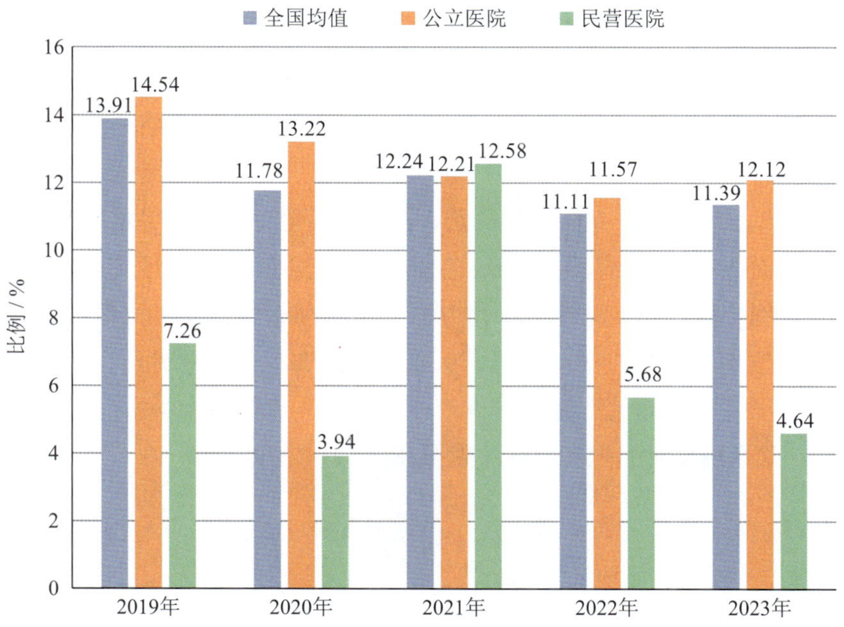

图 2-3-2　2019—2023 年国家医疗质量管理与控制信息网设有整形美容专业的公立和民营医院病房先天性患者比例

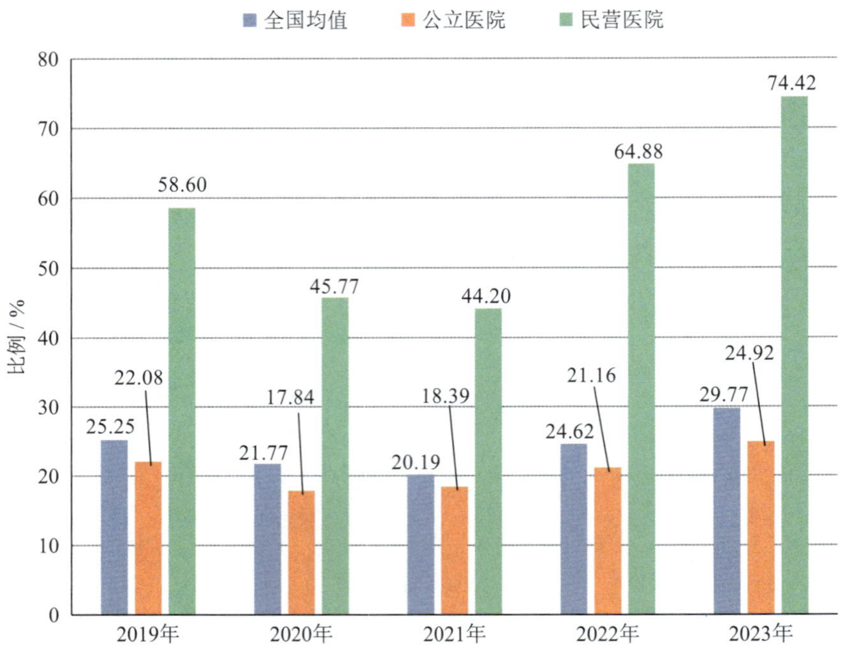

图 2-3-3 2019—2023 年国家医疗质量管理与控制信息网设有整形美容专业的公立和民营医院病房美容性需求比例

由于 NCIS 系统中填报医院数量的差异（公立医院填报数量显著多于民营医院），整形美容专业年病房患者疾病类型比例的全国均值与公立医院水平较为接近。后续仍需鼓励民营医院积极配合 NCIS 系统数据填报，以反映相对均衡的数据结果。就目前该指标反馈的情况来看，修复重建类患者更倾向于在公立医院就诊和治疗，而民营医院更多定位于满足人民群众美容方面的医疗需求。

二、年门诊患者治疗类型比例

年门诊患者治疗类型比例能够反映整形美容科门诊患者治疗类型的分布情况，有助于了解门诊患者的治疗实施情况。该指标自 2022 年开始统计。为了便于分类和医院填报，本指标统计时将门诊患者治疗类型归纳为三大类：①门诊手术；②注射操作；③光电项目。图 2-3-4 显示 2022—2023 年公立医院和民营医院整形美容专业的年门诊患者治疗类型比例情况。

2023 年，全国设有整形美容专业的医院门诊总量为 16 879 812 人次，较 2022 年增加 2 318 513 人次，其中公立医院门诊总量为 15 146 053 人次，较 2022 年增加 1 889 974 人次，民营医院门诊总量为 1 733 759 人次，较 2022 年增加 428 539 人次。

从图 2-3-4 可以看出，2023 年公立医院和民营医院整形美容专业门诊手术的比例较 2022 年显著下降，特别是在民营医院中，由 35.99% 下降至 10.61%；相反，光电项目的比例升高显著，2023 年公立医院和民营医院的光电项目比例均超过 50%；注射操作方面，2023 年公立医院和民营医院的注射操作比例均较 2022 年略有升高，但公立医院未超过 10%，民营医院未超过 30%。由此分析，整形美容专业门诊患者对手术类治疗的热度有所下降，转而关注光电项目治疗。另外，选择门诊手术的患者更倾向于在公立医院进行治疗，民营医院门诊则更偏重光电项目和注射操作。

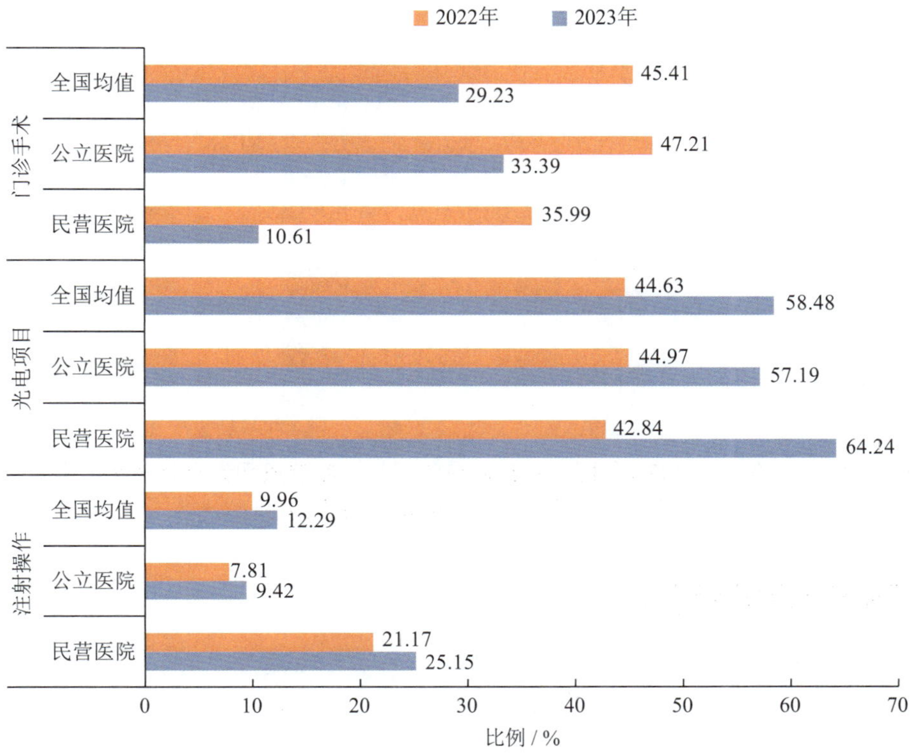

图 2-3-4　2022—2023 年国家医疗质量管理与控制信息网设有整形美容专业的公立和民营医院门诊患者治疗类型比例

第四节　专业协同指标数据分析

本节中专业协同指标包括电子病历系统应用占比和麻醉医师协助治疗量占比。

一、电子病历系统应用占比

电子病历系统是病案专业进行质量控制的重要途径，同时也是抓取医疗质量控制指标数据较为客观的手段。经过地方调研，民营医院电子病历系统的应用并不广泛，通过对该指标的摸排可以了解国内设有整形美容专业的医院电子病历系统应用的情况。

图 2-4-1 显示 2022—2023 年公立医院和民营医院电子病历系统应用占比情况。2022—2023 年，电子病历系统应用占比水平波动较小，2023 年全国均值为 88.44%，其中公立医院为 92.44%（较 2022 年上升），民营医院为 65.35%（较 2022 年下降）。该结果也比较符合整形美容专业国家级医疗质量控制中心专家委员会的现场调研结果。电子病历系统对数据的抓取及质量控制等医疗安全管理过程至关重要，未来整形美容专业国家级医疗质量控制中心将进一步与病案专业医疗质量控制中心、各省级医疗质量控制中心协同推进电子病历系统的推广和应用。

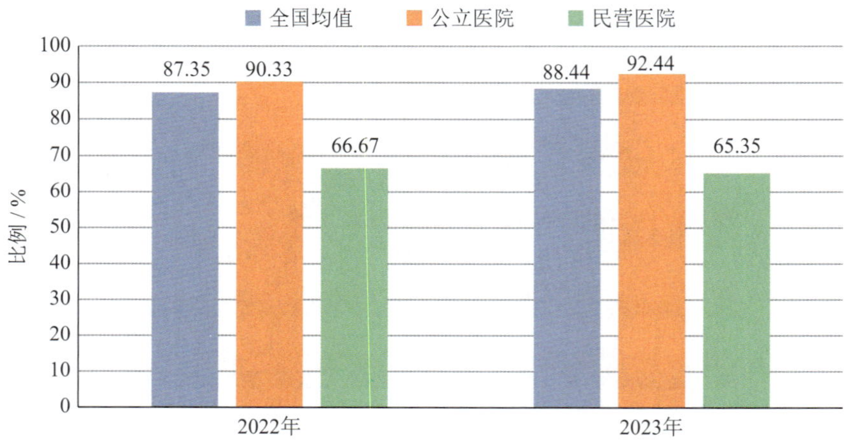

图 2-4-1　2022—2023 年国家医疗质量管理与控制信息网设有整形美容专业的公立和民营医院电子病历系统应用占比

二、麻醉医师协助治疗量占比

整形美容专业治疗项目包括多种难度大、复杂度高的手术和操作，为了使患者有更好的治疗体验，对麻醉医师的配合需求日益增长。近年来，整形美容专业医疗安全事件多发，其中较多案例与手术麻醉相关，因此了解麻醉医师协助治疗量占比可以大体了解整形美容专业治疗项目对麻醉医师的需求程度。该指标自 2022 年开始统计。

麻醉医师协助治疗量占比的计算以整形美容专业全部治疗量为基础，包含了常规手术（门诊手术和病房手术）、注射操作与光电项目。2023 年 NCIS 系统中全国设有整形美容专业的医院治疗总量为 6 010 038 人次，麻醉医师协助治疗量为 270 459 人次，其中公立医院治疗总量为 5 117 712 人次，麻醉医师协助治疗量为 243 857 人次；民营医院治疗总量为 892 326 人次，麻醉医师协助治疗量为 26 602 人次。在治疗总量方面，2023 年全国数据及公立医院数据均约为 2022 年的 3 倍，民营医院数据约为 2022 年的 4 倍；在麻醉医师协助治疗量方面，公立医院 2023 年较 2022 年增长并不显著，仅增长 3 万余人次，而民营医院下降 1 万余人次，全国整体增长 2 万余人次。

图 2-4-2 显示 2022—2023 年公立医院和民营医院整形美容专业的麻醉医师协助治疗量占比情况。2023 年麻醉医师协助治疗量占比较 2022 年显著下降，对照前文数据也可以看出，治疗总量显著提高，而麻醉医师协助治疗量升高并不明显，导致其占比显著下降。这种趋势考虑与非麻醉医师协助治疗项目（如光电项目、注射操作等）的数量显著增多有关。

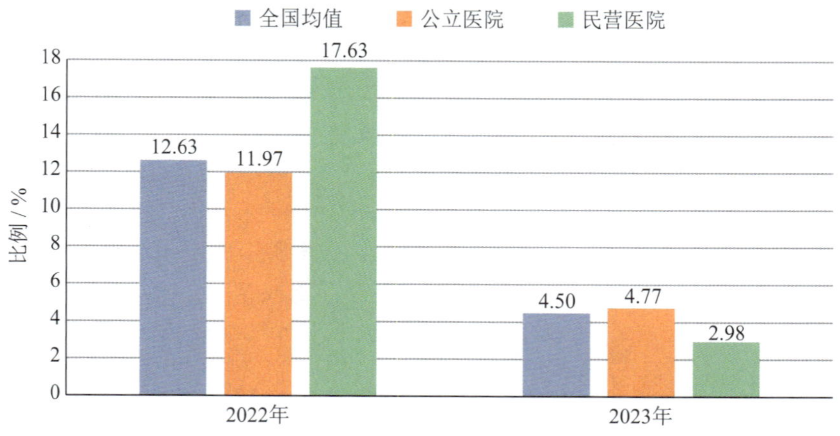

图 2-4-2　2022—2023 年国家医疗质量管理与控制信息网设有整形美容专业的公立和民营医院麻醉医师协助治疗量占比

第五节 各省级行政区医疗质量控制指标数据分析

本节展示 NCIS 系统全国（不含港、澳、台地区）31 个省级行政区及新疆生产建设兵团整形美容专业医疗质量控制指标的执行情况。由于参与 NCIS 系统数据填报的医院以公立医院为主，各省级行政区的民营医院填报数量均较少，因此不单独列举民营医院数据。本节按照省级行政区名称的拼音排序进行介绍，排序不代表数据排名。

一、安徽省质量控制指标数据分析

2023 年，安徽省共 95 家医院通过 NCIS 系统报告了整形美容专业医疗质量控制数据，其中公立医院 77 家，民营医院 18 家。

（一）基本信息指标数据

2023 年，安徽省整形美容专业在职医师共计 560 人，其中美容主诊医师 350 人，在职护士 747 人。2018—2023 年安徽省整形美容专业在职医师数量的全国占比见图 2-5-1，2022—2023 年安徽省整形美容专业的护医比 1 和护医比 2 见图 2-5-2。

由图 2-5-1 可见，安徽省整形美容专业在职医师数量的全国占比在 2019 年最高，达到了 6.12%，2020 年开始有所下降，自 2022 年起又缓慢升高，2023 年达到了 4.69%。由图 2-5-2 可见，2023 年整形美容专业护医比 1 和护医比 2 的全国均值有所下降，安徽省的护医比水平高于全国均值。

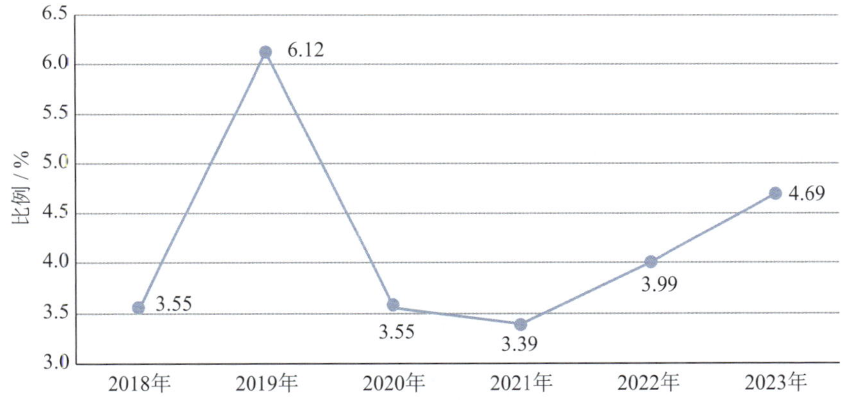

图 2-5-1 2018—2023 年国家医疗质量管理与控制信息网安徽省整形美容专业在职医师数量全国占比

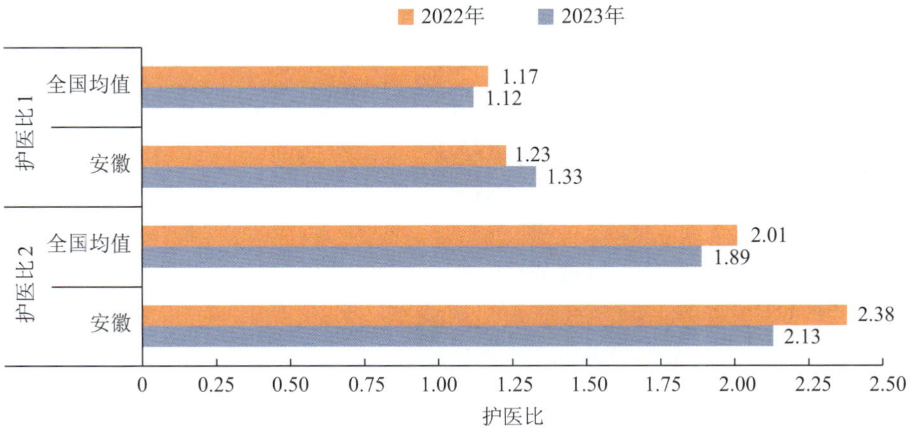

护医比 1—护士总人数与医师总人数的比值；护医比 2—护士总人数与美容主诊医师总人数的比值。

图 2-5-2 2022—2023 年国家医疗质量管理与控制信息网安徽省整形美容专业护医比

由于2022年未统计整形美容专业医师职称构成情况，因此图2-5-3仅展现安徽省2021年和2023年的医师职称构成对比。由图2-5-3可见，2023年安徽省整形美容专业医师的主要职称为主治医师，占比达到了39.22%，住院医师与副主任医师的占比接近，在27%左右，主任医师的占比最低，仅为6.95%。2023年，安徽省整形美容专业住院医师、主治医师、副主任医师的占比均高于全国均值，主任医师的占比低于全国均值。

图2-5-4显示2018—2023年安徽省整形美容科医师专业背景构成情况，可见，安徽省从事整形美容行业的医师以整形美容专业出身居多，自2018年统计以来，其占比均高于60%。

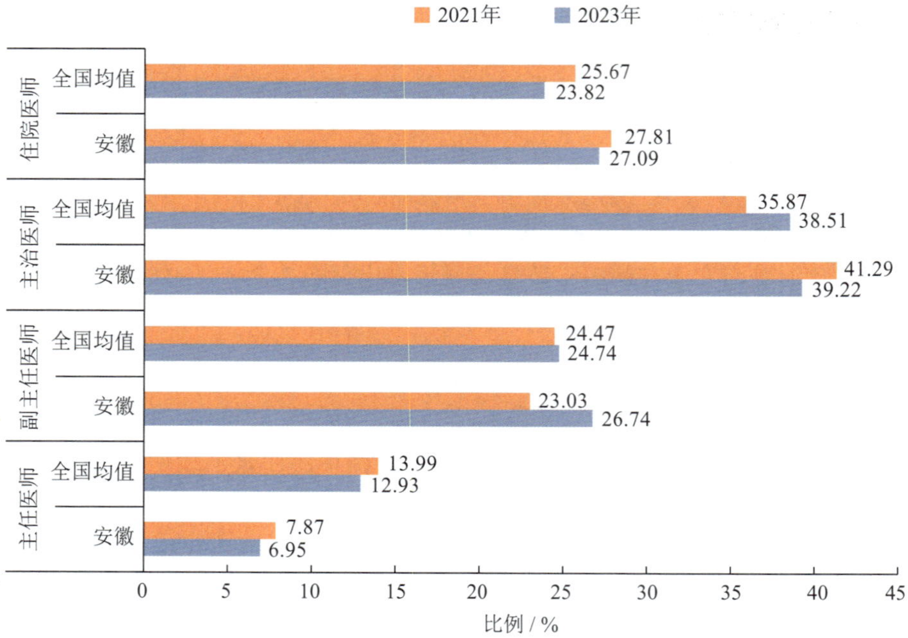

图2-5-3 2021年和2023年国家医疗质量管理与控制信息网安徽省整形美容专业医师职称构成

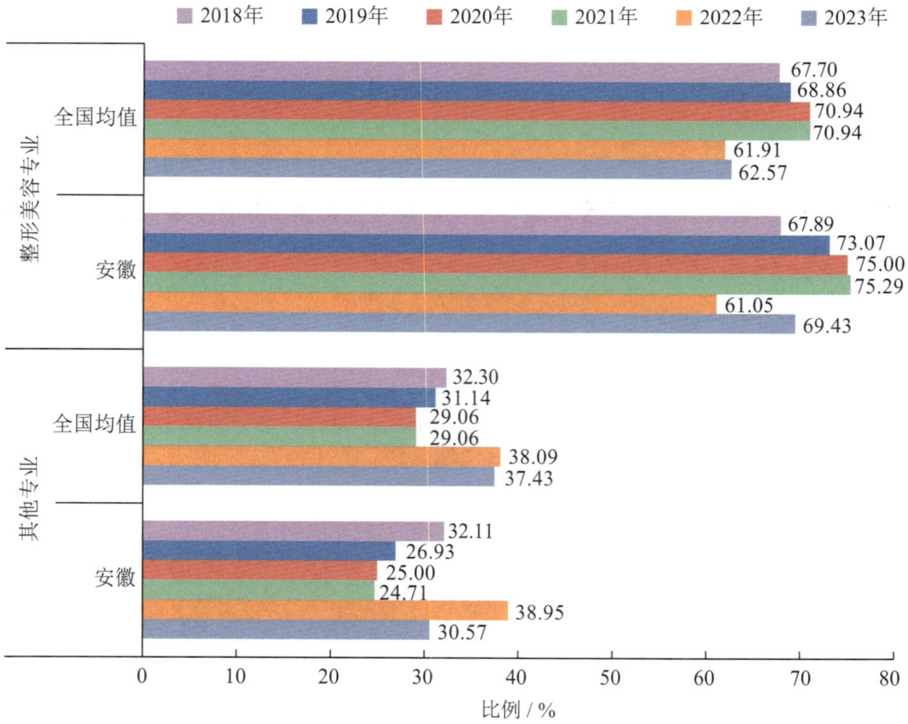

图2-5-4 2018—2023年国家医疗质量管理与控制信息网安徽省整形美容科医师专业背景构成

2023 年，安徽省设有整形美容专业的医院开放床位总量为 95 235 张，其中整形美容专业开放床位 1450 张，占比 1.52%，较 2022 年（1.23%）有所增长，且高于全国均值（1.12%）。

（二）病房和门诊相关指标数据

2023 年安徽省整形美容专业病房共收治患者 21 806 人次，占全国总量的 4.89%，较 2022 年总数增长 7185 人次。由图 2-5-5 可见，安徽省整形美容专业病房患者疾病类型分布趋势与全国均值相近，但修复重建类比例高于全国均值，而先天性和美容性比例整体上低于全国均值。

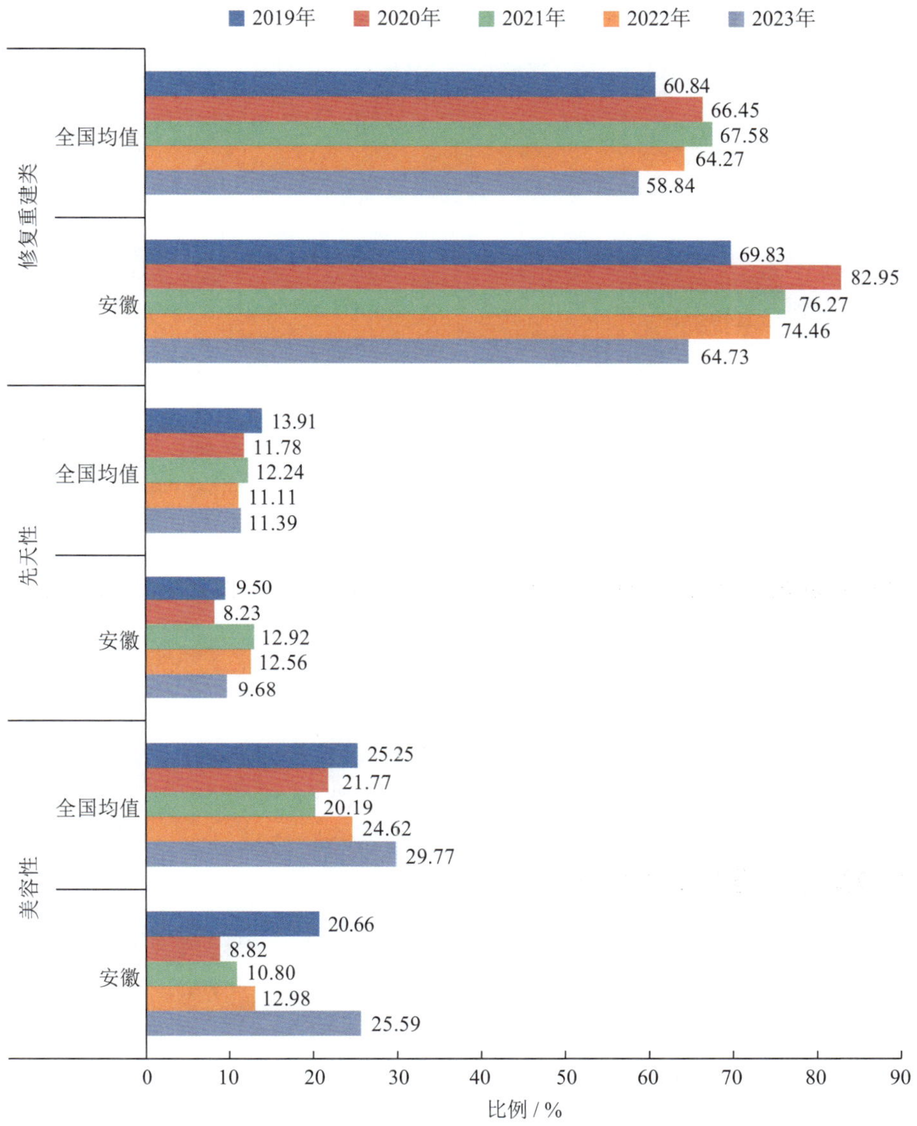

图 2-5-5　2019—2023 年国家医疗质量管理与控制信息网安徽省整形美容专业病房患者疾病类型比例

2023 年安徽省整形美容专业门诊共接诊 670 556 人次，占全国的 3.97%，较 2022 年增加 211 252 人次。由图 2-5-6 可见，2023 年安徽省整形美容专业门诊手术的比例较 2022 年下降显著，但仍是门诊患者治疗类型的“主力军”，光电项目比例较 2022 年显著上升，但仍低于全国均值，注射操作的比例较 2022 年略有升高。

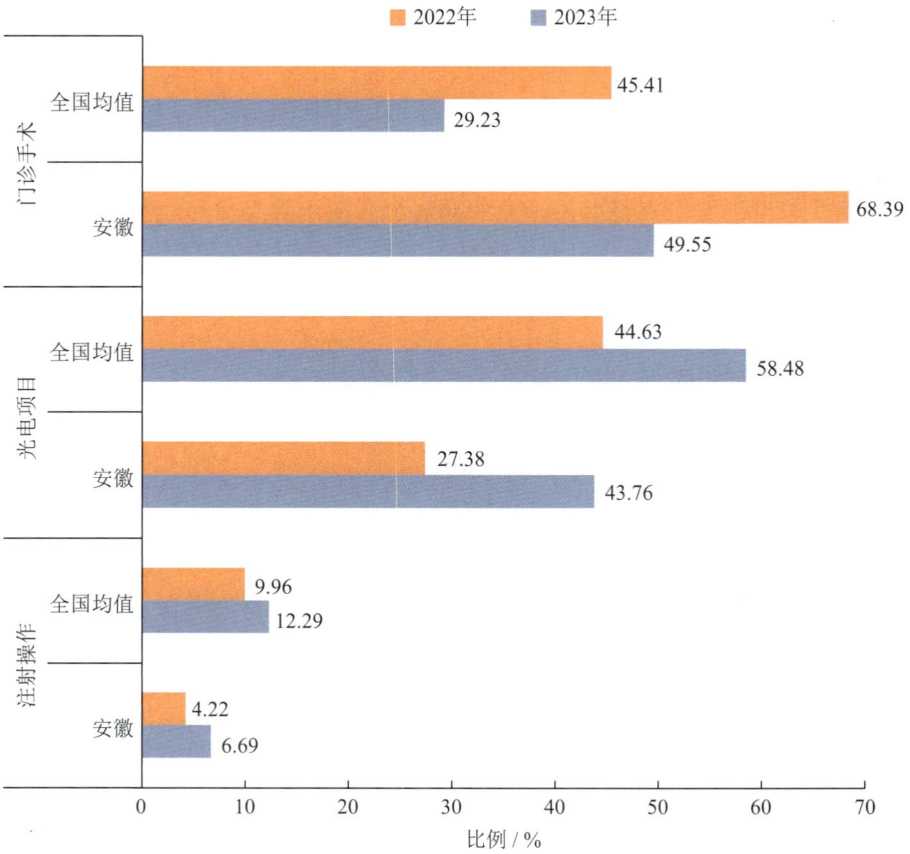

图 2-5-6 2022—2023 年国家医疗质量管理与控制信息网安徽省整形美容专业门诊患者治疗类型比例

（三）专业协同指标数据

2023 年安徽省设有整形美容专业的 95 家医院中，应用电子病历系统的共计 86 家，占比 90.53%，高于全国均值（88.44%），但较 2022 年（95.59%）有所下降。麻醉医师协助治疗量占比方面，2023 年安徽省的数据为 6.41%，高于全国均值（4.50%），但较 2022 年（9.93%）有所下降。

二、北京市质量控制指标数据分析

2023 年，北京市共 40 家医院通过 NCIS 系统报告了整形美容专业医疗质量控制数据，其中公立医院 35 家，民营医院 5 家。

（一）基本信息指标数据

2023 年，北京市整形美容专业在职医师共计 530 人，其中美容主诊医师 358 人，在职护士 502 人。2018—2023 年北京市整形美容专业在职医师数量的全国占比见图 2-5-7，2022—2023 年北京市整形美容专业的护医比 1 和护医比 2 见图 2-5-8。

由图 2-5-7 可见，北京市整形美容专业在职医师数量的全国占比在 2018 年最高，达到了 5.52%，自 2019 年以来维持在 4%～5%。由图 2-5-8 可见，2023 年整形美容专业护医比 1 和护医比 2 的全国均值有所下降，北京市的护医比水平低于全国均值。

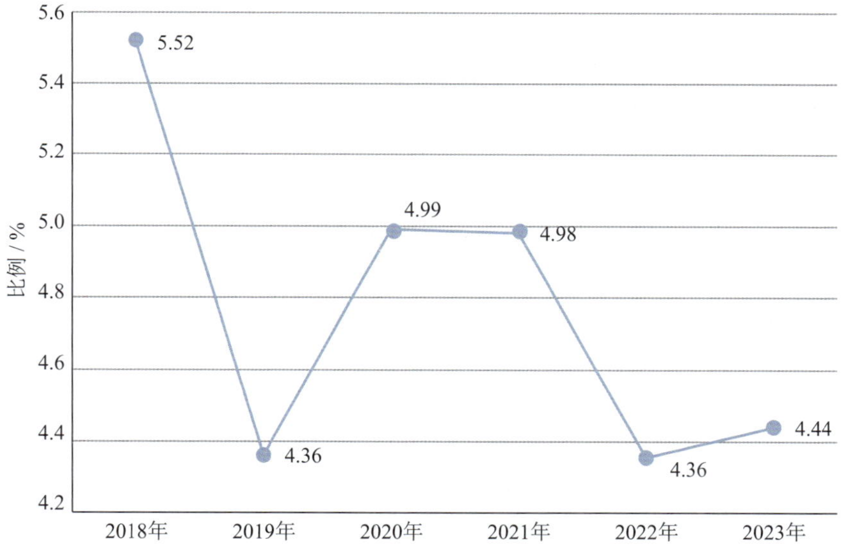

图 2-5-7　2018—2023 年国家医疗质量管理与控制信息网北京市整形美容专业在职医师数量全国占比

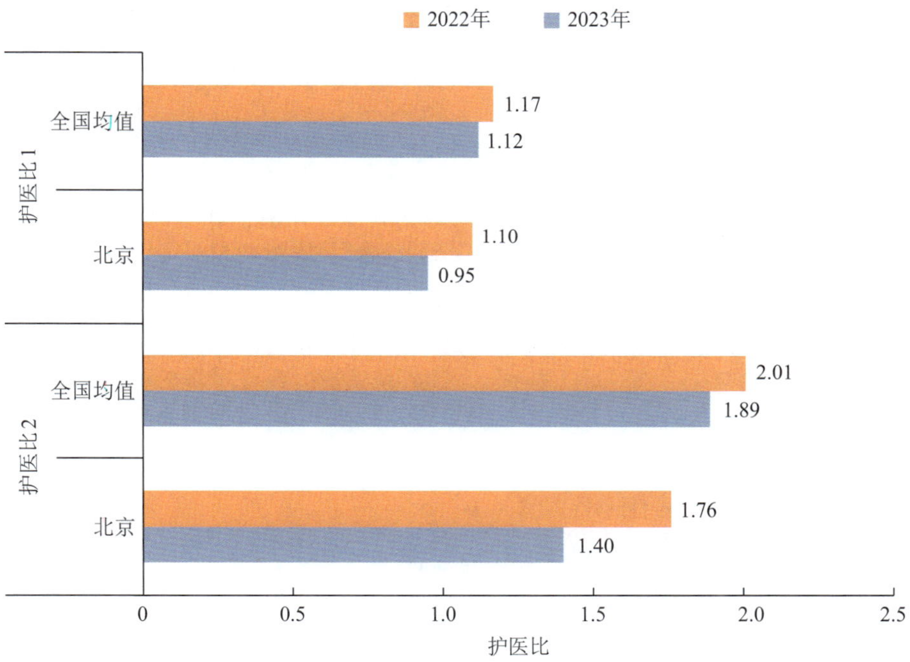

护医比 1—护士总人数与医师总人数的比值；护医比 2—护士总人数与美容主诊医师总人数的比值。

图 2-5-8　2022—2023 年国家医疗质量管理与控制信息网北京市整形美容专业护医比

由于 2022 年未统计整形美容专业医师职称构成情况，因此图 2-5-9 仅展现北京市 2021 年和 2023 年的医师职称构成对比。由图 2-5-9 可见，2023 年北京市整形美容专业医师的主要职称为主治医师，达到了 36.21%，其次为副主任医师，住院医师与主任医师的占比较为接近，住院医师占比显著低于全国均值，而主任医师占比高于全国均值。

图 2-5-10 显示 2018—2023 年北京市整形美容科医师专业背景构成情况，可见，北京市从事整形美容行业的医师以整形美容专业出身居多，自 2018 年统计以来，其占比每年均高于 75%，且均高于全国均值。

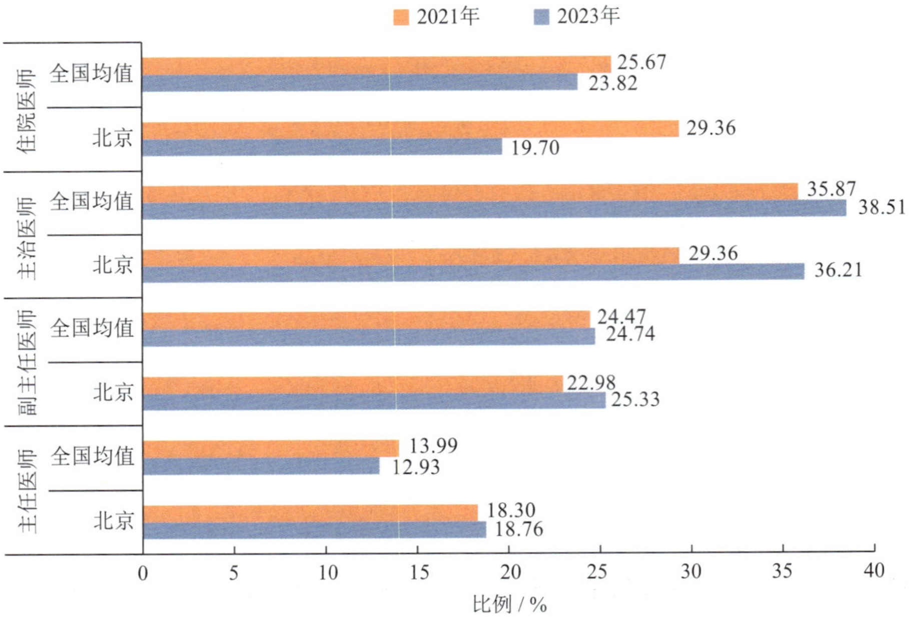

图 2-5-9　2021 年和 2023 年国家医疗质量管理与控制信息网北京市整形美容专业医师职称构成

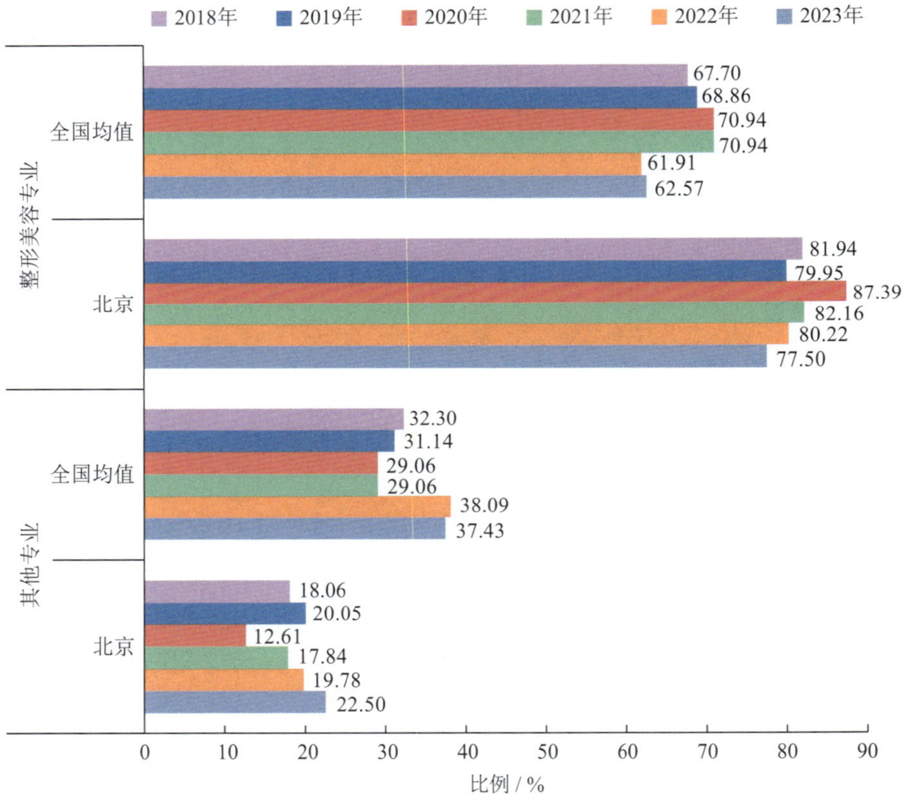

图 2-5-10　2018—2023 年国家医疗质量管理与控制信息网北京市整形美容科医师专业背景构成

2023 年，北京市设有整形美容专业的医院开放床位总量为 37 224 张，其中整形美容专业开放床位 645 张，占比 1.73%，较 2022 年（1.90%）有所降低，但高于全国均值（1.12%）。

（二）病房和门诊相关指标数据

2023 年北京市整形美容专业病房共收治患者 32 052 人次，占全国总量的 7.19%，较 2022 年总数增长 16 646 人次。由图 2-5-11 可见，2019—2023 年在北京市整形美容专业病房患者疾病类型中，修复重建类的比例低于全国均值，而先天性和美容性的比例整体上高于全国均值。

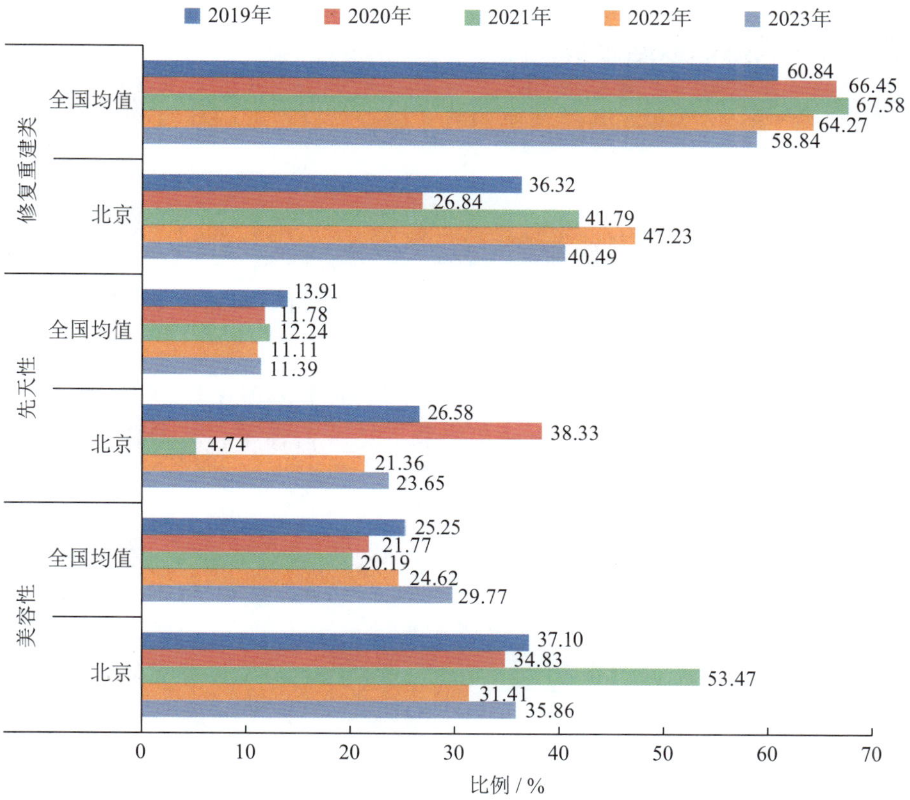

图 2-5-11　2019—2023 年国家医疗质量管理与控制信息网北京市整形美容专业病房患者疾病类型比例

2023 年北京市整形美容专业门诊共接诊 977 228 人次，占全国的 5.79%，较 2022 年增长 468 978 人次。由图 2-5-12 可见，2023 年北京市整形美容专业门诊手术的比例较 2022 年下降显著，光电项目比例较 2022 年显著上升，已成为北京市占比最高的门诊治疗类型，但仍低于全国均值，注射操作的比例较 2022 年有所升高。

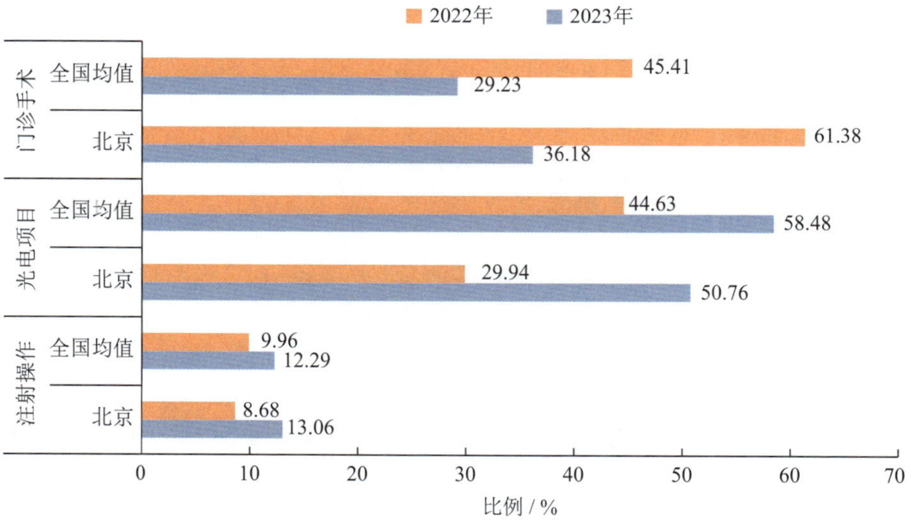

图 2-5-12　2022—2023 年国家医疗质量管理与控制信息网北京市整形美容专业门诊患者治疗类型比例

（三）专业协同指标数据

2023 年北京市设有整形美容专业的 40 家医院中，应用电子病历系统的共计 36 家，占比 90.00%，高于全国均值（88.44%），但较 2022 年（93.94%）有所下降。麻醉医师协助治疗量占比方面，2023 年北京市的数据为 6.97%，高于全国均值（4.50%），但较 2022 年（12.73%）有所下降。

三、重庆市质量控制指标数据分析

2023 年，重庆市共 54 家医院通过 NCIS 系统报告了整形美容专业医疗质量控制数据，其中公立医院 42 家，民营医院 12 家。

（一）基本信息指标数据

2023 年，重庆市整形美容专业在职医师共计 382 人，其中美容主诊医师 190 人，在职护士 490 人。2018—2023 年重庆市整形美容专业在职医师数量的全国占比见图 2-5-13，2022—2023 年重庆市整形美容专业的护医比 1 和护医比 2 见图 2-5-14。

由图 2-5-13 可见，重庆市整形美容专业在职医师数量的全国占比在 2022 年最高，达到了 3.32%，2023 年略有下降。由图 2-5-14 可见，2023 年整形美容专业护医比 1 和护医比 2 的全国均值有所下降，重庆市的护医比水平高于全国均值。

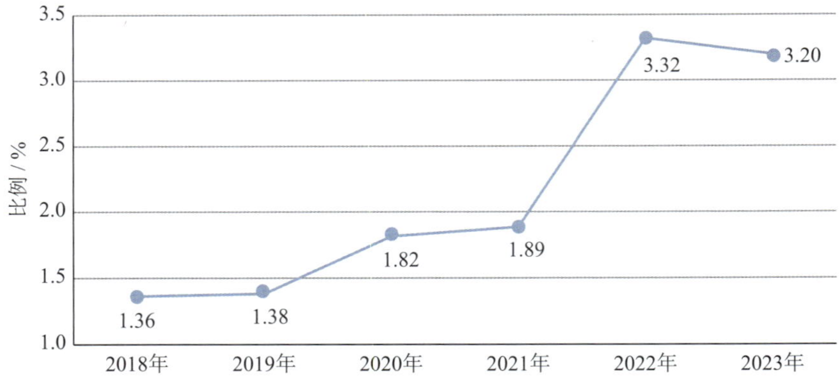

图 2-5-13 2018—2023 年国家医疗质量管理与控制信息网重庆市整形美容专业在职医师数量全国占比

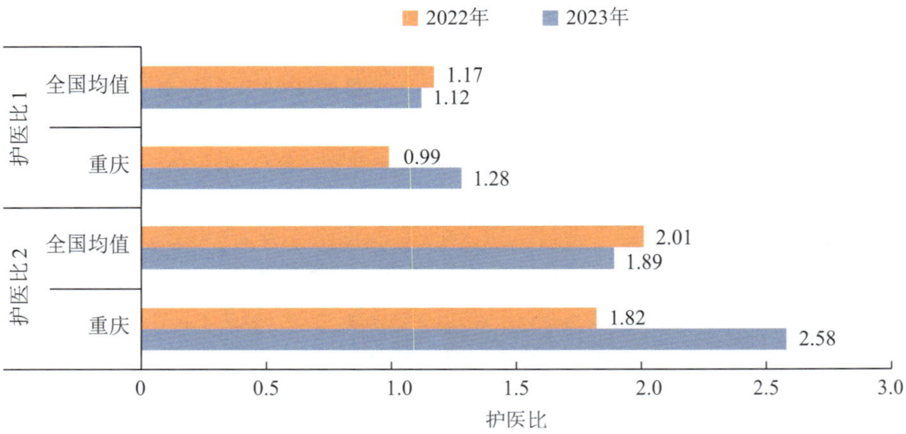

护医比 1—护士总人数与医师总人数的比值；护医比 2—护士总人数与美容主诊医师总人数的比值。

图 2-5-14 2022—2023 年国家医疗质量管理与控制信息网重庆市整形美容专业护医比

由于 2022 年未统计整形美容专业医师职称构成情况，因此图 2-5-15 仅展现重庆市 2021 年和 2023 年的医师职称构成对比。由图 2-5-15 可见，2023 年重庆市整形美容专业医师的主要职称为主治医师，占比达到了 43.08%，其次为住院医师，而副主任医师和主任医师的占比均低于全国均值。

图 2-5-16 显示 2018—2023 年重庆市整形美容科医师专业背景构成情况，可见，重庆市从事整形美容行业的医师以整形美容专业出身居多，但其占比整体低于全国均值。另外，自 2018 年统计以来，重庆市整形美容专业出身医师的占比波动较大，但整体呈现降低态势，其中 2023 年的占比最低，为 51.78%，与其他专业出身已接近“均分”状态。

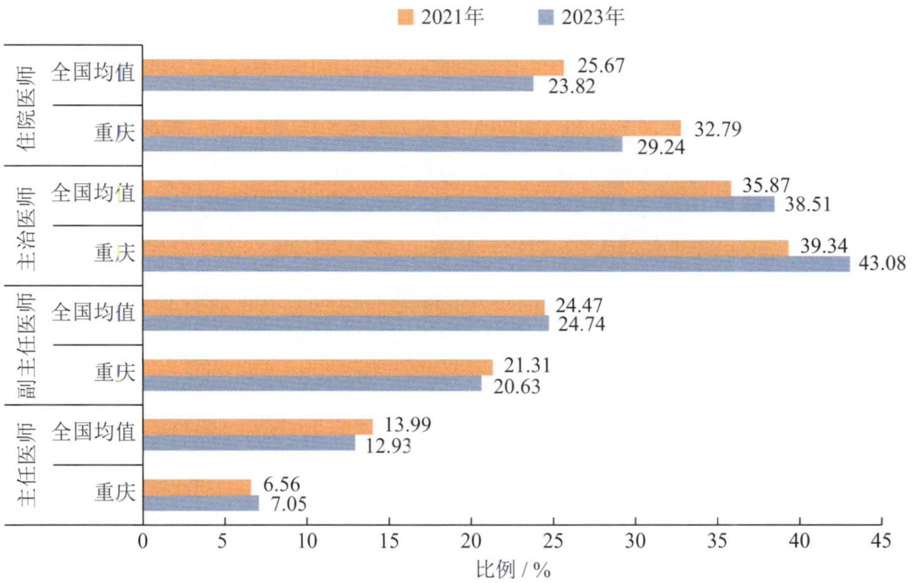

图 2-5-15　2021 年和 2023 年国家医疗质量管理与控制信息网重庆市整形美容专业医师职称构成

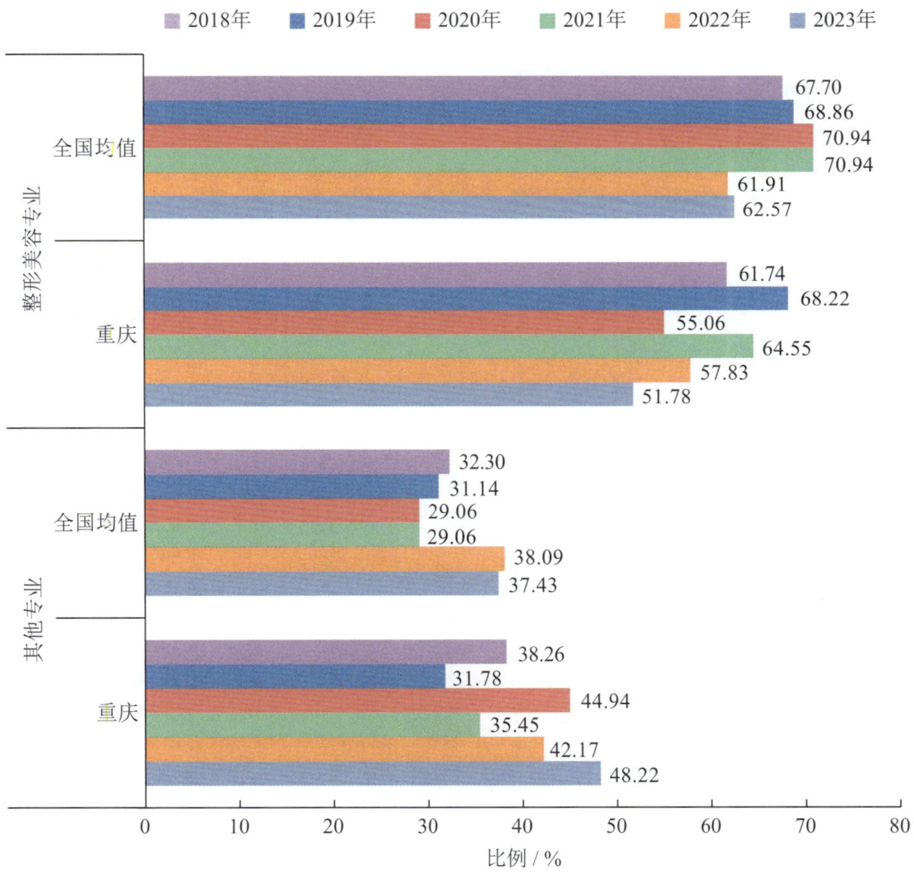

图 2-5-16　2018—2023 年国家医疗质量管理与控制信息网重庆市整形美容科医师专业背景构成

2023 年，重庆市设有整形美容专业的医院开放床位总量为 41 417 张，其中整形美容专业开放床位为 520 张，占比 1.26%，较 2022 年（1.58%）有所降低，但高于全国均值（1.12%）。

（二）病房和门诊相关指标数据

2023 年重庆市整形美容专业病房共收治患者 8313 人次，占全国总量的 1.86%，较 2022 年总数减少 475 人次。由图 2-5-17 可见，2019—2023 年在重庆市整形美容专业病房患者疾病类型中，修复重建类和美容性的比例波动较大，修复重建类比例在 2022 年和 2023 年均低于往年水平，美容性比例在 2022 年和 2023 年均高于往年水平，先天性的比例相对稳定。

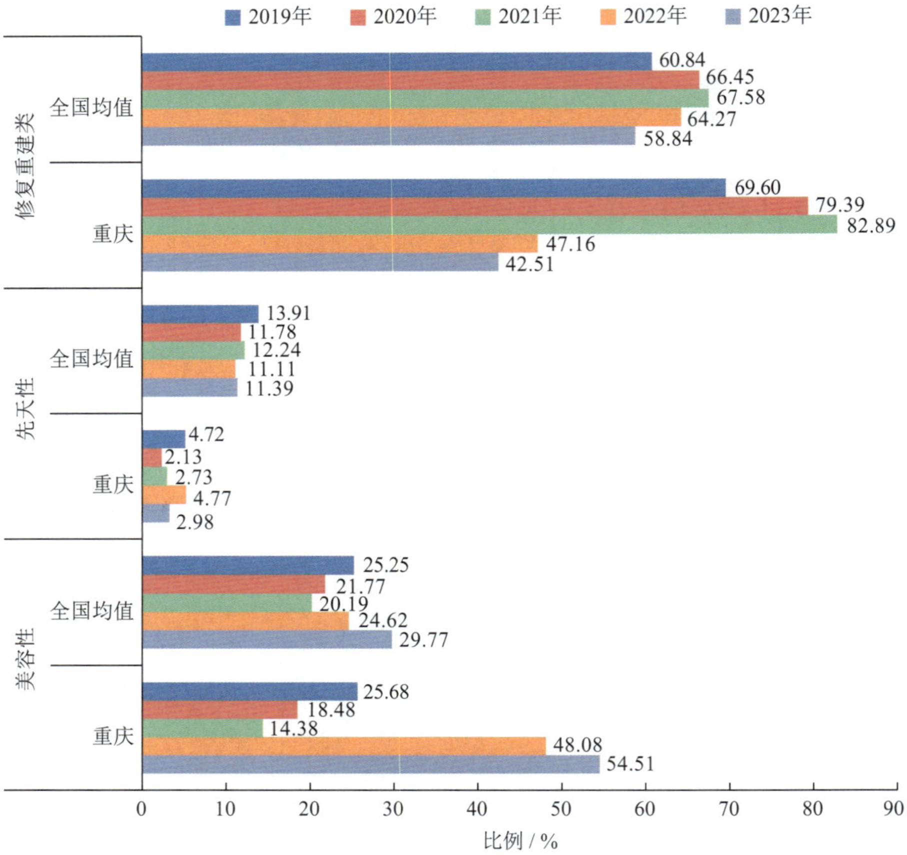

图 2-5-17　2019—2023 年国家医疗质量管理与控制信息网重庆市整形美容专业病房患者疾病类型比例

2023 年重庆市整形美容专业门诊共接诊 984 193 人次，占全国的 5.83%，较 2022 年增加 557 089 人次。由图 2-5-18 可见，2023 年重庆市整形美容专业门诊手术的比例较 2022 年下降显著，光电项目的比例较 2022 年显著上升，已超过 70%，且显著高于全国均值，注射操作的比例较 2022 年有所升高。

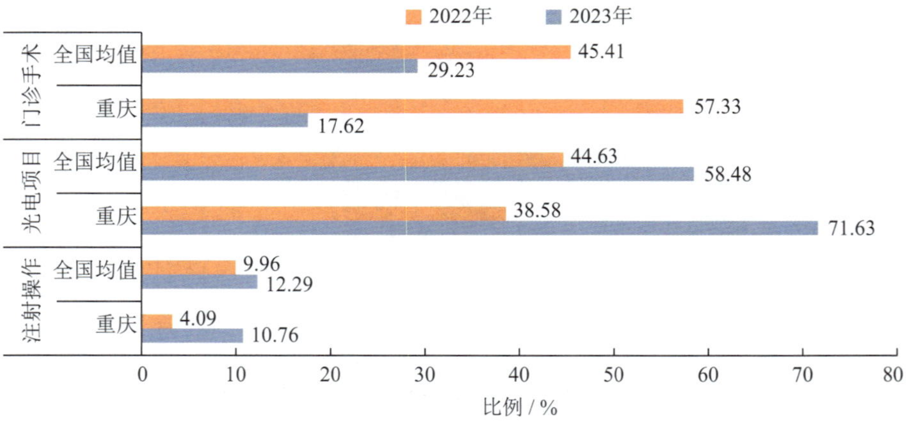

图 2-5-18　2022—2023 年国家医疗质量管理与控制信息网重庆市整形美容专业门诊患者治疗类型比例

（三）专业协同指标数据

2023 年重庆市设有整形美容专业的 54 家医院中，应用电子病历系统的共计 49 家，占比 90.74%，高于全国均值（88.44%），较 2022 年（82.35%）亦有升高。麻醉医师协助治疗量占比方面，2023 年重庆市的数据为 1.87%，低于全国均值（4.50%），且较 2022 年（23.56%）下降显著。

四、福建省质量控制指标数据分析

2023 年，福建省共 53 家医院通过 NCIS 系统报告了整形美容专业医疗质量控制数据，其中公立医院 44 家，民营医院 9 家。

（一）基本信息指标数据

2023 年，福建省整形美容专业在职医师共计 333 人，其中美容主诊医师 174 人，在职护士 380 人。2018—2023 年福建省整形美容专业在职医师数量的全国占比见图 2-5-19，2022—2023 年福建省整形美容专业的护医比 1 和护医比 2 见图 2-5-20。

由图 2-5-19 可见，福建省整形美容专业在职医师数量的全国占比在 2023 年最高，达到了 2.79%，整体呈现上升趋势。由图 2-5-20 可见，2023 年整形美容专业护医比 1 和护医比 2 的全国均值有所下降，但福建省的护医比水平较 2022 年有所升高。

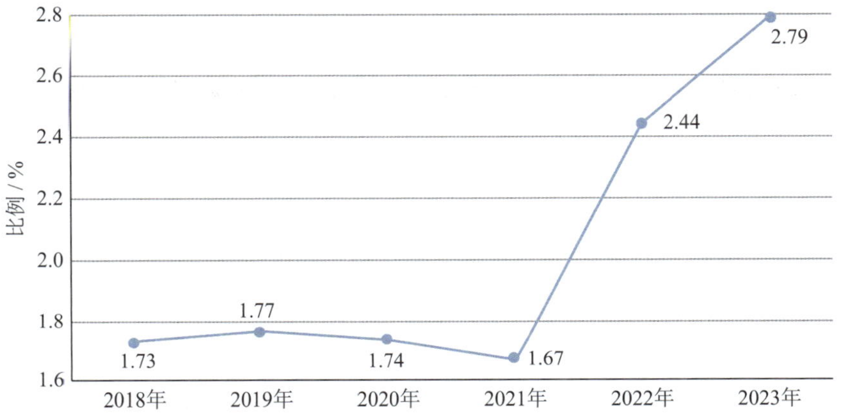

图 2-5-19　2018—2023 年国家医疗质量管理与控制信息网福建省整形美容专业在职医师数量全国占比

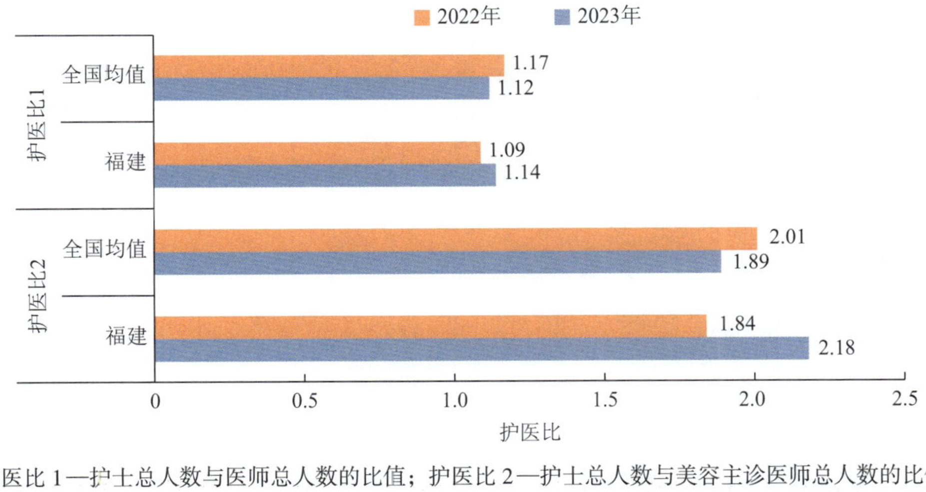

护医比 1—护士总人数与医师总人数的比值；护医比 2—护士总人数与美容主诊医师总人数的比值。

图 2-5-20　2022—2023 年国家医疗质量管理与控制信息网福建省整形美容专业护医比

由于 2022 年未统计整形美容专业医师职称构成情况，因此图 2-5-21 仅展现福建省 2021 年和 2023 年的医师职称构成对比。由图 2-5-21 可见，2023 年福建省整形美容专业医师的主要职称为住院医师，其占比达到了 30.03%，随着职称的升高，对应的占比数据逐渐下降。

图 2-5-22 显示 2018—2023 年福建省整形美容科医师的专业背景构成情况，可见，福建省从事整形美容行业的医师以整形美容专业出身居多，但其占比整体呈现下降趋势，已由 2018 年的 76.03% 下降到 2023 年的 57.54%，相反，其他专业出身的医师占比由 2018 年的 23.97% 上升至 2023 年的 42.46%。

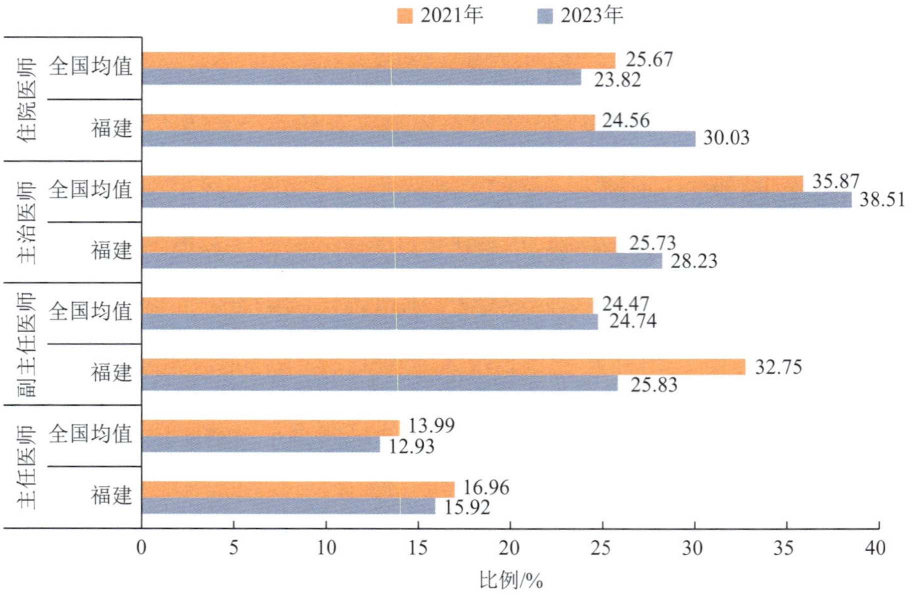

图 2-5-21　2021 年和 2023 年国家医疗质量管理与控制信息网福建省整形美容专业医师职称构成

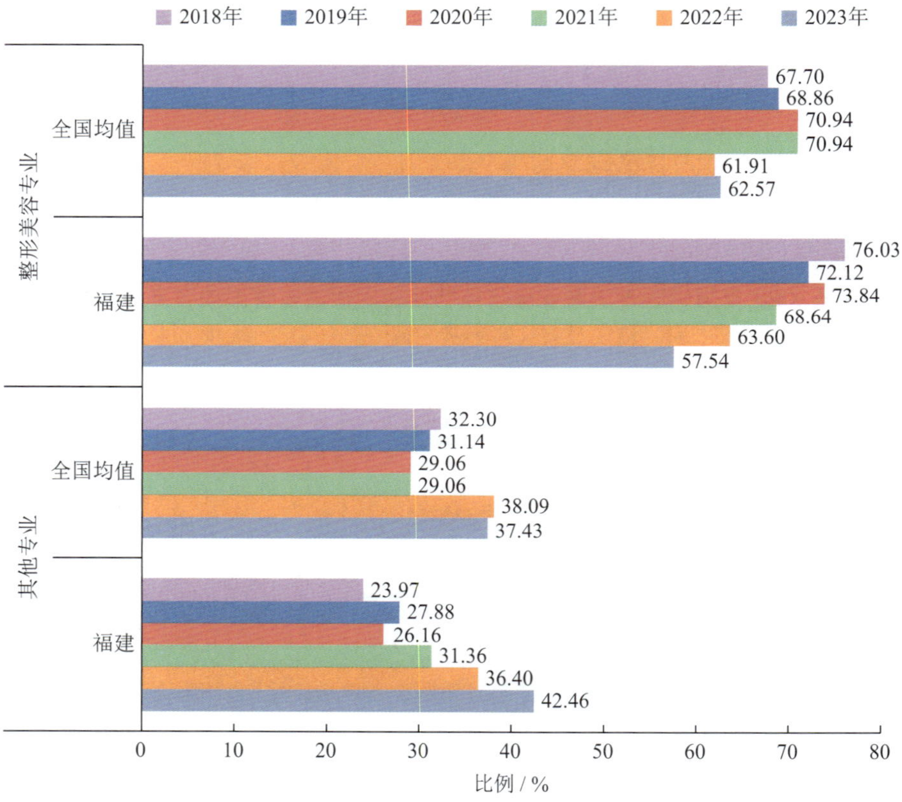

图 2-5-22　2018—2023 年国家医疗质量管理与控制信息网福建省整形美容科医师专业背景构成

2023 年，福建省设有整形美容专业的医院开放床位总量为 53 159 张，其中整形美容专业开放床位 508 张，占比 0.96%，较 2022 年（1.25%）有所降低，且低于全国均值（1.12%）。

（二）病房和门诊相关指标数据

2023 年福建省整形美容专业病房共收治患者 12 011 人次，占全国总量的 2.69%，较 2022 年总数增加 669 人次。由图 2-5-23 可见，2019—2023 年福建省整形美容专业病房患者疾病类型分布波动较大，但自 2021 年起数据相对稳定，以修复重建类比例最高，维持在 70% 左右，美容性比例在 20% 左右。

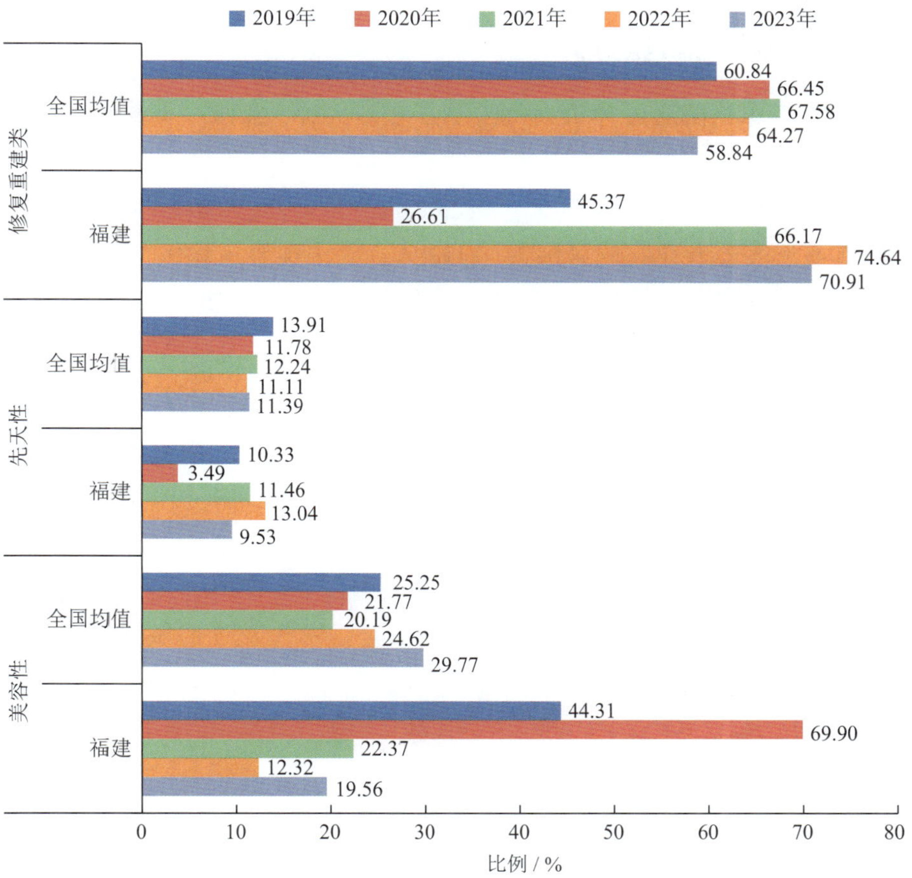

图 2-5-23　2019—2023 年国家医疗质量管理与控制信息网福建省整形美容专业病房患者疾病类型比例

2023 年福建省整形美容专业门诊共接诊 425 328 人次，占全国的 2.52%，较 2022 年增长 46 023 人次。由图 2-5-24 可见，福建省整形美容专业门诊手术的比例较 2022 年下降显著，光电项目的比例较 2022 年显著上升，已达 50.16%，但仍低于全国均值，注射操作的比例较 2022 年略有升高。

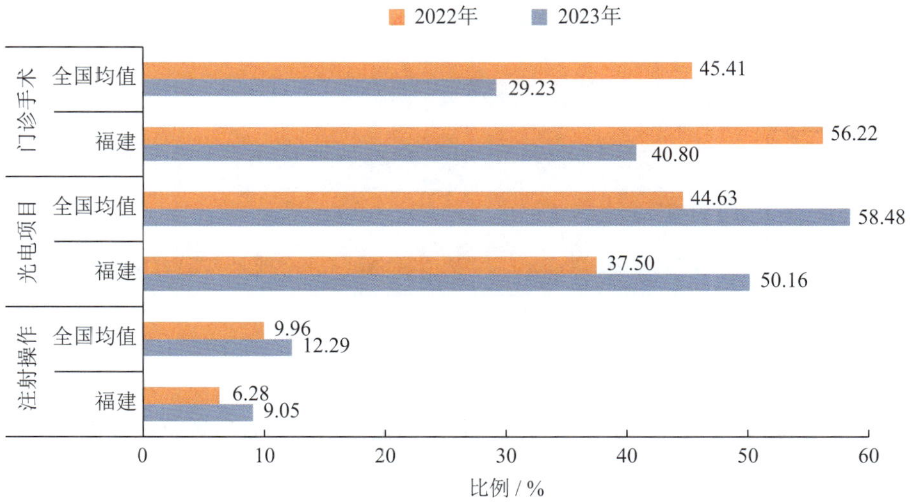

图 2-5-24　2022—2023 年国家医疗质量管理与控制信息网福建省整形美容专业门诊患者治疗类型比例

（三）专业协同指标数据

2023 年福建省设有整形美容专业的 53 家医院中，应用电子病历系统的共计 45 家，占比 84.91%，低于全国均值（88.44%），与 2022 年（84.62%）基本持平。麻醉医师协助治疗量占比方面，2023 年福建省的数据为 4.58%，与全国均值（4.50%）基本持平，较 2022 年（9.36%）有所下降。

五、甘肃省质量控制指标数据分析

2023 年，甘肃省共 17 家医院通过 NCIS 系统报告了整形美容专业医疗质量控制数据，其中公立医院 16 家，民营医院 1 家。

（一）基本信息指标数据

2023 年，甘肃省整形美容专业在职医师共计 112 人，其中美容主诊医师 55 人，在职护士 130 人。2018—2023 年甘肃省整形美容专业在职医师数量的全国占比见图 2-5-25，2022—2023 年甘肃省整形美容专业的护医比 1 和护医比 2 见图 2-5-26。

由图 2-5-25 可见，甘肃省整形美容专业在职医师数量的全国占比在 2022 年最高，达到了 1.19%。由图 2-5-26 可见，2023 年整形美容专业护医比 1 和护医比 2 的全国均值有所下降，甘肃省的护医比水平较 2022 年亦有所下降，但高于全国均值。

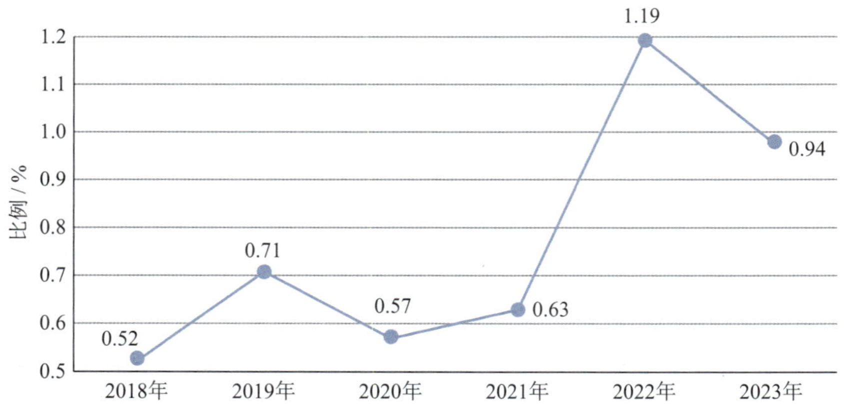

图 2-5-25　2018—2023 年国家医疗质量管理与控制信息网甘肃省整形美容专业在职医师数量全国占比

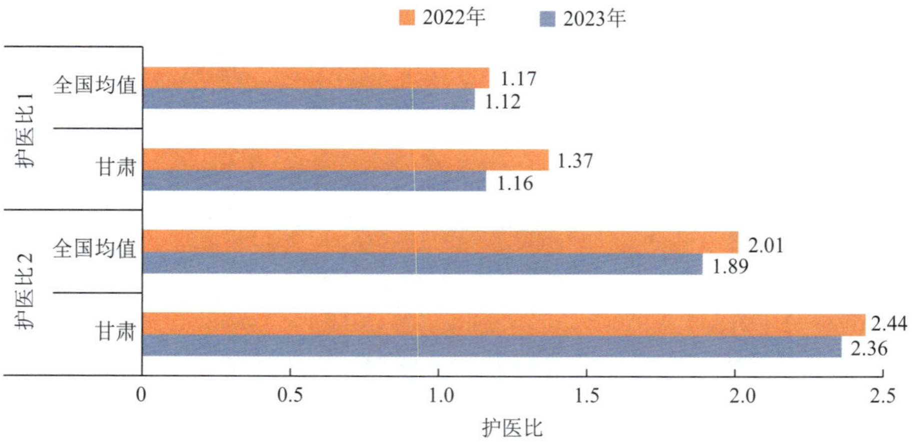

护医比 1—护士总人数与医师总人数的比值；护医比 2—护士总人数与美容主诊医师总人数的比值。

图 2-5-26　2022—2023 年国家医疗质量管理与控制信息网甘肃省整形美容专业护医比

由于 2022 年未统计整形美容专业医师职称构成情况，因此图 2-5-27 仅展现甘肃省 2021 年和 2023 年的医师职称构成对比。由图 2-5-27 可见，2023 年甘肃省整形美容专业医师的主要职称为主治医师，占比达到了 37.04%，其次为住院医师和副主任医师，占比均超过 20%，主任医师的占比最低，为 15.74%。

图 2-5-28 显示 2018—2023 年甘肃省整形美容科医师专业背景构成情况，可见，甘肃省从事整形美容行业的医师以整形美容专业出身居多，除 2022 年数据变化较大外，其余年份的数据相对稳定，整形美容专业出身的医师占比均超过 70%。

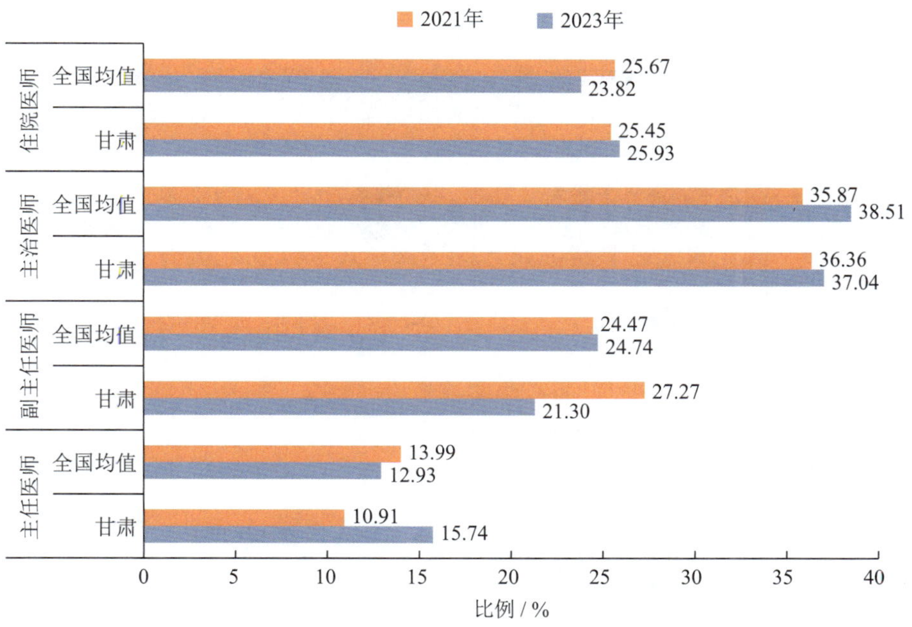

图 2-5-27 2021 年和 2023 年国家医疗质量管理与控制信息网甘肃省整形美容专业医师职称构成

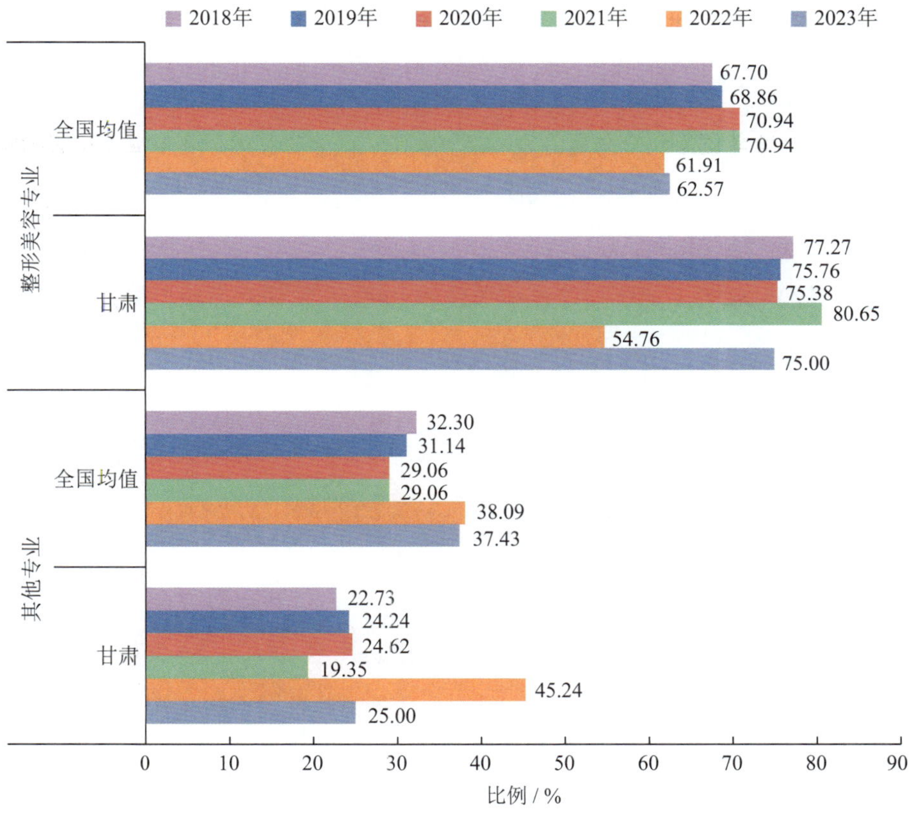

图 2-5-28 2018—2023 年国家医疗质量管理与控制信息网甘肃省整形美容科医师专业背景构成

2023 年，甘肃省设有整形美容专业的医院开放床位总量为 15 623 张，其中整形美容专业开放床位 202 张，占比 1.29%，较 2022 年（1.58%）有所降低，但高于全国均值（1.12%）。

（二）病房和门诊相关指标数据

2023 年甘肃省整形美容专业病房共收治患者 3723 人次，占全国总量的 0.83%，较 2022 年总数减少 449 人次。由图 2-5-29 可见，2019—2023 年甘肃省整形美容专业病房患者疾病类型分布的数据波动较大，但修复重建类的比例相对较高，美容性比例有上升趋势。

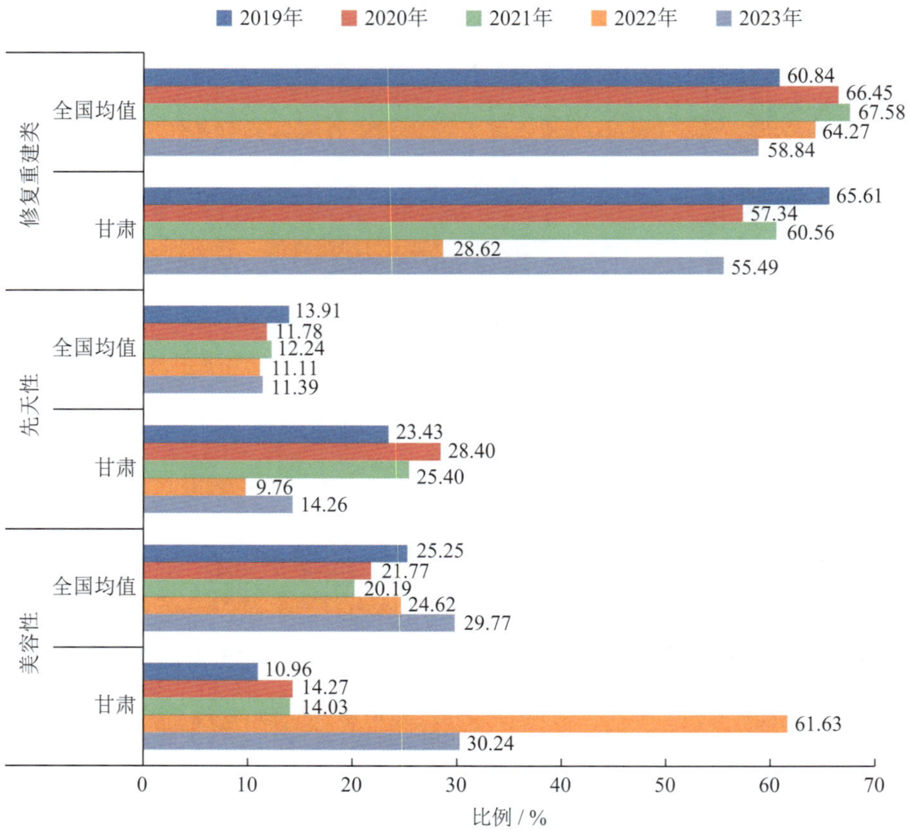

图 2-5-29 2019—2023 年国家医疗质量管理与控制信息网甘肃省整形美容专业病房患者疾病类型比例

2023 年甘肃省整形美容专业门诊共接诊 253 480 人次，占全国的 1.50%，较 2022 年增长 87 479 人次。由图 2-5-30 可见，甘肃省整形美容专业门诊手术的比例较 2022 年上升显著，已超过 50%，且高于全国均值，光电项目的比例较 2022 年下降明显，注射操作的比例较 2022 年有所升高。

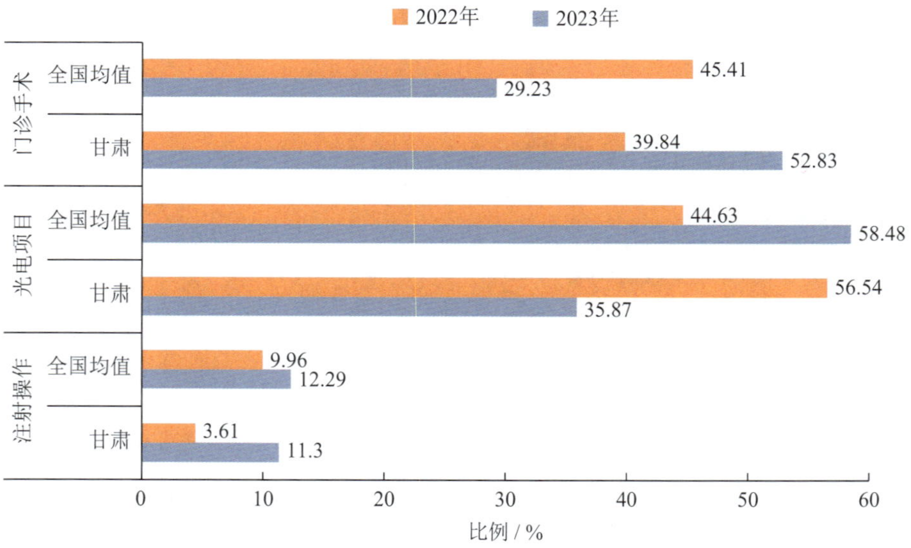

图 2-5-30 2022—2023 年国家医疗质量管理与控制信息网甘肃省整形美容专业门诊患者治疗类型比例

（三）专业协同指标数据

2023 年甘肃省设有整形美容专业的 17 家医院中，应用电子病历系统的共计 17 家，占比 100%，高于全国均值（88.44%），较 2022 年（84.21%）显著提高。麻醉医师协助治疗量占比方面，2023 年甘肃省的数据为 6.41%，高于全国均值（4.50%），但较 2022 年（18.96%）有所下降。

六、广东省质量控制指标数据分析

2023 年，广东省共 131 家医院通过 NCIS 系统报告了整形美容专业医疗质量控制数据，其中公立医院 113 家，民营医院 18 家。

（一）基本信息指标数据

2023 年，广东省整形美容专业在职医师共计 1158 人，其中美容主诊医师 656 人，在职护士 1426 人。2018—2023 年广东省整形美容专业在职医师数量的全国占比见图 2-5-31，2022—2023 年广东省整形美容专业的护医比 1 和护医比 2 见图 2-5-32。

由图 2-5-31 可见，广东省整形美容专业在职医师数量的全国占比在 2022 年最高，达到了 11.07%。由图 2-5-32 可见，2023 年整形美容专业护医比 1 和护医比 2 的全国均值有所下降，广东省的护医比水平较 2022 年亦有所下降，但高于全国均值。

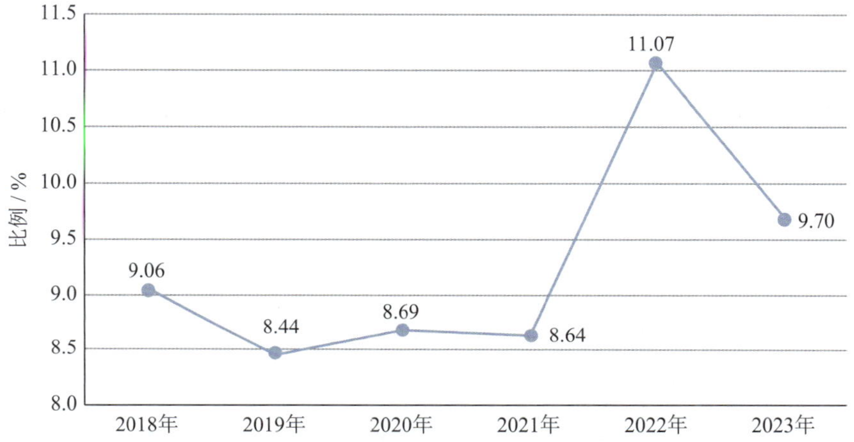

图 2-5-31　2018—2023 年国家医疗质量管理与控制信息网广东省整形美容专业在职医师数量全国占比

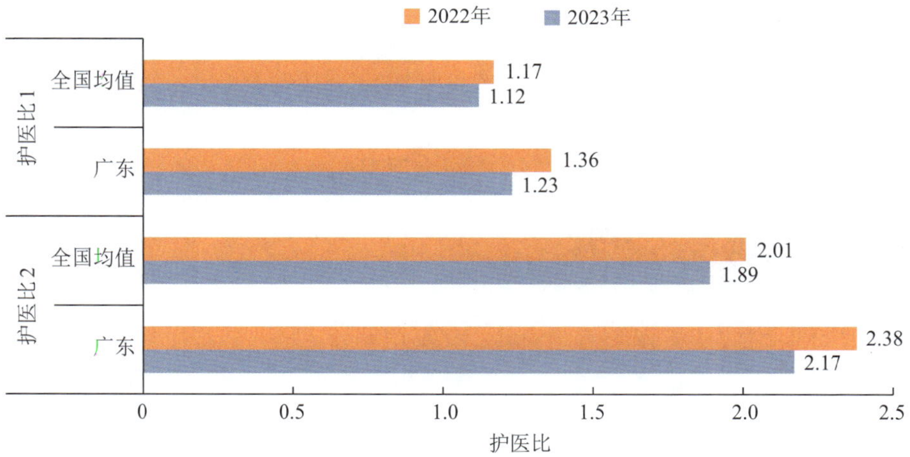

护医比 1—护士总人数与医师总人数的比值；护医比 2—护士总人数与美容主诊医师总人数的比值。

图 2-5-32　2022—2023 年国家医疗质量管理与控制信息网广东省整形美容专业护医比

由于 2022 年未统计整形美容专业医师职称构成情况，因此图 2-5-33 仅展现广东省 2021 年和 2023 年的医师职称构成对比。由图 2-5-33 可见，2023 年广东省整形美容专业医师的主要职称为主治医师，其占比达到了 37.30%，住院医师和副主任医师的占比较为接近，均约为 24%，主任医师的占比最低，为 14.35%。

图 2-5-34 显示 2018—2023 年广东省整形美容科医师专业背景构成情况，可见，广东省从事整形美容行业的医师以整形美容专业出身居多，其占比维持在 60% 左右。

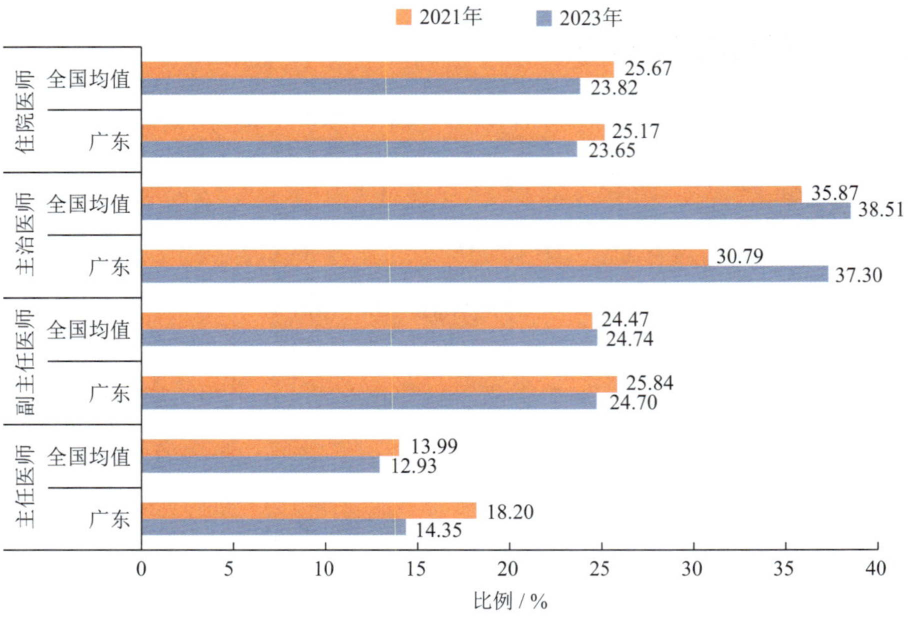

图 2-5-33　2021 年和 2023 年国家医疗质量管理与控制信息网广东省整形美容专业医师职称构成

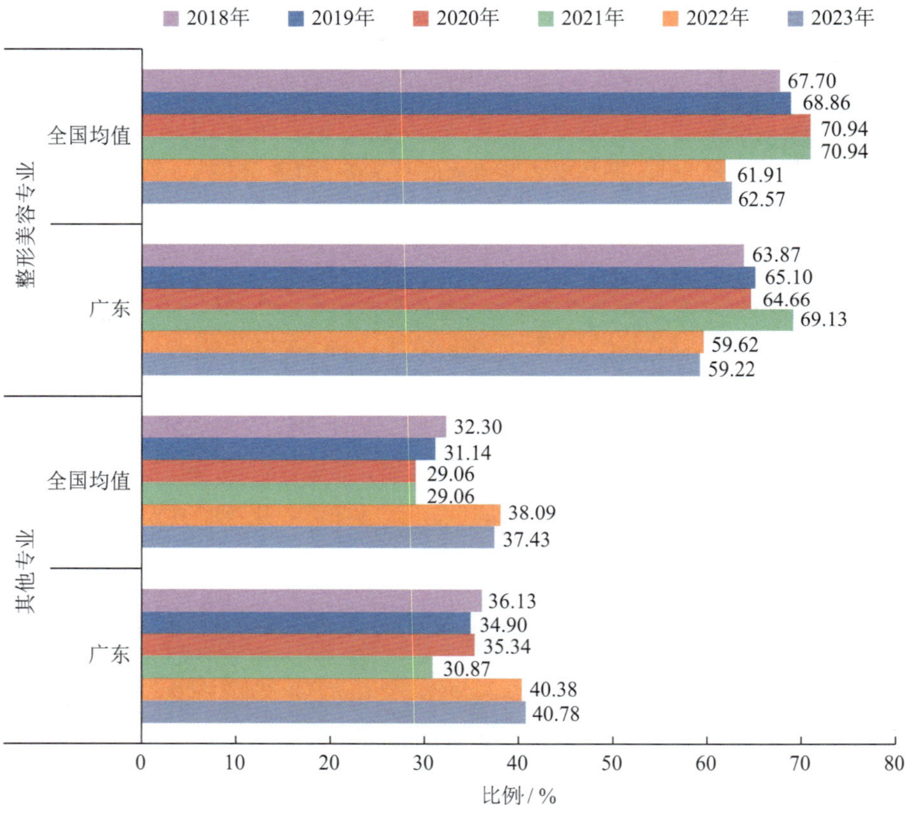

图 2-5-34　2018—2023 年国家医疗质量管理与控制信息网广东省整形美容科医师专业背景构成

2023 年，广东省设有整形美容专业的医院开放床位总量为 150 027 张，其中整形美容专业开放床位 2148 张，占比 1.43%，较 2022 年（1.65%）略有下降，但高于全国均值（1.12%）。

（二）病房和门诊相关指标数据

2023 年广东省整形美容专业病房共收治患者 60 079 人次，占全国的 13.47%，较 2022 年减少 1037 人次。由图 2-5-35 可见，2019—2023 年广东省整形美容专业病房患者疾病类型以修复重建类为主，但其比例整体呈现下降趋势，先天性的比例较为稳定，而美容性的比例呈现上升趋势，在 2023 年达到了 30.64%。

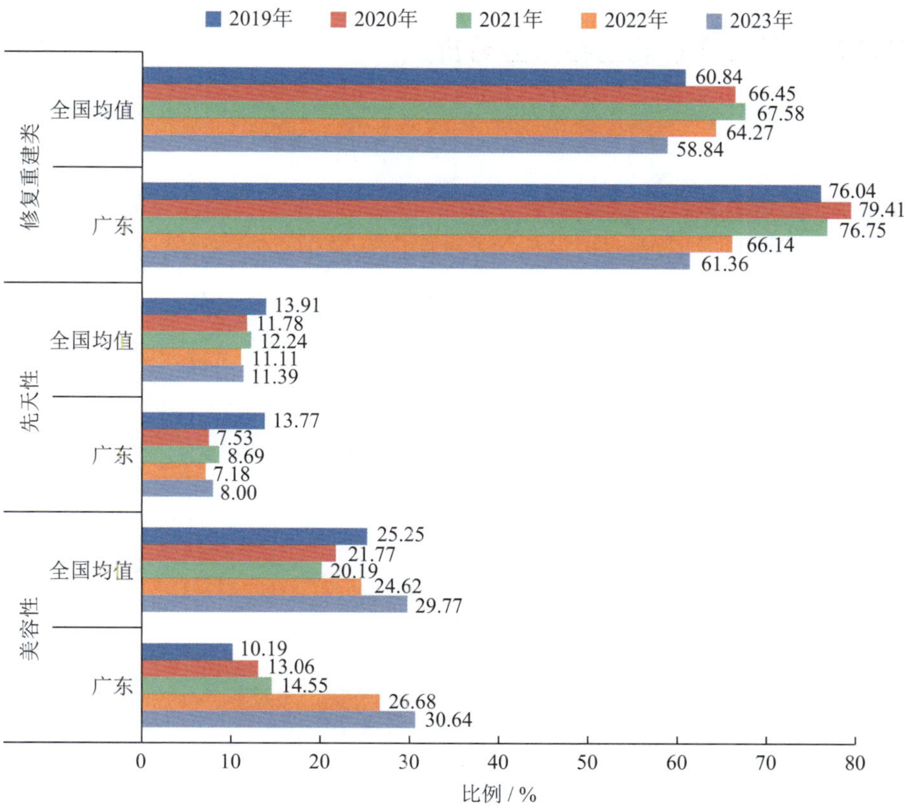

图 2-5-35　2019—2023 年国家医疗质量管理与控制信息网广东省整形美容专业病房患者疾病类型比例

2023 年广东省整形美容专业门诊共接诊 2 042 005 次，占全国的 12.10%，较 2022 年减少 186 381 人次。由图 2-5-36 可见，2023 年广东省整形美容专业门诊手术和注射操作的比例均较 2022 年下降，而光电项目比例较 2022 年升高。

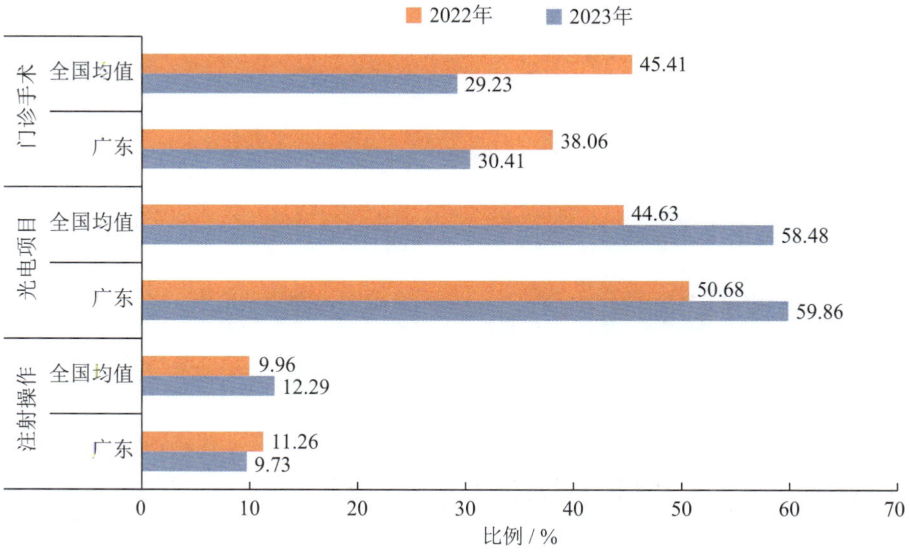

图 2-5-36　2022—2023 年国家医疗质量管理与控制信息网广东省整形美容专业门诊患者治疗类型比例

（三）专业协同指标数据

2023 年广东省设有整形美容专业的 131 家医院中，应用电子病历系统的共计 121 家，占比 92.37%，高于全国均值（88.44%），较 2022 年（93.13%）略有下降。麻醉医师协助治疗量占比方面，2023 年广东省的数据为 5.59%，高于全国均值（4.50%），但较 2022 年（17.97%）有所下降。

七、广西壮族自治区质量控制指标数据分析

2023 年，广西壮族自治区共 48 家医院通过 NCIS 系统报告了整形美容专业医疗质量控制数据，其中公立医院 45 家，民营医院 3 家。

（一）基本信息指标数据

2023 年，广西壮族自治区整形美容专业在职医师共计 371 人，其中美容主诊医师 195 人，在职护士 538 人。2018—2023 年广西壮族自治区整形美容专业在职医师数量的全国占比见图 2-5-37，2022—2023 年广西壮族自治区整形美容专业的护医比 1 和护医比 2 见图 2-5-38。

由图 2-5-37 可见，广西壮族自治区整形美容专业在职医师数量的全国占比在 2022 年最高，达到了 3.12%。由图 2-5-38 可见，2023 年整形美容专业护医比 1 和护医比 2 的全国均值有所下降，广西壮族自治区的护医比水平较 2022 年亦有所下降，但高于全国均值。

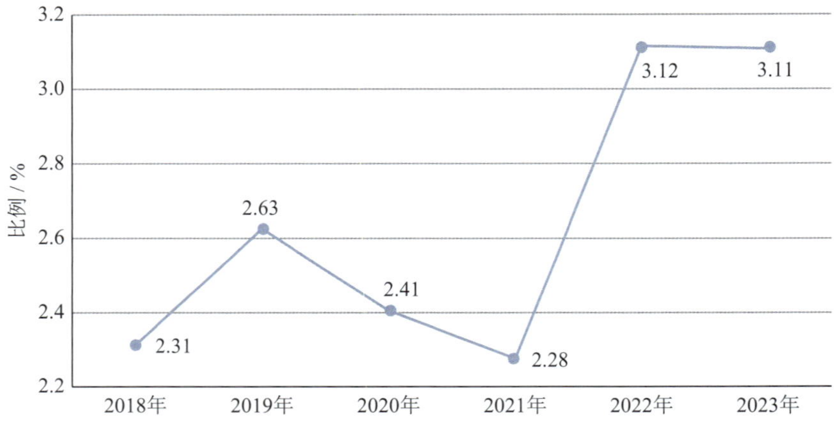

图 2-5-37 2018—2023 年国家医疗质量管理与控制信息网广西壮族自治区整形美容专业在职医师数量全国占比

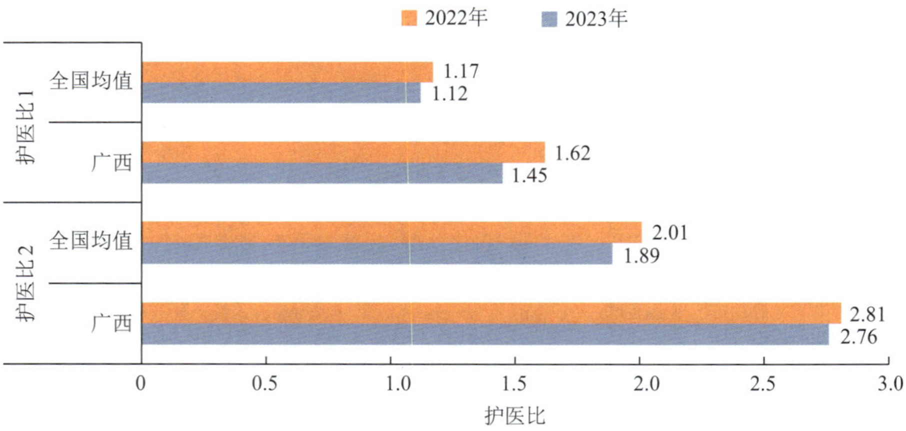

护医比 1—护士总人数与医师总人数的比值；护医比 2—护士总人数与美容主诊医师总人数的比值。

图 2-5-38 2022—2023 年国家医疗质量管理与控制信息网广西壮族自治区整形美容专业护医比

由于 2022 年未统计整形美容专业医师职称构成情况，因此图 2-5-39 仅展现广西壮族自治区 2021 年和 2023 年的医师职称构成对比。由图 2-5-39 可见，2023 年广西壮族自治区整形美容专业医师的主要职称为主治医师，其占比达到了 32.88%，其次是副主任医师、住院医师，主任医师的占比最低，为 12.77%。

图 2-5-40 显示 2018—2023 年广西壮族自治区整形美容科医师专业背景构成情况，可见，广西壮族自治区从事整形美容行业的医师专业背景构成数据波动较大，在 2023 年，整形美容专业出身的医师占比为 56.37%，其他专业出身的占比为 43.63%。

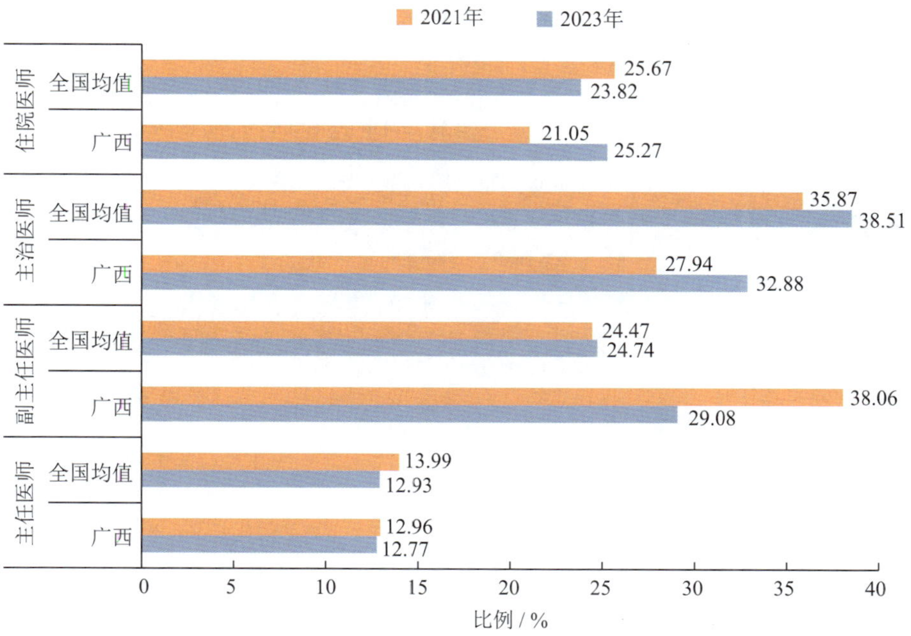

图 2-5-39　2021 年和 2023 年国家医疗质量管理与控制信息网广西壮族自治区整形美容专业医师职称构成

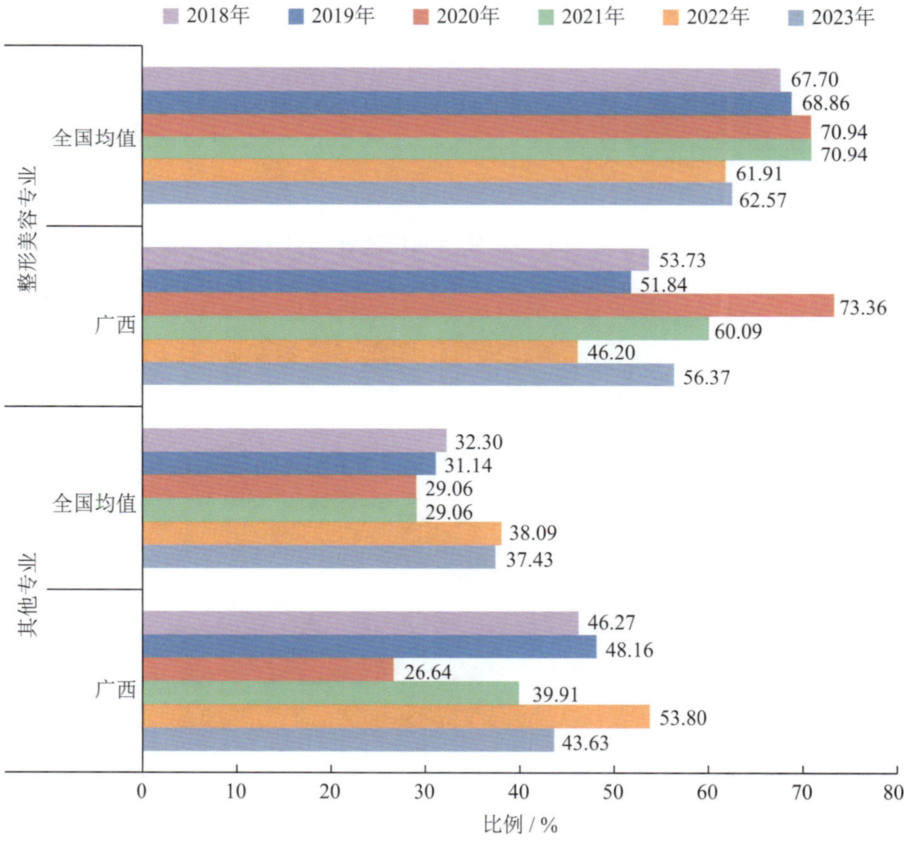

图 2-5-40　2018—2023 年国家医疗质量管理与控制信息网广西壮族自治区整形美容科医师专业背景构成

2023 年，广西壮族自治区设有整形美容专业的医院开放床位总量为 56 070 张，其中整形美容专业开放床位 844 张，占比 1.51%，较 2022 年（1.63%）略有下降，但高于全国均值（1.12%）。

（二）病房和门诊相关指标数据

2023 年广西壮族自治区整形美容专业病房共收治患者 15 646 人次，占全国总量的 3.51%，较 2022 年总数增加 1717 人次。由图 2-5-41 可见，2021—2023 年广西壮族自治区整形美容专业病房患者疾病类型以修复重建类为主，但其比例整体呈下降趋势，先天性的比例较为稳定，而美容性的比例呈现上升趋势，在2023年达到了33.15%。

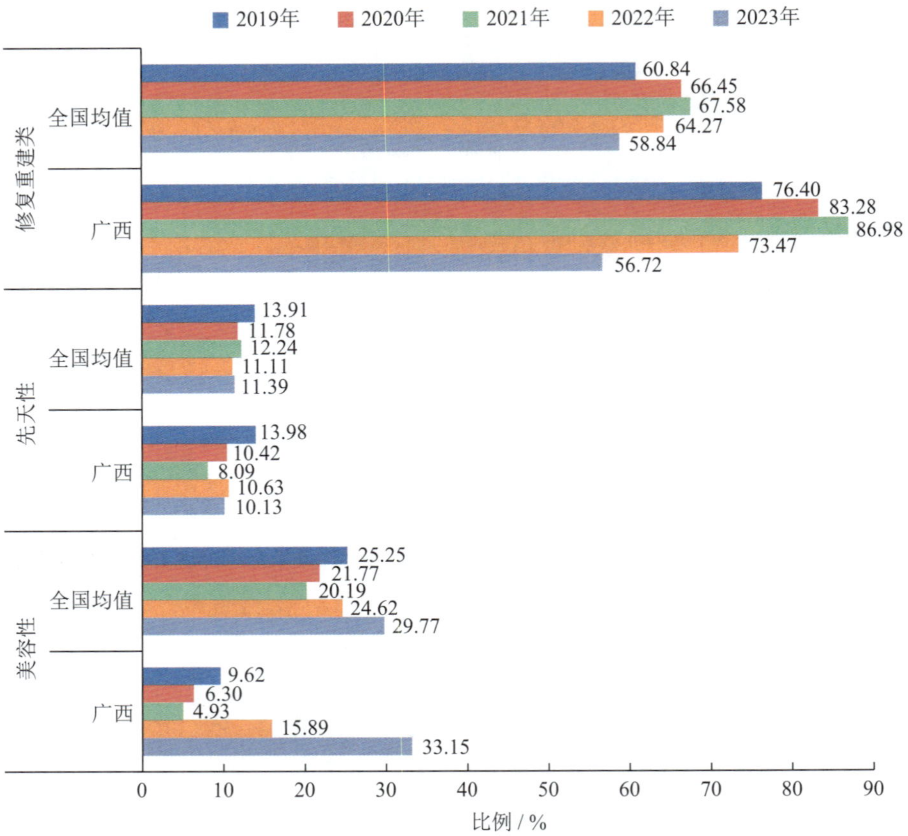

图2-5-41 2019—2023年国家医疗质量管理与控制信息网广西壮族自治区整形美容专业病房患者疾病类型比例

2023年广西壮族自治区整形美容专业门诊共接诊442 398次，占全国总量的2.62%，较2022年减少35 295人次。由图2-5-42可见，2023年广西壮族自治区整形美容专业门诊手术和注射操作的比例均较2022年下降，光电项目比例较2022年升高。

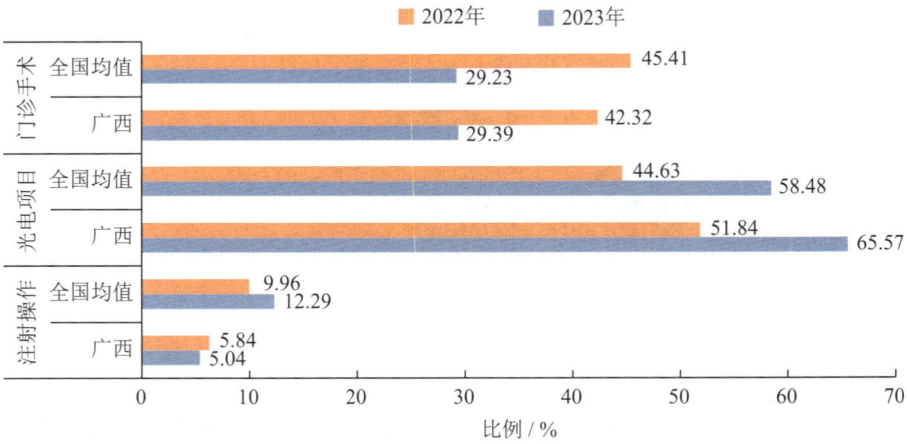

图2-5-42 2022—2023年国家医疗质量管理与控制信息网广西壮族自治区整形美容专业门诊患者治疗类型比例

（三）专业协同指标数据

2023年广西壮族自治区设有整形美容专业的48家医院中，应用电子病历系统的共计44家，占比91.67%，高于全国均值（88.44%），但较2022年（92.31%）略有下降。麻醉医师协助治疗量占比方面，2023年广西壮族自治区的数据为4.86%，与全国均值（4.50%）基本一致，但较2022年（36.57%）显著下降。

八、贵州省质量控制指标数据分析

2023 年，贵州省共 42 家医院通过 NCIS 系统报告了整形美容专业医疗质量控制数据，其中公立医院 37 家，民营医院 5 家。

（一）基本信息指标数据

2023 年，贵州省整形美容专业在职医师共计 404 人，其中美容主诊医师 240 人，在职护士 491 人。2018—2023 年贵州省整形美容专业在职医师数量的全国占比见图 2-5-43，2022—2023 年贵州省整形美容专业的护医比 1 和护医比 2 见图 2-5-44。

由图 2-5-43 可见，贵州省整形美容专业在职医师数量的全国占比在 2023 年最高，达到了 3.38%，整体呈上升趋势。由图 2-5-44 可见，2023 年整形美容专业护医比 1 和护医比 2 的全国均值有所下降，但贵州省的护医比较 2022 年有所上升，且高于全国均值。

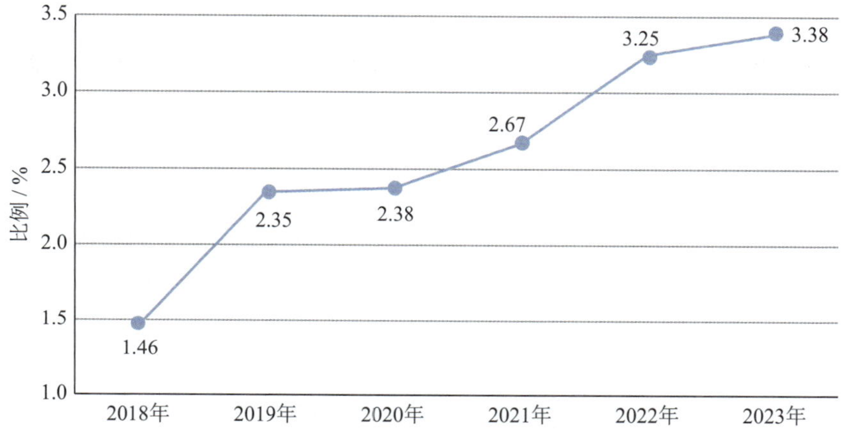

图 2-5-43 2018—2023 年国家医疗质量管理与控制信息网贵州省整形美容专业在职医师数量全国占比

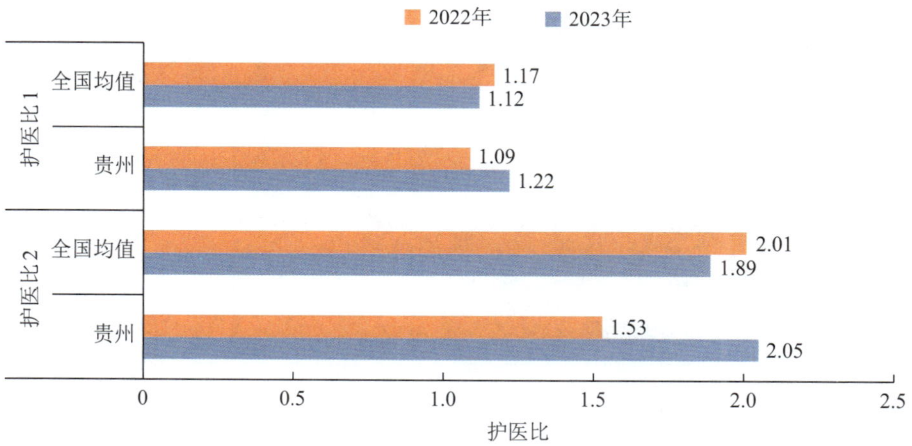

护医比 1—护士总人数与医师总人数的比值；护医比 2—护士总人数与美容主诊医师总人数的比值。

图 2-5-44 2022—2023 年国家医疗质量管理与控制信息网贵州省整形美容专业护医比

由于 2022 年未统计整形美容专业医师职称构成情况，因此图 2-5-45 仅展现贵州省 2021 年和 2023 年的医师职称构成对比。由图 2-5-45 可见，2023 年贵州省整形美容专业医师的主要职称为主治医师，其占比达到了 45.05%，其次是住院医师、副主任医师，而主任医师的占比最低，为 9.90%。

图 2-5-46 显示 2018—2023 年贵州省整形美容科医师专业背景构成情况，可见，贵州省从事整形美容行业的医师以整形美容专业出身居多，除 2018 年外其占比均达到 60% 以上，且数据整体较为稳定。

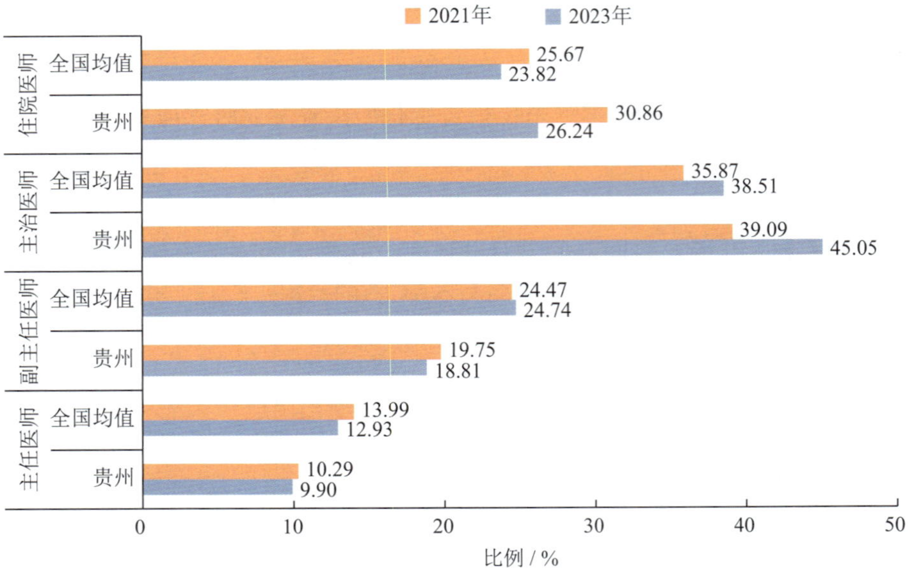

图 2-5-45 2021 年和 2023 年国家医疗质量管理与控制信息网贵州省整形美容专业医师职称构成

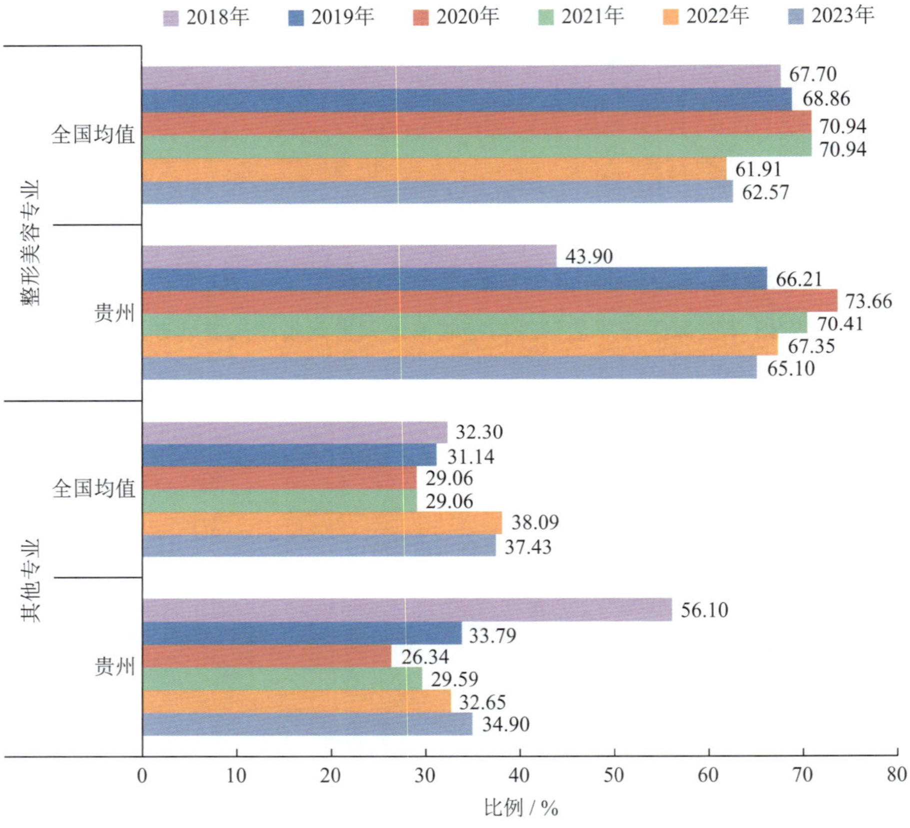

图 2-5-46 2018—2023 年国家医疗质量管理与控制信息网贵州省整形美容科医师专业背景构成

2023 年，贵州省设有整形美容专业的医院开放床位总量为 41 649 张，其中整形美容专业开放床位 930 张，占比 2.23%，较 2022 年（2.84%）略有下降，但高于全国均值（1.12%）。

（二）病房和门诊相关指标数据

2023 年贵州省整形美容专业病房共收治患者 23 868 人次，占全国总量的 5.35%，较 2022 年增加 5239 人次。由图 2-5-47 可见，2019—2023 年贵州省整形美容专业病房患者疾病类型比例虽然波动较大，但整体以修复重建类为主。

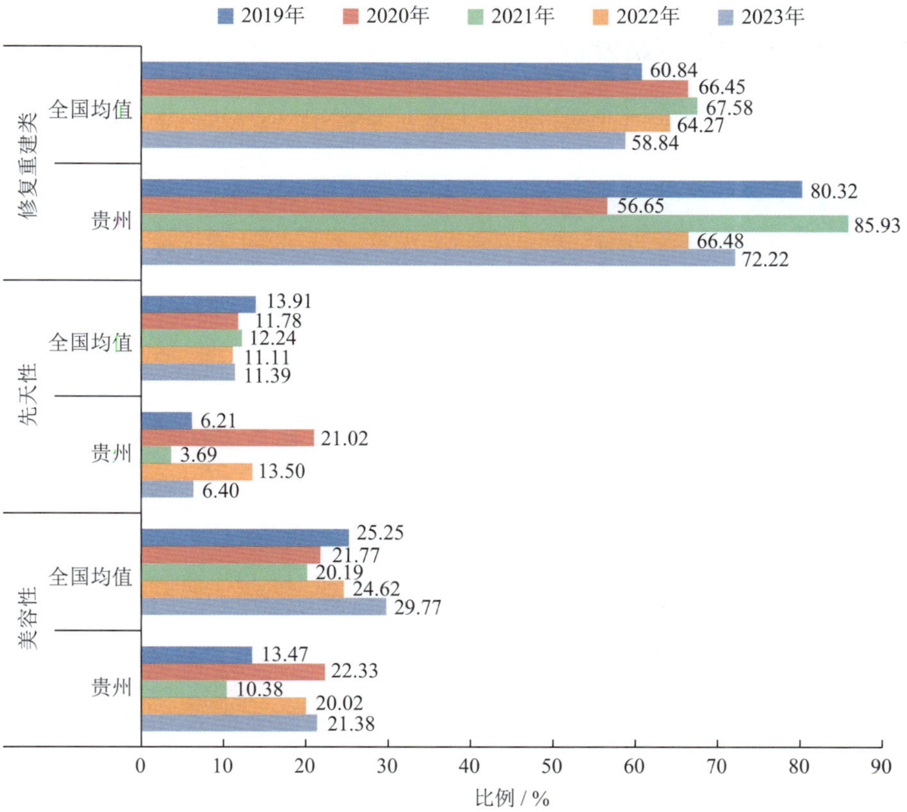

图 2-5-47 2019—2023 年国家医疗质量管理与控制信息网贵州省整形美容专业病房患者疾病类型比例

2023 年贵州省整形美容专业门诊共接诊 266 201 次，占全国的 1.58%，较 2022 年减少 86 256 人次。由图 2-5-48 可见，贵州省整形美容专业门诊手术的比例较 2022 年下降，光电项目的比例较 2022 年升高，注射操作的比例较 2022 年显著升高。

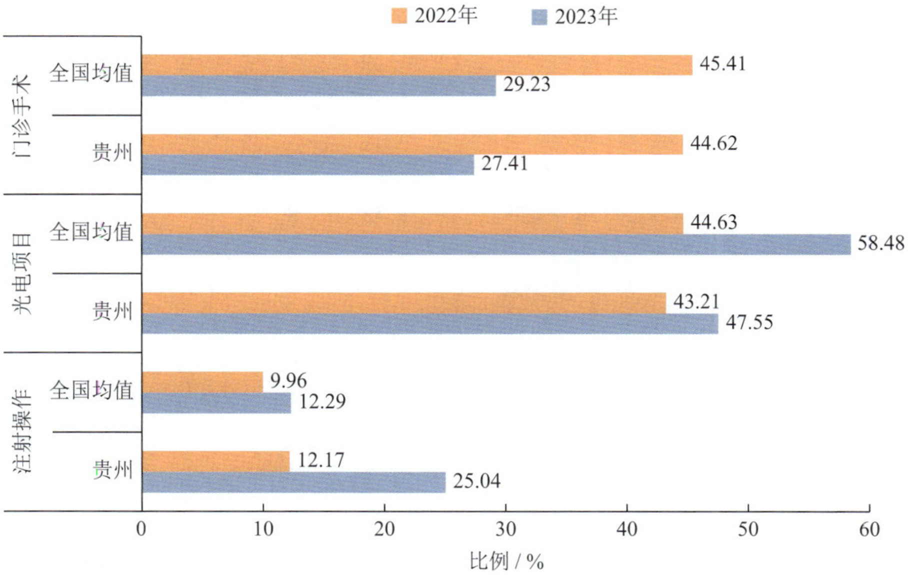

图 2-5-48 2022—2023 年国家医疗质量管理与控制信息网贵州省整形美容专业门诊患者治疗类型比例

（三）专业协同指标数据

2023 年贵州省设有整形美容专业的 42 家医院中，应用电子病历系统的共计 37 家，占比 88.10%，略低于全国均值（88.44%），较 2022 年（90.63%）有所下降。麻醉医师协助治疗量占比方面，2023 年贵州省的数据为 9.81%，高于全国均值（4.50%），但较 2022 年（29.12%）显著下降。

九、海南省质量控制指标数据分析

2023 年，海南省共 7 家医院通过 NCIS 系统报告了整形美容专业医疗质量控制数据，其中公立医院 5 家，民营医院 2 家。

（一）基本信息指标数据

2023 年，海南省整形美容专业在职医师共计 36 人，其中美容主诊医师 22 人，在职护士 85 人。2018—2023 年海南省整形美容专业在职医师数量的全国占比见图 2-5-49，2022—2023 年海南省整形美容专业的护医比 1 和护医比 2 见图 2-5-50。

由图 2-5-49 可见，海南省整形美容专业在职医师数量的全国占比在 2019 年最高，达到了 0.69%。由图 2-5-50 可见，2023 年整形美容专业护医比 1 和护医比 2 的全国均值有所下降，但海南省的护医比较 2022 年有所上升，且高于全国均值。

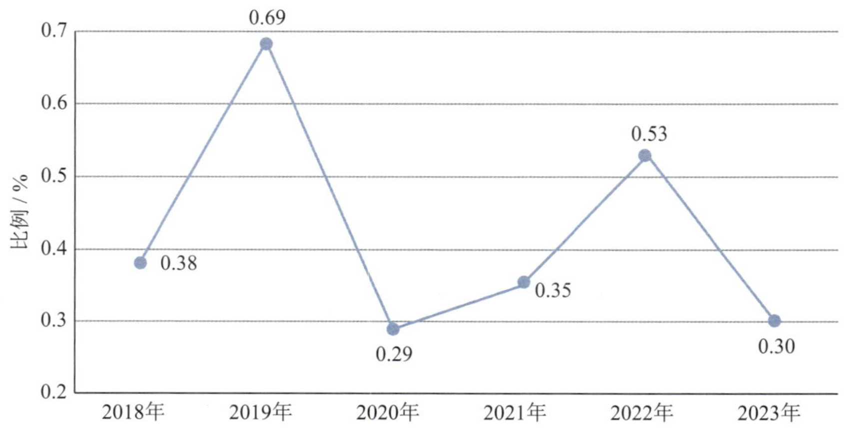

图 2-5-49 2018—2023 年国家医疗质量管理与控制信息网海南省整形美容专业在职医师数量全国占比

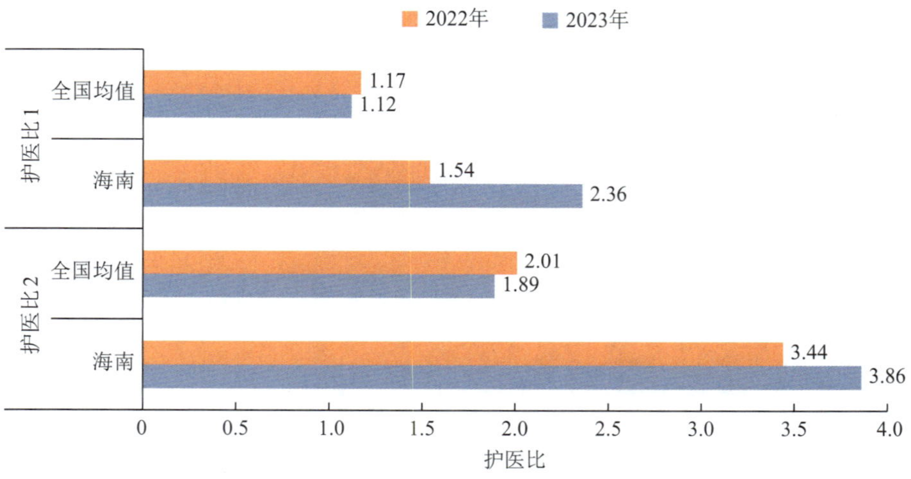

护医比 1—护士总人数与医师总人数的比值；护医比 2—护士总人数与美容主诊医师总人数的比值。

图 2-5-50 2022—2023 年国家医疗质量管理与控制信息网海南省整形美容专业护医比

由于 2022 年未统计整形美容专业医师职称构成情况，因此图 2-5-51 仅展现海南省 2021 年和 2023 年的医师职称构成对比。由图 2-5-51 可见，2023 年海南省整形美容专业医师的主要职称为住院医师，其占比达到了 33.33%，随着医师职称的升高，对应的占比逐渐下降。

图 2-5-52 显示 2018—2023 年海南省整形美容科医师专业背景构成情况，可见，海南省从事整形美容行业的医师以整形美容专业出身居多，但不同年份其占比变化较大。

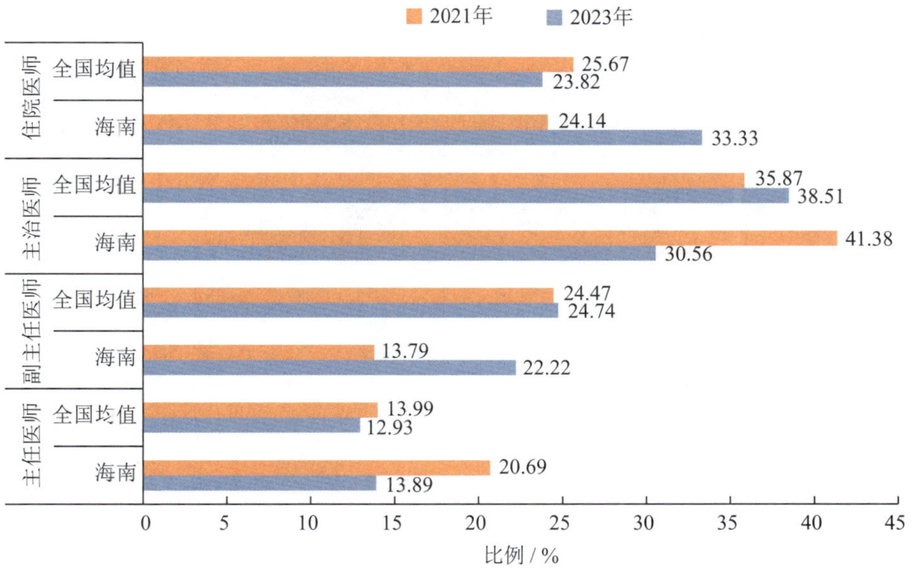

图 2-5-51 2021 年和 2023 年国家医疗质量管理与控制信息网海南省整形美容专业医师职称构成

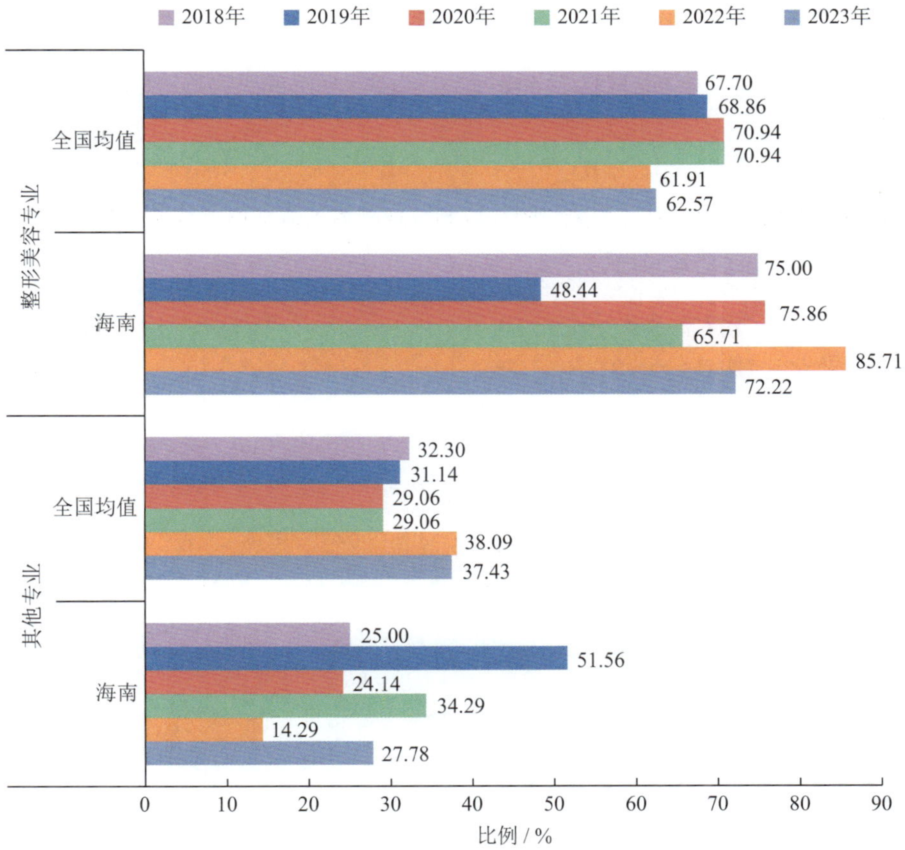

图 2-5-52 2018—2023 年国家医疗质量管理与控制信息网海南省整形美容科医师专业背景构成

2023 年，海南省设有整形美容专业的医院开放床位总量为 8305 张，其中整形美容专业开放床位 63 张，占比 0.76%，较 2022 年（0.82%）略有下降，低于全国均值（1.12%）。

（二）病房和门诊相关指标数据

2023 年海南省整形美容专业病房共收治患者 1330 人次，占全国总量的 0.30%，较 2022 年总数减少 55 人次。由图 2-5-53 可见，2019—2023 年海南省整形美容专业病房患者疾病类型比例的波动较大，2023 年修复重建类的比例下降显著，而美容性的比例上升明显，达到了 80.01%。

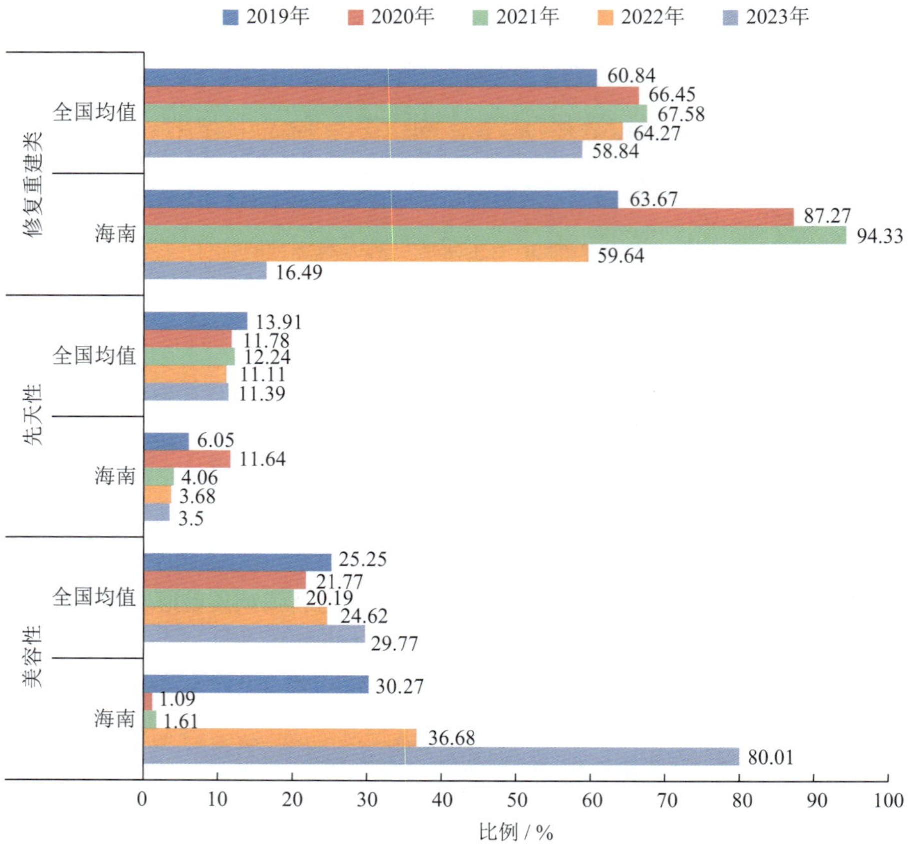

图 2-5-53 2019—2023 年国家医疗质量管理与控制信息网海南省整形美容专业病房患者疾病类型比例

2023 年海南省整形美容专业门诊共接诊 27 652 人次，占全国的 0.16%，较 2022 年减少 101 人次。由图 2-5-54 可见，2023 年海南省整形美容专业门诊手术的比例较 2022 年略有下降，光电项目的比例较 2022 年升高，注射操作的比例较 2022 年下降显著。

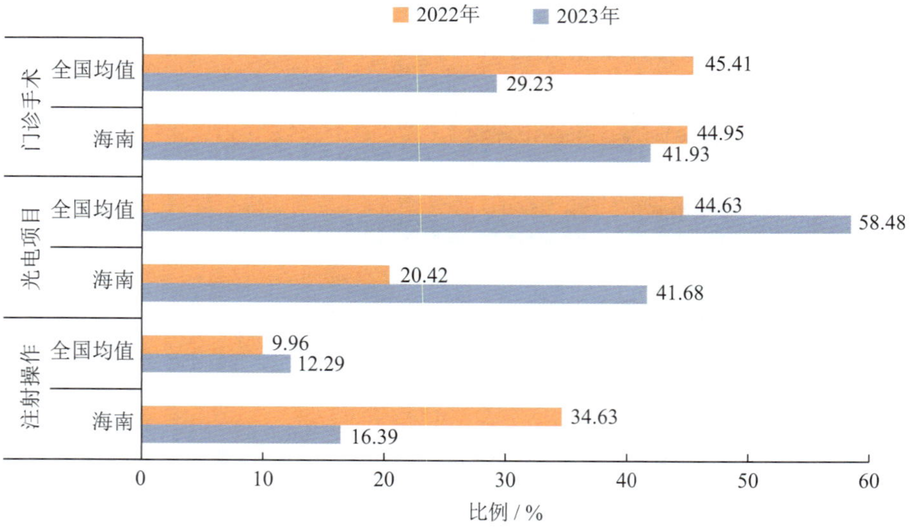

图 2-5-54 2022—2023 年国家医疗质量管理与控制信息网海南省整形美容专业门诊患者治疗类型比例

（三）专业协同指标数据

2023 年海南省设有整形美容专业的 7 家医院中，应用电子病历系统的共计 7 家，占比 100%，高于全国均值（88.44%），较 2022 年（100%）持平。麻醉医师协助治疗量占比方面，2023 年海南省的数据为 3.37%，低于全国均值（4.50%），且较 2022 年（6.00%）有所下降。

十、河北省质量控制指标数据分析

2023 年，河北省共 86 家医院通过 NCIS 系统报告了整形美容专业医疗质量控制数据，其中公立医院 72 家，民营医院 14 家。

（一）基本信息指标数据

2023 年，河北省整形美容专业在职医师共计 401 人，其中美容主诊医师 253 人，在职护士 394 人。2018—2023 年河北省整形美容专业在职医师数量的全国占比见图 2-5-55，2022—2023 年河北省整形美容专业的护医比 1 和护医比 2 见图 2-5-56。

由图 2-5-55 可见，河北省整形美容专业在职医师数量的全国占比在 2022 年最高，达到了 3.48%，整体呈缓慢增长趋势。由图 2-5-56 可见，2023 年整形美容专业护医比 1 和护医比 2 的全国均值有所下降，河北省护医比水平虽然较 2022 年有所上升，但低于全国均值。

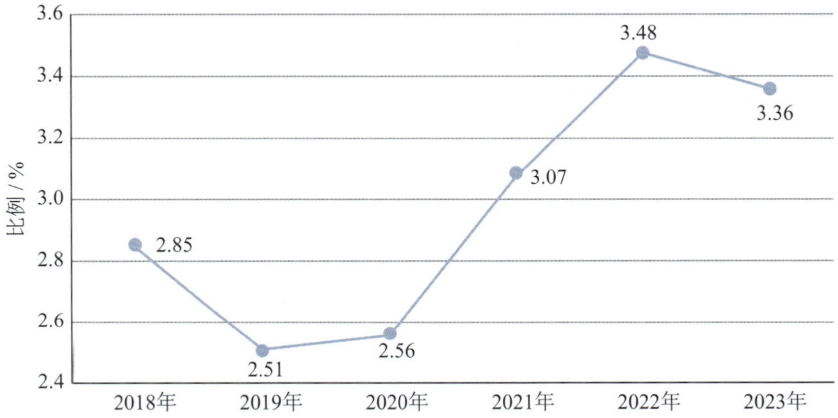

图 2-5-55　2018—2023 年国家医疗质量管理与控制信息网河北省整形美容专业在职医师数量全国占比

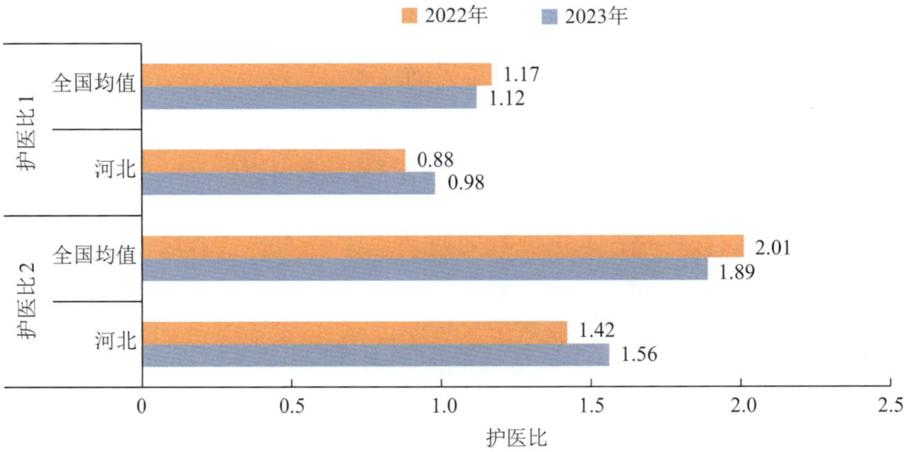

护医比 1—护士总人数与医师总人数的比值；护医比 2—护士总人数与美容主诊医师总人数的比值。

图 2-5-56　2022—2023 年国家医疗质量管理与控制信息网河北省整形美容专业护医比

由于 2022 年未统计整形美容专业医师职称构成情况，因此图 2-5-57 仅展现河北省 2021 年和 2023 年的医师职称构成对比。由图 2-5-57 可见，2023 年河北省整形美容专业医师的主要职称为主治医师，其占比达到了 40.25%，其次是副主任医师、住院医师，而主任医师的占比最低，为 13.33%。

图 2-5-58 显示 2018—2023 年河北省整形美容科医师专业背景构成情况，可见，河北省从事整形美容行业的医师以整形美容专业出身居多，其占比较为稳定。

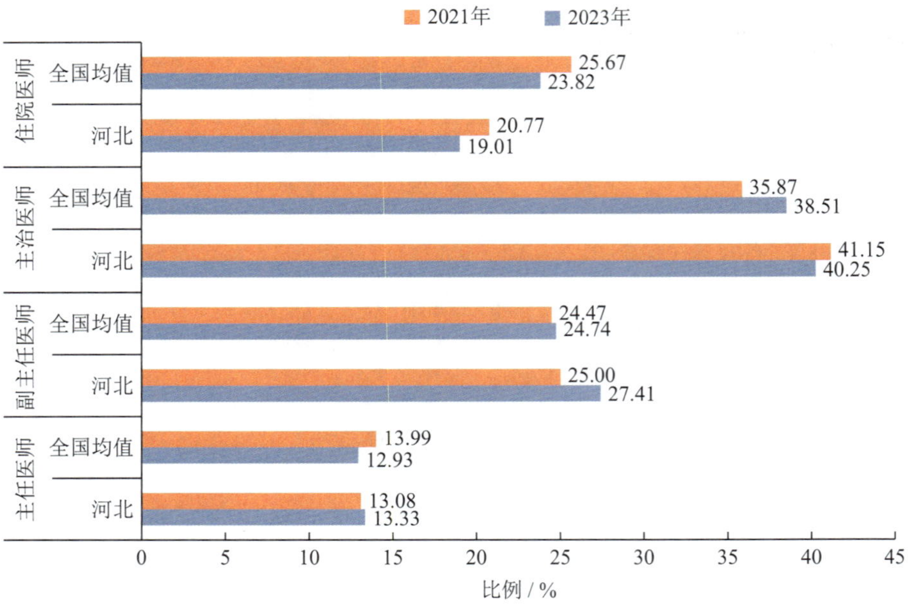

图 2-5-57 2021 年和 2023 年国家医疗质量管理与控制信息网河北省整形美容专业医师职称构成

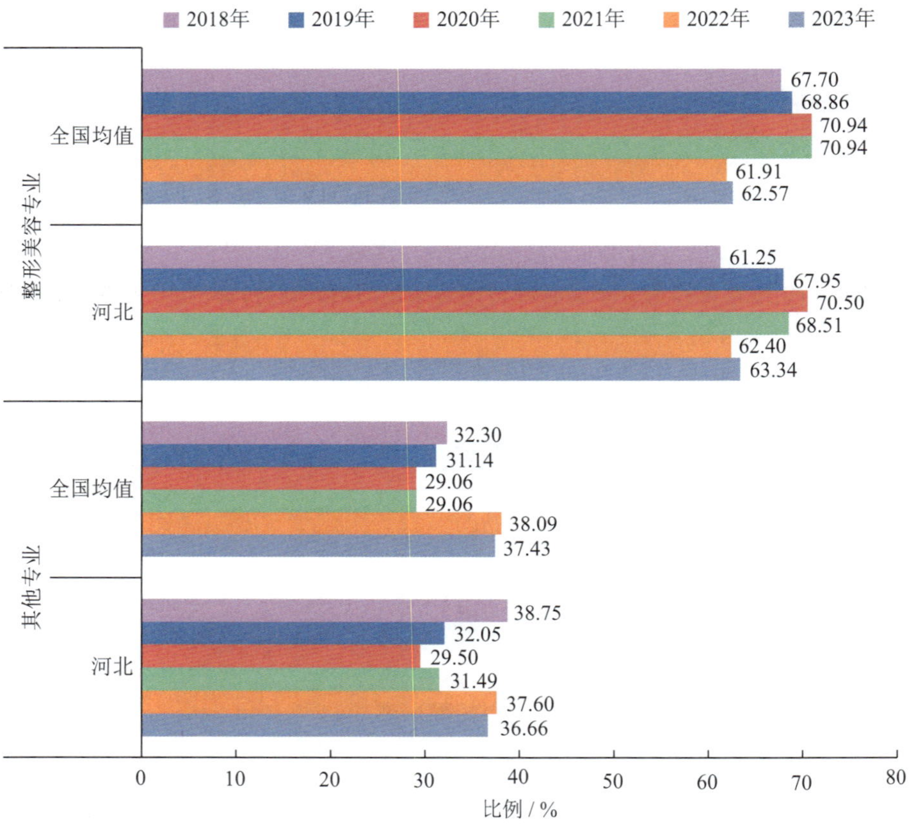

图 2-5-58 2018—2023 年国家医疗质量管理与控制信息网河北省整形美容科医师专业背景构成

2023 年，河北省设有整形美容专业的医院开放床位总量为 123 267 张，其中整形美容专业开放床位 888 张，占比 0.72%，较 2022 年（0.76%）基本持平，但低于全国均值（1.12%）。

（二）病房和门诊相关指标数据

2023 年河北省整形美容专业病房共收治患者 11 602 人次，占全国总量的 2.60%，较 2022 年总数减少 2009 人次。由图 2-5-59 可见，2019—2023 年河北省整形美容专业病房患者疾病类型比例波动较大，但整体以修复重建类为主，其比例在 2023 年达到了 74.63%。

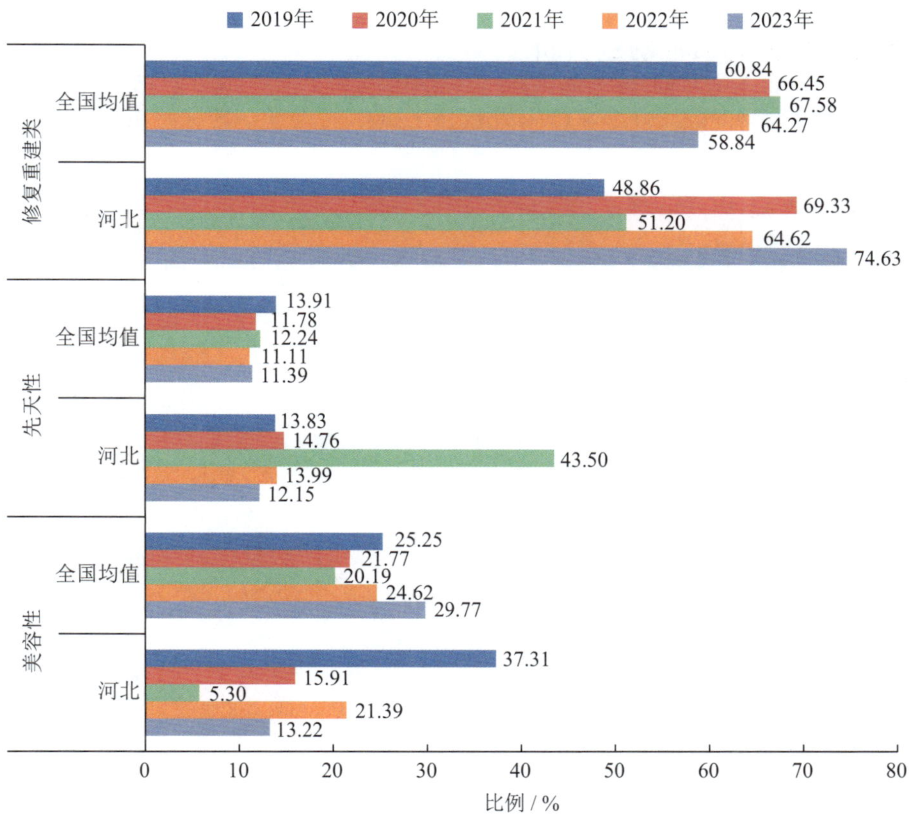

图 2-5-59　2019—2023 年国家医疗质量管理与控制信息网河北省整形美容专业病房患者疾病类型比例

2023 年河北省整形美容专业门诊共接诊 376 168 人次，占全国总量的 2.23%，较 2022 年总数增加 71 699 人次。由图 2-5-60 可见，2023 年河北省整形美容专业门诊手术的比例较 2022 年下降，光电项目的比例较 2022 年升高，注射操作的比例与 2022 年基本持平。

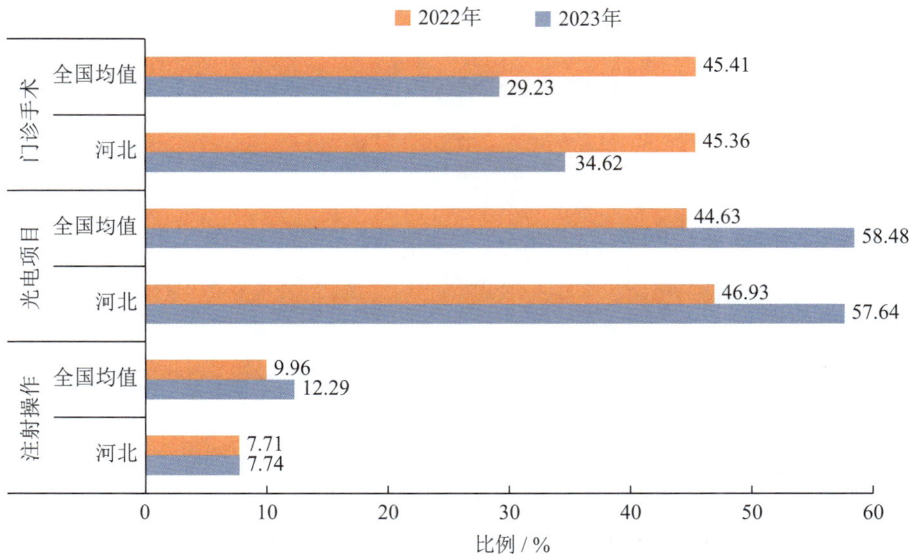

图 2-5-60　2022—2023 年国家医疗质量管理与控制信息网河北省整形美容专业门诊患者治疗类型比例

（三）专业协同指标数据

2023 年河北省设有整形美容专业的 86 家医院中，应用电子病历系统的共计 75 家，占比 87.21%，略低于全国均值（88.44%），较 2022 年（81.08%）有所升高。麻醉医师协助治疗量占比方面，2023 年河北省的数据为 2.64%，低于全国均值（4.50%），且较 2022 年（12.91%）有所下降。

十一、河南省质量控制指标数据分析

2023 年，河南省共 125 家医院通过 NCIS 系统报告了整形美容专业医疗质量控制数据，其中公立医院 101 家，民营医院 24 家。

（一）基本信息指标数据

2023 年，河南省整形美容专业在职医师共计 832 人，其中美容主诊医师 447 人，在职护士 933 人。2018—2023 年河南省整形美容专业在职医师数量的全国占比见图 2-5-61，2022—2023 年河南省整形美容专业的护医比 1 和护医比 2 见图 2-5-62。

由图 2-5-61 可见，河南省整形美容专业在职医师数量的全国占比在 2023 年最高，达到了 6.97%，整体呈增长趋势。由图 2-5-62 可见，2023 年整形美容专业护医比 1 和护医比 2 的全国均值有所下降，但河南省的护医比水平较 2022 年有所上升。

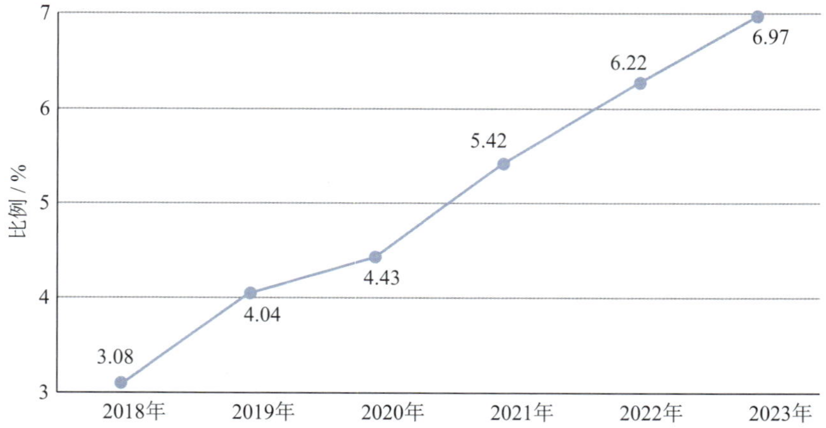

图 2-5-61　2018—2023 年国家医疗质量管理与控制信息网河南省整形美容专业在职医师数量全国占比

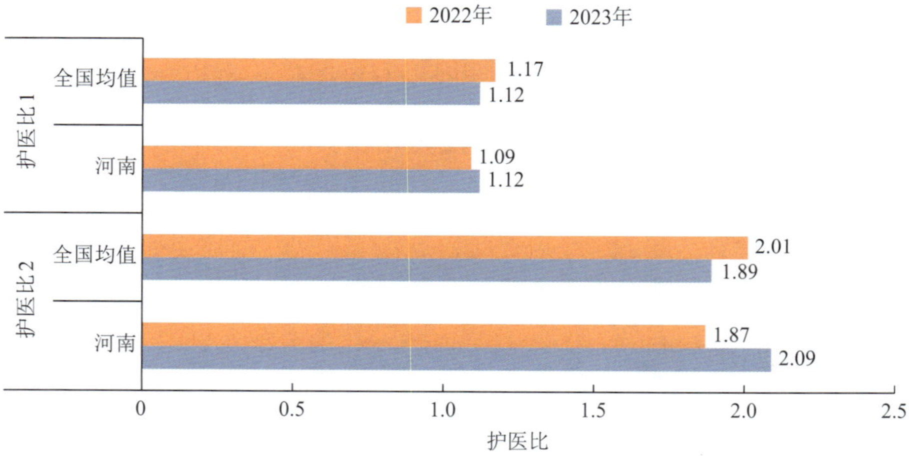

护医比 1—护士总人数与医师总人数的比值；护医比 2—护士总人数与美容主诊医师总人数的比值。

图 2-5-62　2022—2023 年国家医疗质量管理与控制信息网河南省整形美容专业护医比

由于 2022 年未统计整形美容专业医师职称构成情况，因此图 2-5-63 仅展现河南省 2021 年和 2023 年的医师职称构成对比。由图 2-5-63 可见，2023 年河南省整形美容专业医师的主要职称为主治医师，其占比达到了 42.09%，其次是住院医师、副主任医师，而主任医师的占比最低，为 9.11%。

图 2-5-64 显示 2018—2023 年河南省整形美容科医师专业背景构成情况，可见，河南省从事整形美容行业的医师以整形美容专业出身居多，但其占比整体呈现下降趋势。

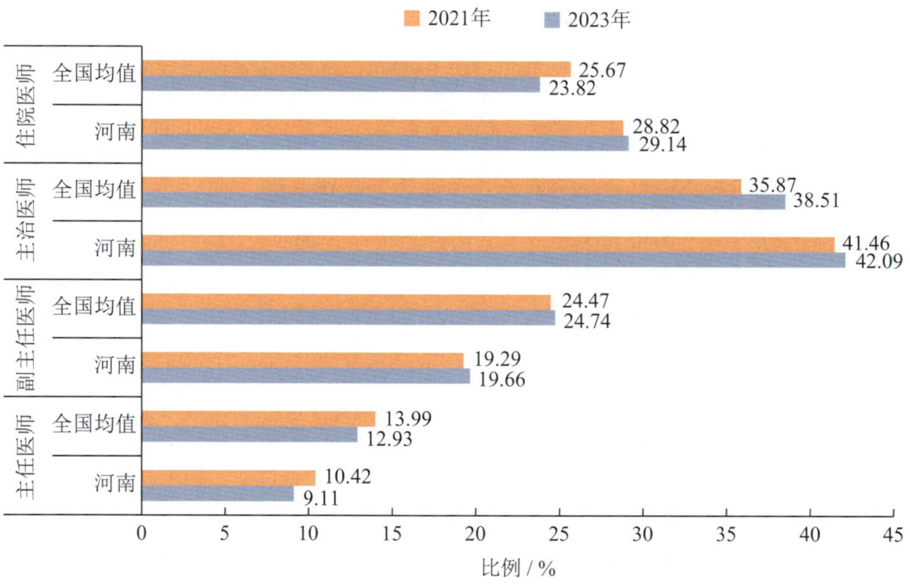

图 2-5-63　2021 年和 2023 年国家医疗质量管理与控制信息网河南省整形美容专业医师职称构成

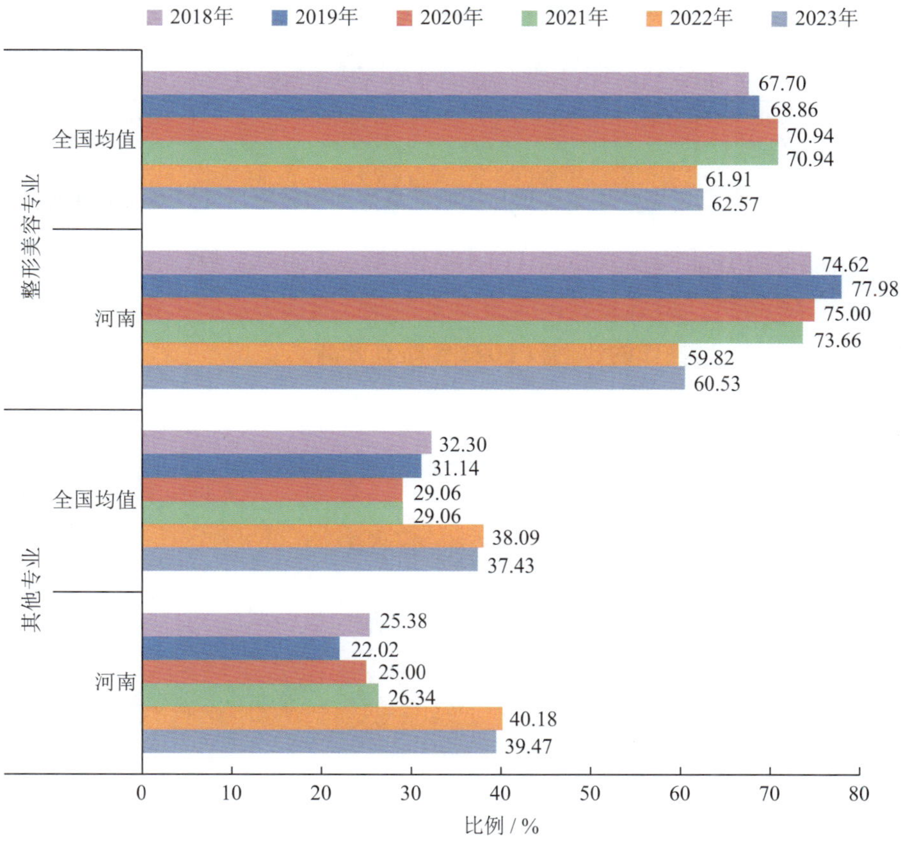

图 2-5-64　2018—2023 年国家医疗质量管理与控制信息网河南省整形美容科医师专业背景构成

2023 年，河南省设有整形美容专业的医院开放床位总量为 133 902 张，其中整形美容专业开放床位为 1171 张，占比 0.87%，较 2022 年（0.78%）略有升高，但低于全国均值（1.12%）。

（二）病房和门诊相关指标数据

2023 年河南省整形美容专业病房共收治患者 30 028 人次，占全国总量的 6.73%，较 2022 年总数增加 10 765 人次。由图 2-5-65 可见，2019—2023 年河南省整形美容专业病房患者疾病类型比例波动较大，2023 年美容性比例最高，达到了 48.02%，其次为修复重建类，比例为 42.05%。

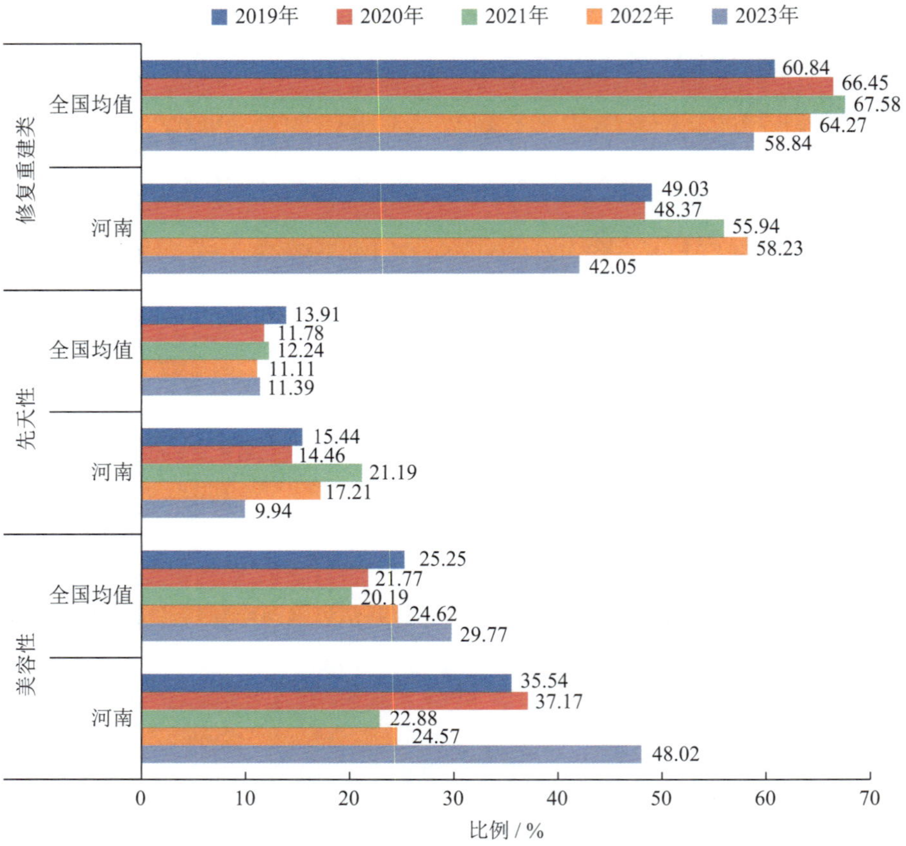

图 2-5-65　2019—2023 年国家医疗质量管理与控制信息网河南省整形美容专业病房患者疾病类型比例

2023 年河南省整形美容专业门诊共接诊 713 145 人次，占全国总量的 4.22%，较 2022 年总数增加 77 451 人次。由图 2-5-66 可见，2023 年河南省整形美容专业门诊手术的比例较 2022 年有所下降，光电项目的比例较 2022 年升高，注射操作的比例较 2022 年略有升高。

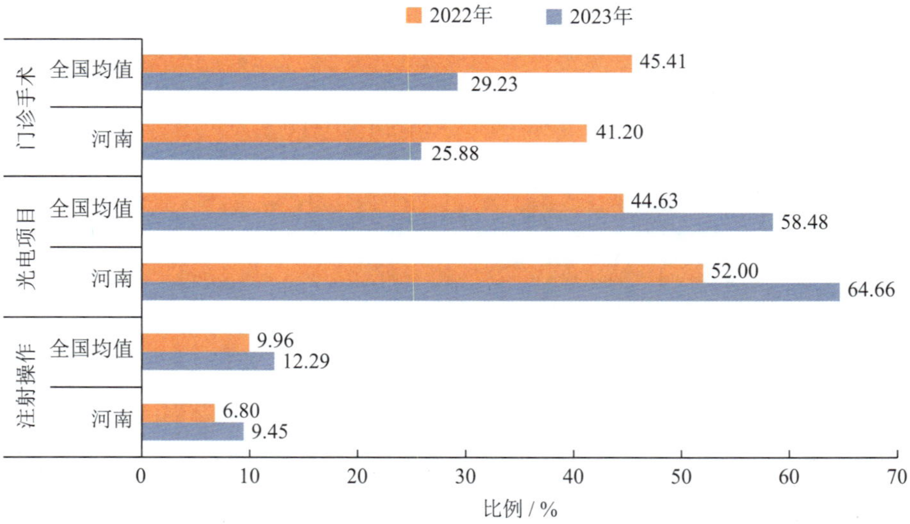

图 2-5-66　2022—2023 年国家医疗质量管理与控制信息网河南省整形美容专业门诊患者治疗类型比例

（三）专业协同指标数据

2023 年河南省设有整形美容专业的 125 家医院中，应用电子病历系统的共计 111 家，占比 88.80%，略高于全国均值（88.44%），且较 2022 年（86.54%）有所升高。麻醉医师协助治疗量占比方面，2023 年河南省的数据为 5.65%，高于全国均值（4.50%），但较 2022 年（14.89%）有所下降。

十二、黑龙江省质量控制指标数据分析

2023 年，黑龙江省共 34 家医院通过 NCIS 系统报告了整形美容专业医疗质量控制数据，其中公立医院 30 家，民营医院 4 家。

（一）基本信息指标数据

2023 年，黑龙江省整形美容专业在职医师共计 187 人，其中美容主诊医师 110 人，在职护士 169 人。2018—2023 年黑龙江省整形美容专业在职医师数量的全国占比见图 2-5-67，2022—2023 年黑龙江省整形美容专业的护医比 1 和护医比 2 见图 2-5-68。

由图 2-5-67 可见，黑龙江省整形美容专业在职医师数量的全国占比在 2023 年最高，达到了 1.57%。由图 2-5-68 可见，2023 年整形美容专业护医比 1 和护医比 2 的全国均值有所下降，黑龙江省的护医比水平与 2022 年基本持平。

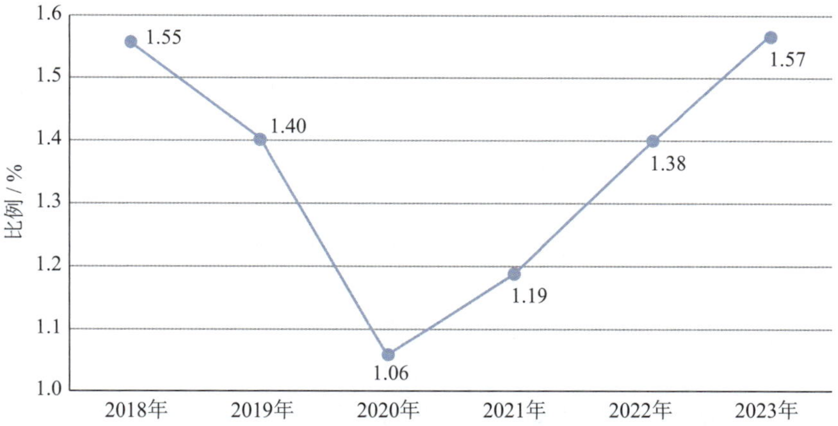

图 2-5-67 2018—2023 年国家医疗质量管理与控制信息网黑龙江省整形美容专业在职医师数量全国占比

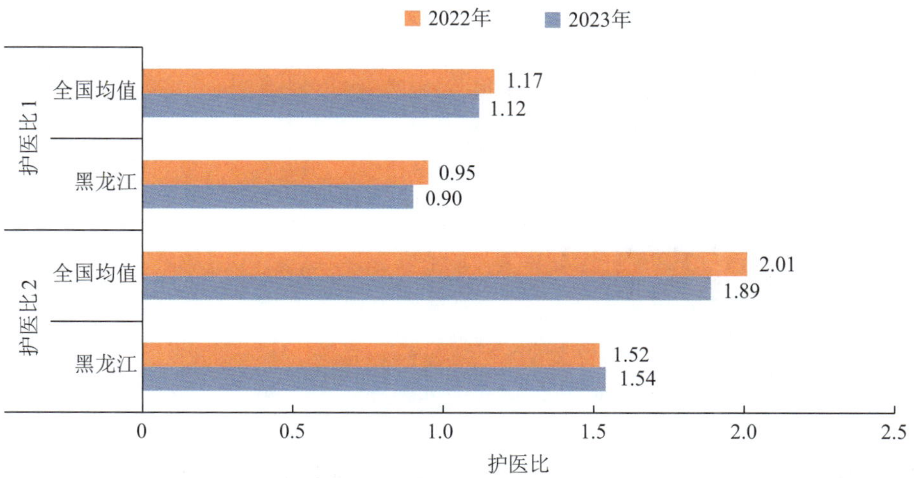

护医比 1—护士总人数与医师总人数的比值；护医比 2—护士总人数与美容主诊医师总人数的比值。

图 2-5-68 2022—2023 年国家医疗质量管理与控制信息网黑龙江省整形美容专业护医比

由于 2022 年未统计整形美容专业医师职称构成情况，因此图 2-5-69 仅展现黑龙江省 2021 年和 2023 年的医师职称构成对比。由图 2-5-69 可见，2023 年黑龙江省整形美容专业医师的主要职称为副主任医师，其占比达到了 29.41%，其次是主任医师、主治医师，而住院医师最少，其占比为 17.11%。

图 2-5-70 显示 2018—2023 年黑龙江省整形美容科医师专业背景构成情况，可见，黑龙江省从事整形美容行业的医师以整形美容专业出身居多，但其占比整体呈下降趋势。

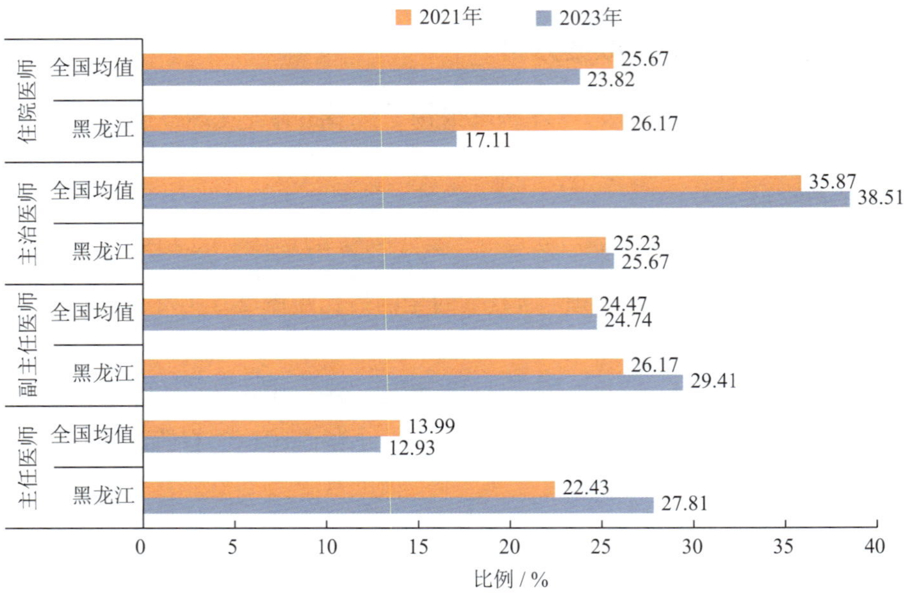

图 2-5-69 2021 年和 2023 年国家医疗质量管理与控制信息网黑龙江省整形美容专业医师职称构成

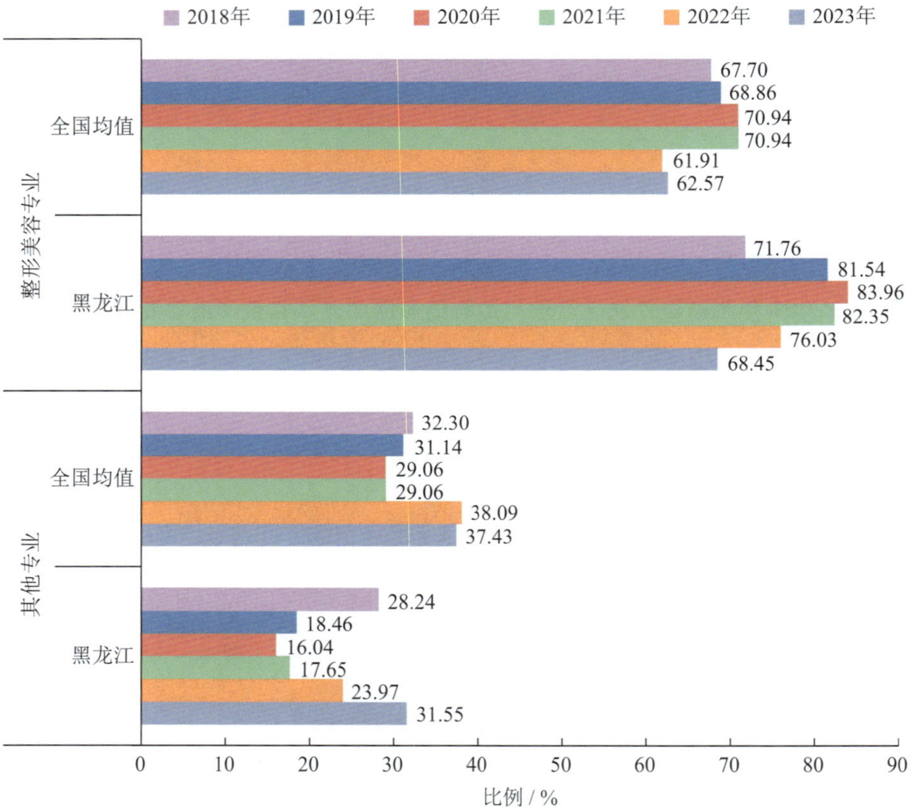

图 2-5-70 2018—2023 年国家医疗质量管理与控制信息网黑龙江省整形美容科医师专业背景构成

2023 年，黑龙江省设有整形美容专业的医院开放床位总量为 38 431 张，其中整形美容专业开放床位 373 张，占比 0.97%，较 2022 年（0.58%）有所升高，但低于全国均值（1.12%）。

（二）病房和门诊相关指标数据

2023 年黑龙江省整形美容专业病房共收治患者 3626 人次，占全国总量的 0.81%，较 2022 年总数增加 359 人次。由图 2-5-71 可见，2019—2023 年黑龙江省整形美容专业病房患者疾病类型比例波动较大，但整体以修复重建类为主。

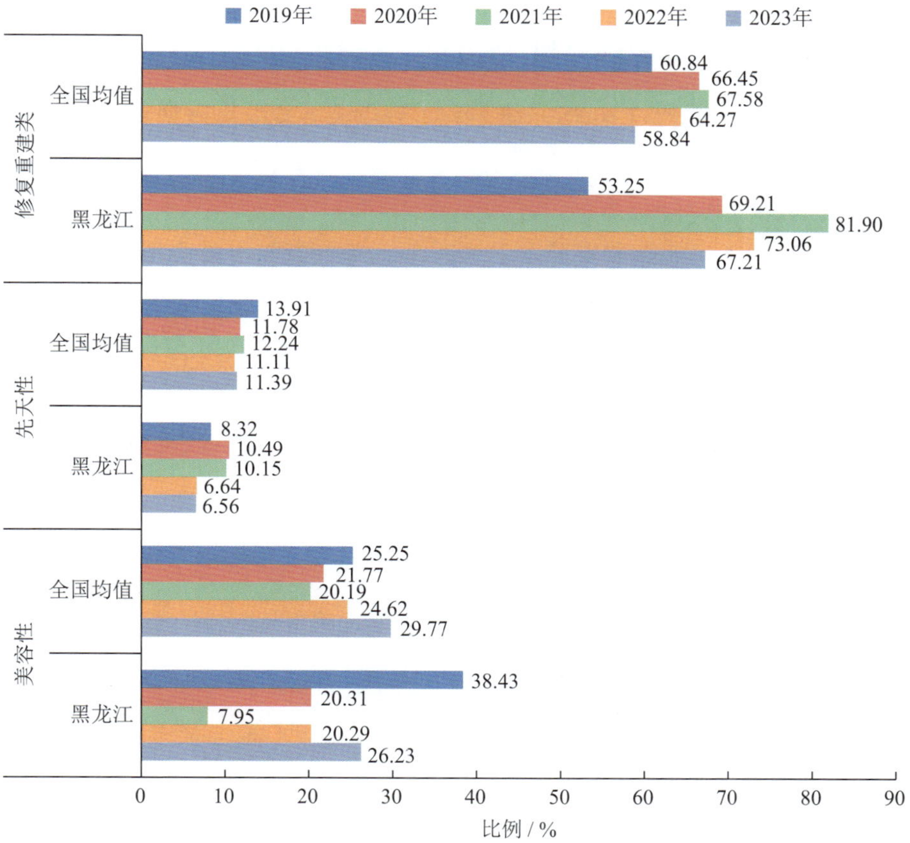

图 2-5-71　2019—2023 年国家医疗质量管理与控制信息网黑龙江省整形美容专业病房患者疾病类型比例

2023 年黑龙江省整形美容专业门诊共接诊 155 572 人次，占全国总量的 0.92%，较 2022 年总数增加 60 629 人次。由图 2-5-72 可见，2023 年黑龙江省整形美容专业门诊手术的比例较 2022 年显著升高，光电项目的比例较 2022 年显著下降，注射操作的比例较 2022 年略有升高。

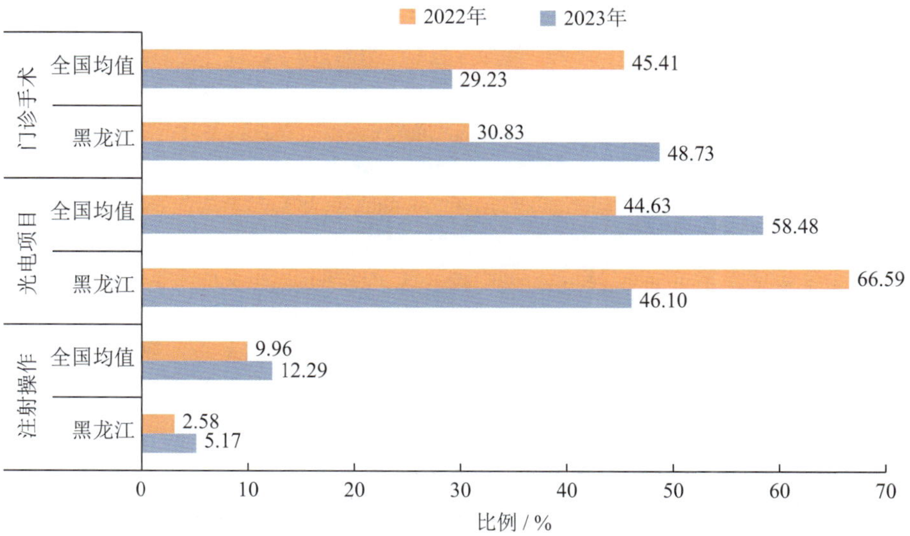

图 2-5-72　2022—2023 年国家医疗质量管理与控制信息网黑龙江省整形美容专业门诊患者治疗类型比例

（三）专业协同指标数据

2023 年黑龙江省设有整形美容专业的 34 家医院中，应用电子病历系统的共计 29 家，占比 85.29%，低于全国均值（88.44%），与 2022 年（85.71%）基本持平。麻醉医师协助治疗量占比方面，2023 年黑龙江省的数据为 3.00%，低于全国均值（4.50%），且较 2022 年（14.17%）有所下降。

十三、湖北省质量控制指标数据分析

2023 年，湖北省共 91 家医院通过 NCIS 系统报告了整形美容专业医疗质量控制数据，其中公立医院 77 家，民营医院 14 家。

（一）基本信息指标数据

2023 年，湖北省整形美容专业在职医师共计 660 人，其中美容主诊医师 395 人，在职护士 821 人。2018—2023 年湖北省整形美容专业在职医师数量的全国占比见图 2-5-73，2022—2023 年湖北省整形美容专业的护医比 1 和护医比 2 见图 2-5-74。

由图 2-5-73 可见，湖北省整形美容专业在职医师数量的全国占比在 2023 年最高，达到了 5.53%，整体呈上升趋势。由图 2-5-74 可见，2023 年整形美容专业护医比 1 和护医比 2 的全国均值有所下降，但湖北省的护医比水平较 2022 年有所升高。

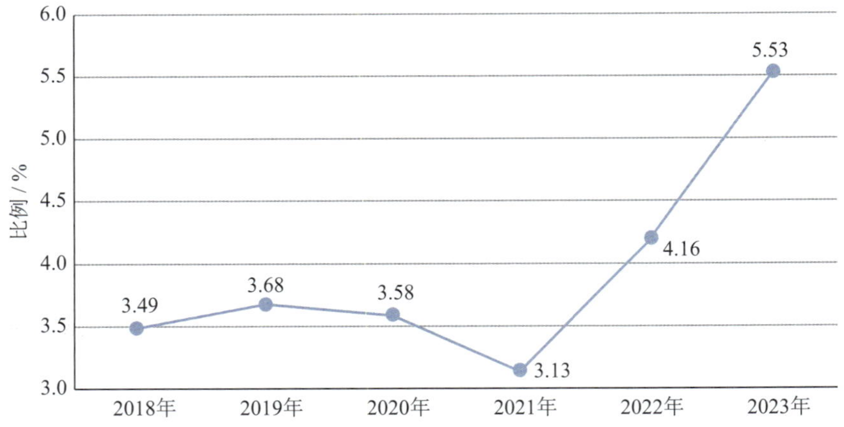

图 2-5-73 2018—2023 年国家医疗质量管理与控制信息网湖北省整形美容专业在职医师数量全国占比

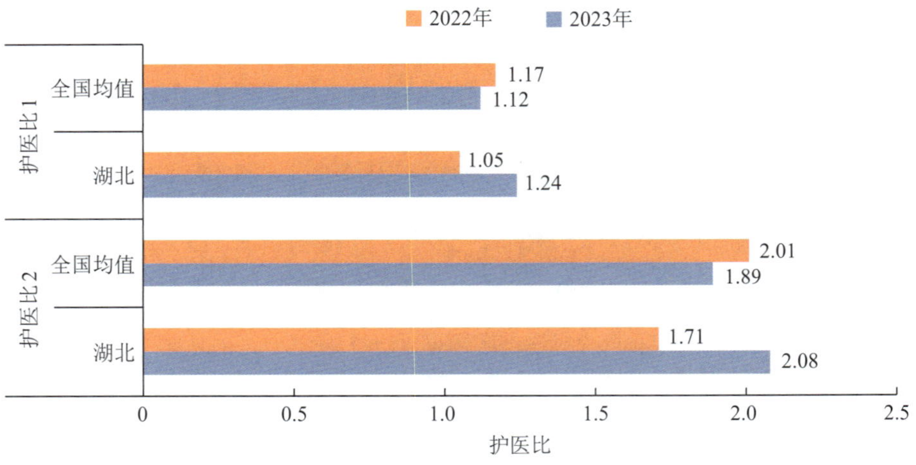

护医比 1—护士总人数与医师总人数的比值；护医比 2—护士总人数与美容主诊医师总人数的比值。

图 2-5-74 2022—2023 年国家医疗质量管理与控制信息网湖北省整形美容专业护医比

由于 2022 年未统计整形美容专业医师职称构成情况，因此图 2-5-75 仅展现湖北省 2021 年和 2023 年的医师职称构成对比。由图 2-5-75 可见，2023 年湖北省整形美容专业医师的主要职称为主治医师，其占比达到了 38.64%，其次是副主任医师、住院医师，而主任医师的占比最低，为 10.00%。

图 2-5-76 显示 2018—2023 年湖北省整形美容科医师专业背景构成情况，可见，湖北省从事整形美容行业的医师以整形美容专业出身居多，但其占比整体呈现下降趋势。

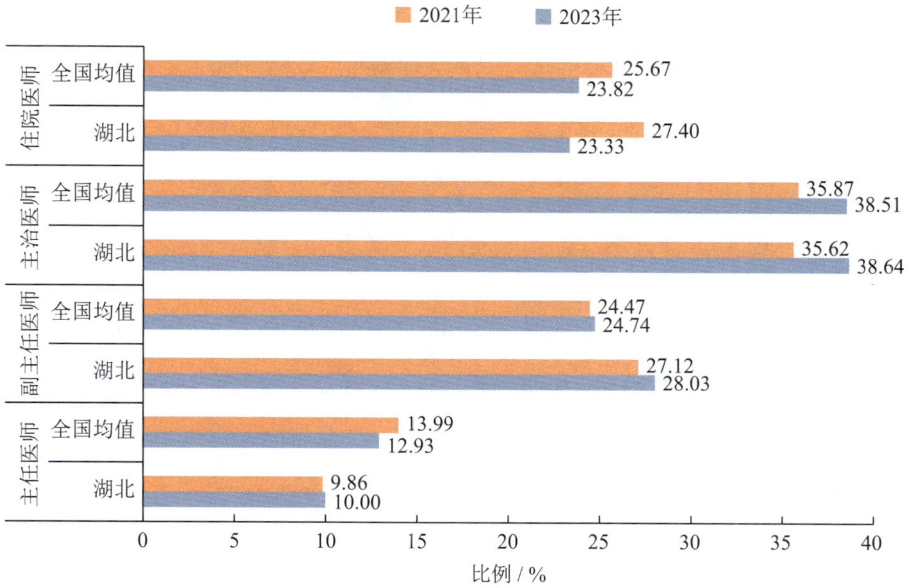

图 2-5-75　2021 年和 2023 年国家医疗质量管理与控制信息网湖北省整形美容专业医师职称构成

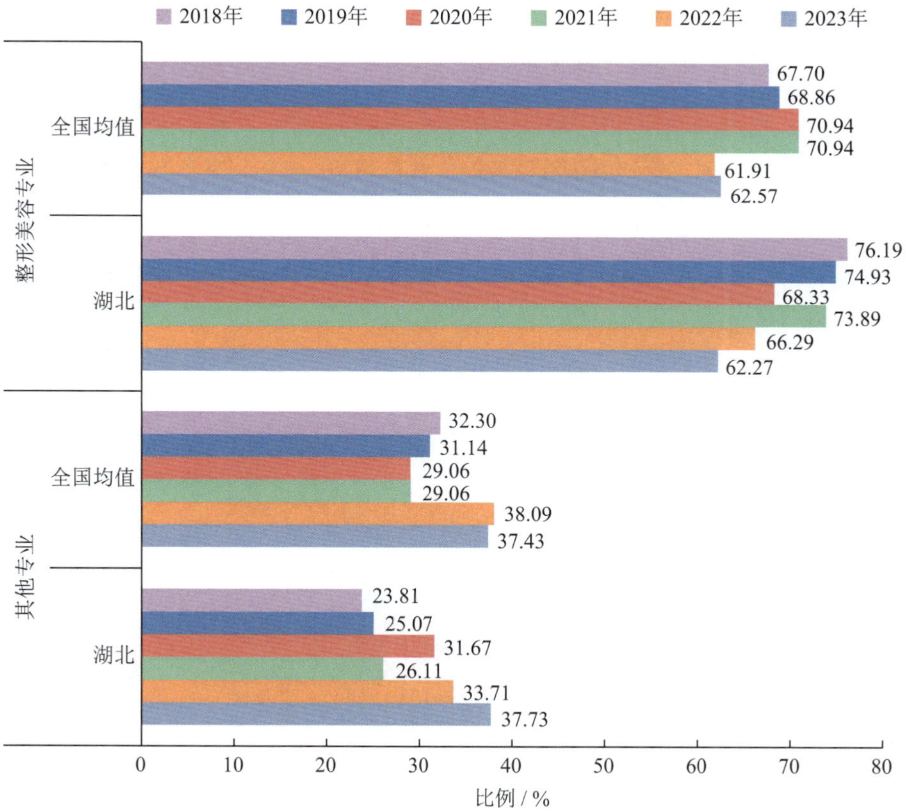

图 2-5-76　2018—2023 年国家医疗质量管理与控制信息网湖北省整形美容科医师专业背景构成

2023 年，湖北省设有整形美容专业的医院开放床位总量为 107 756 张，其中整形美容专业开放床位 1149 张，占比 1.07%，较 2022 年（0.94%）有所升高，但低于全国均值（1.12%）。

（二）病房和门诊相关指标数据

2023 年湖北省整形美容专业病房共收治患者 27 247 人次，占全国总量的 6.11%，较 2022 年总数增加 11 766 人次。由图 2-5-77 可见，2019—2023 年湖北省整形美容专业病房患者疾病类型比例波动较大，但整体以修复重建类为主。

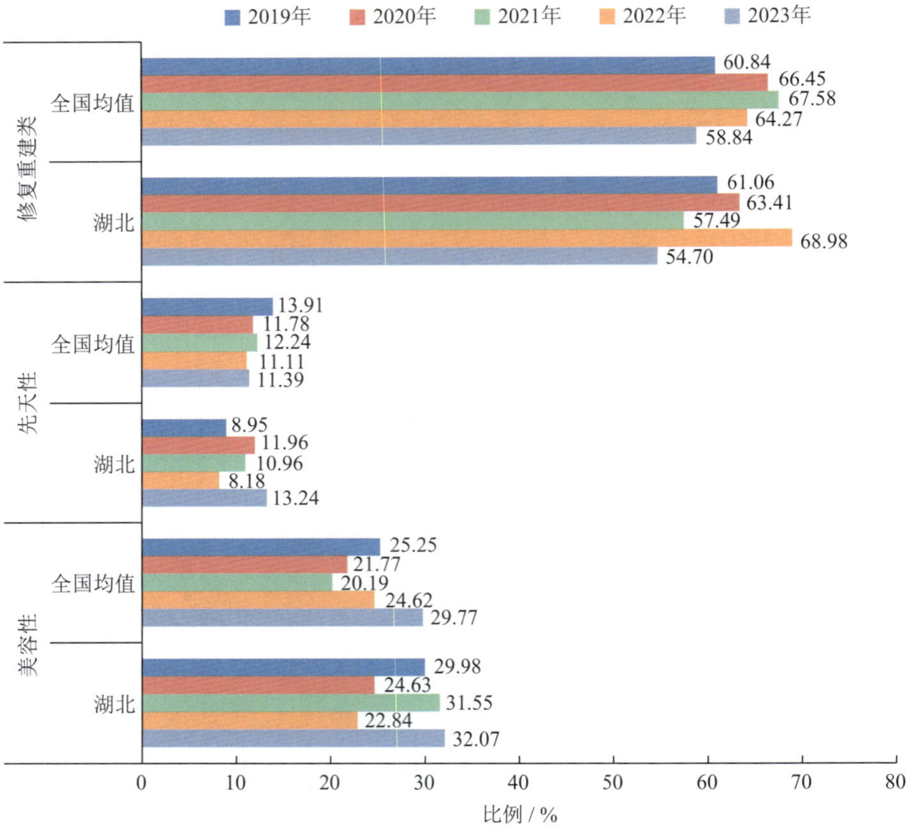

图 2-5-77 2019—2023 年国家医疗质量管理与控制信息网湖北省整形美容专业病房患者疾病类型比例

2023 年湖北省整形美容专业门诊共接诊 1 179 238 人次，占全国总量的 6.99%，较 2022 年总数增加 682 764 人次。由图 2-5-78 可见，2023 年湖北省整形美容专业门诊手术的比例较 2022 年显著下降，光电项目和注射操作的比例较 2022 年升高。

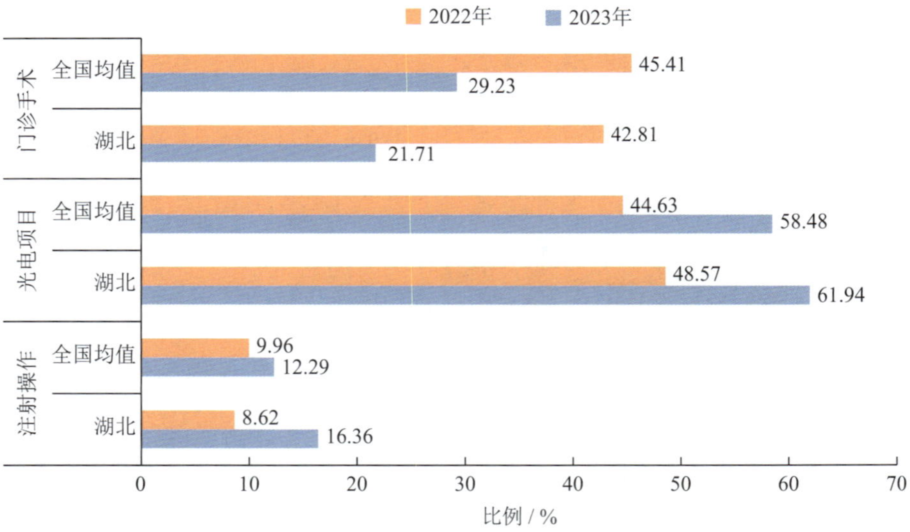

图 2-5-78 2022—2023 年国家医疗质量管理与控制信息网湖北省整形美容专业门诊患者治疗类型比例

（三）专业协同指标数据

2023 年湖北省设有整形美容专业的 91 家医院中，应用电子病历系统的共计 77 家，占比 84.62%，低于全国均值（88.44%），较 2022 年（87.69%）有所下降。麻醉医师协助治疗量占比方面，2023 年湖北省的数据为 4.70%，略高于全国均值（4.50%），较 2022 年（9.34%）有所下降。

十四、湖南省质量控制指标数据分析

2023 年，湖南省共 56 家医院通过 NCIS 系统报告了整形美容专业医疗质量控制数据，其中公立医院 50 家，民营医院 6 家。

（一）基本信息指标数据

2023 年，湖南省整形美容专业在职医师共计 358 人，其中美容主诊医师 220 人，在职护士 449 人。2018—2023 年湖南省整形美容专业在职医师数量的全国占比见图 2–5–79，2022—2023 年湖南省整形美容专业的护医比 1 和护医比 2 见图 2–5–80。

由图 2–5–79 可见，湖南省整形美容专业在职医师数量的全国占比在 2020 年最高，达到了 3.98%，整体呈上升趋势。由图 2–5–80 可见，2023 年整形美容专业护医比 1 和护医比 2 的全国均值有所下降，湖南省的护医比水平较 2022 年亦有下降。

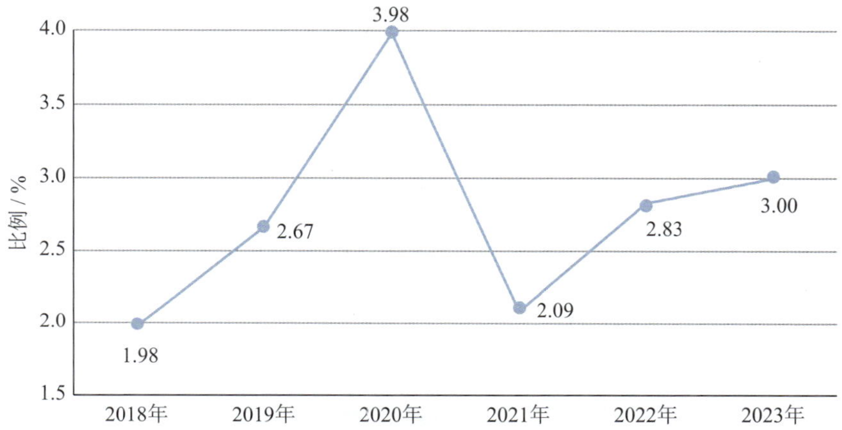

图 2–5–79　2018—2023 年国家医疗质量管理与控制信息网湖南省整形美容专业在职医师数量全国占比

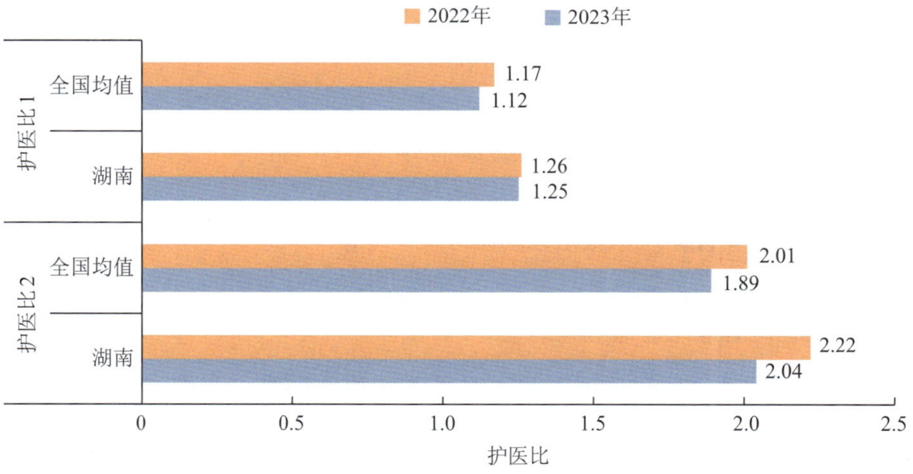

护医比 1—护士总人数与医师总人数的比值；护医比 2—护士总人数与美容主诊医师总人数的比值。

图 2–5–80　2022—2023 年国家医疗质量管理与控制信息网湖南省整形美容专业护医比

由于 2022 年未统计整形美容专业医师职称构成情况，因此图 2–5–81 仅展现湖南省 2021 年和 2023 年的医师职称构成对比。由图 2–5–81 可见，2023 年湖南省整形美容专业医师的主要职称为主治医师，其占比达到了 39.55%，其次是副主任医师、住院医师，而主任医师的占比最低，为 10.58%。

图 2–5–82 显示 2018—2023 年湖南省整形美容科医师专业背景构成情况，可见，湖南省从事整形美容行业的医师以整形美容专业出身居多，但 2022—2023 年其比例呈现下降趋势。

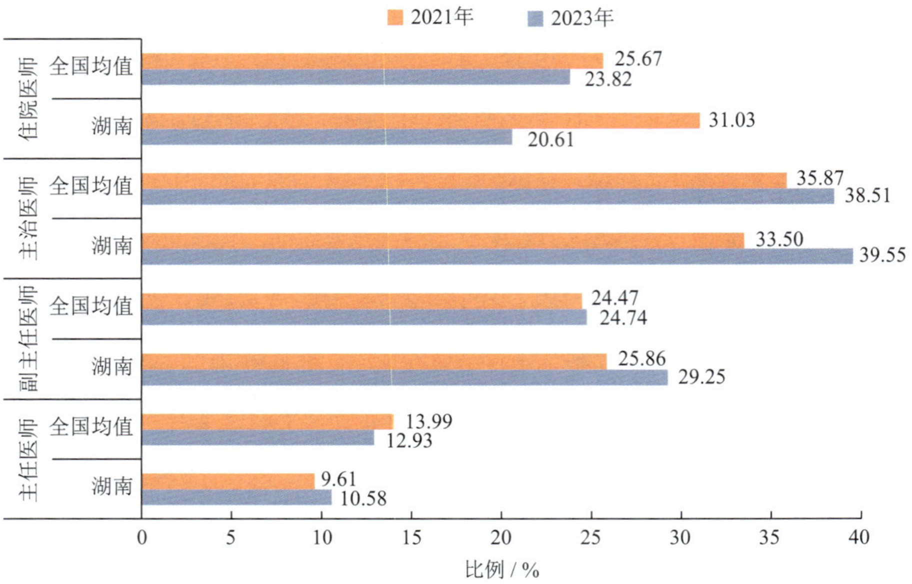

图 2-5-81 2021 年和 2023 年国家医疗质量管理与控制信息网湖南省整形美容专业医师职称构成

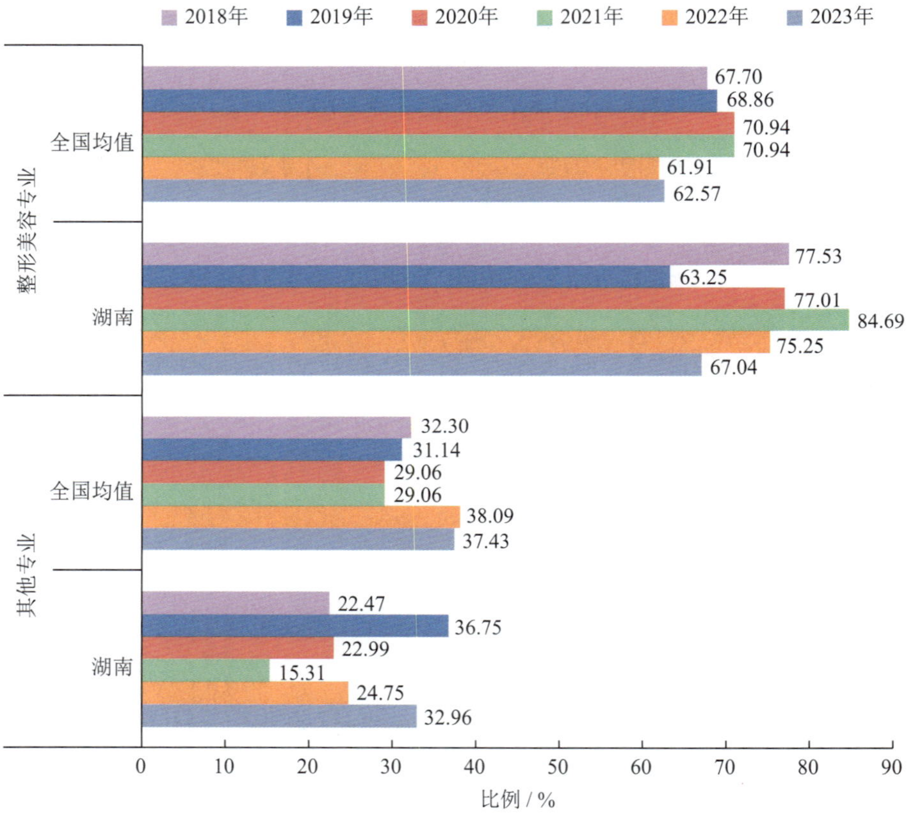

图 2-5-82 2018—2023 年国家医疗质量管理与控制信息网湖南省整形美容科医师专业背景构成

2023 年，湖南省设有整形美容专业的医院开放床位总量为 59 462 张，其中整形美容专业开放床位 708 张，占比 1.19%，与全国均值（1.12%）基本持平，但较 2022 年（1.32%）有所下降。

（二）病房和门诊相关指标数据

2023 年湖南省整形美容专业病房共收治患者 10 747 人次，占全国总量的 2.41%，较 2022 年总数增加 571 人次。由图 2-5-83 可见，2019—2023 年湖南省整形美容专业病房患者疾病类型比例波动较大，但整体以修复重建类为主。

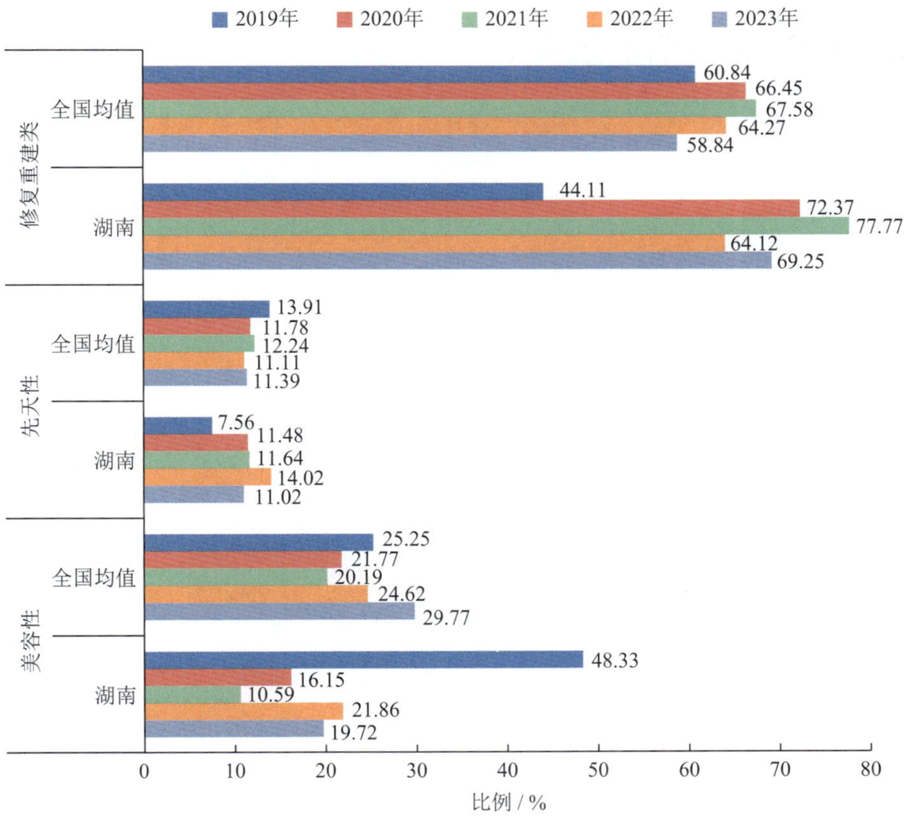

图 2-5-83　2019—2023 年国家医疗质量管理与控制信息网湖南省整形美容专业病房患者疾病类型比例

2023 年湖南省整形美容专业门诊共接诊 402 101 人次，占全国总量的 2.38%，较 2022 年增加 53 414 人次。由图 2-5-84 可见，2023 年湖南省整形美容专业门诊手术的比例较 2022 年显著下降，光电项目和注射操作的比例较 2022 年升高。

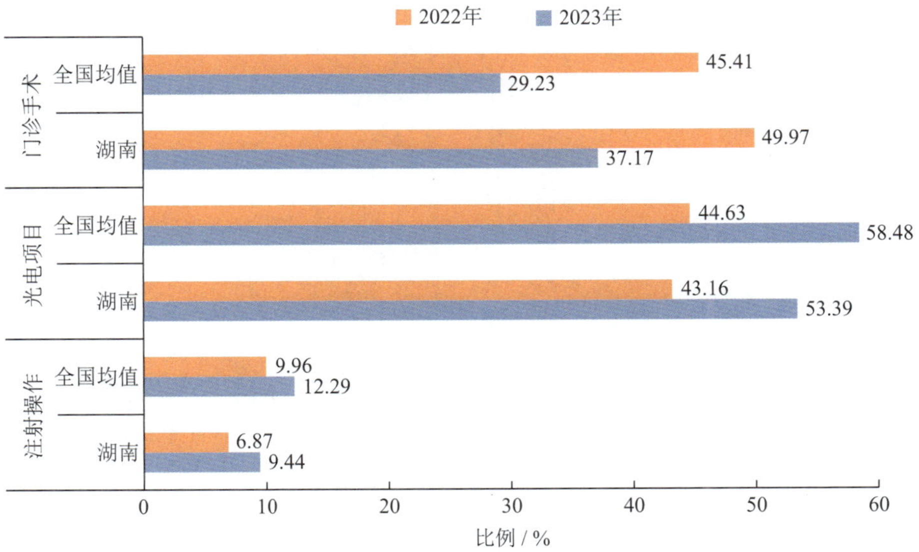

图 2-5-84　2022—2023 年国家医疗质量管理与控制信息网湖南省整形美容专业门诊患者治疗类型比例

（三）专业协同指标数据

2023 年湖南省设有整形美容专业的 56 家医院中，应用电子病历系统的共计 47 家，占比 83.93%，低于全国均值（88.44%），较 2022 年（79.55%）有所升高。麻醉医师协助治疗量占比方面，2023 年湖南省的数据为 3.93%，低于全国均值（4.50%），较 2022 年（9.18%）有所下降。

十五、吉林省质量控制指标数据分析

2023 年，吉林省共 24 家医院通过 NCIS 系统报告了整形美容专业医疗质量控制数据，其中公立医院 22 家，民营医院 2 家。

（一）基本信息指标数据

2023 年，吉林省整形美容专业在职医师共计 120 人，其中美容主诊医师 60 人，在职护士 162 人。2018—2023 年吉林省整形美容专业在职医师数量的全国占比见图 2-5-85，2022—2023 年吉林省整形美容专业的护医比 1 和护医比 2 见图 2-5-86。

由图 2-5-85 可见，吉林省整形美容专业在职医师数量的全国占比在 2023 年最高，达到了 1.01%。由图 2-5-86 可见，2023 年整形美容专业护医比 1 和护医比 2 的全国均值有所下降，但吉林省的护医比水平较 2022 年有所升高。

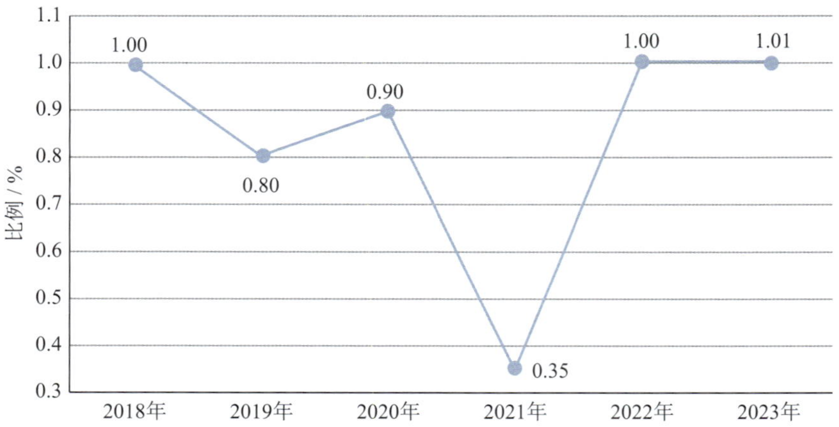

图 2-5-85　2018—2023 年国家医疗质量管理与控制信息网吉林省整形美容专业在职医师数量全国占比

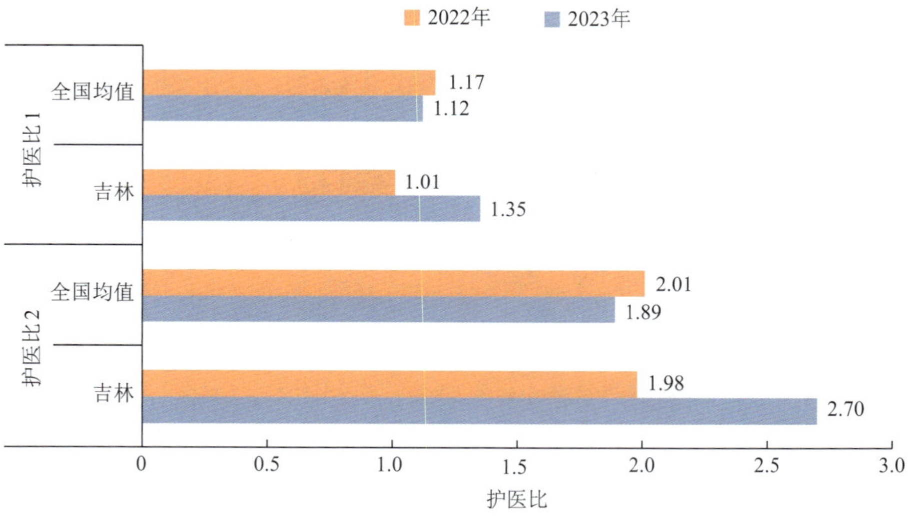

护医比 1—护士总人数与医师总人数的比值；护医比 2—护士总人数与美容主诊医师总人数的比值。

图 2-5-86　2022—2023 年国家医疗质量管理与控制信息网吉林省整形美容专业护医比

由于 2022 年未统计整形美容专业医师职称构成情况，因此图 2-5-87 仅展现吉林省 2021 年和 2023 年的医师职称构成对比。由图 2-5-87 可见，2023 年吉林省整形美容专业医师的主要职称为主治医师，占比达到了 33.33%，其次是副主任医师、主任医师，而住院医师的占比最低，为 15.83%。

图 2-5-88 显示 2018—2023 年吉林省整形美容科医师专业背景构成情况，可见吉林省从事整形美容行业的医师以整形美容专业出身居多，但 2022—2023 年其占比呈现下降趋势。

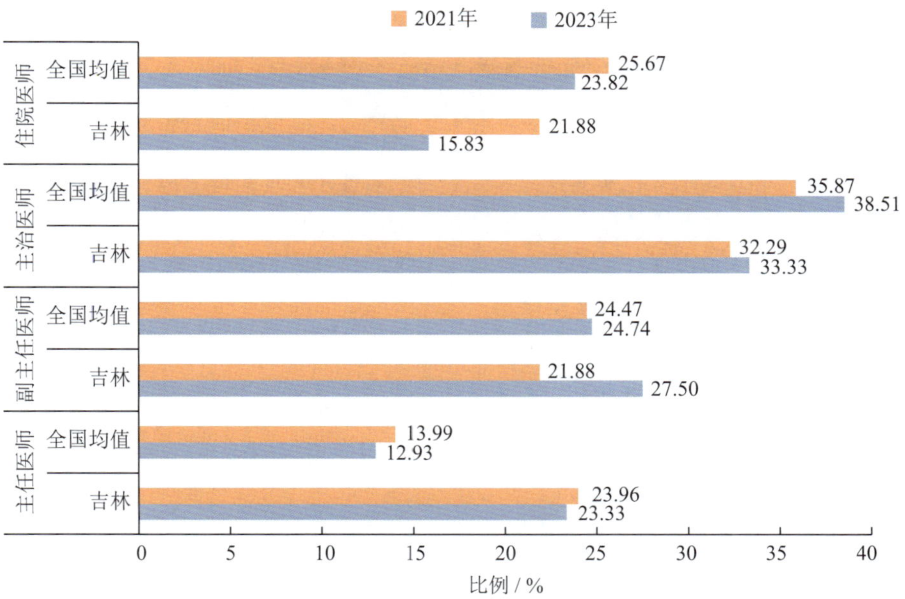

图 2-5-87 2021 年和 2023 年国家医疗质量管理与控制信息网吉林省整形美容专业医师职称构成

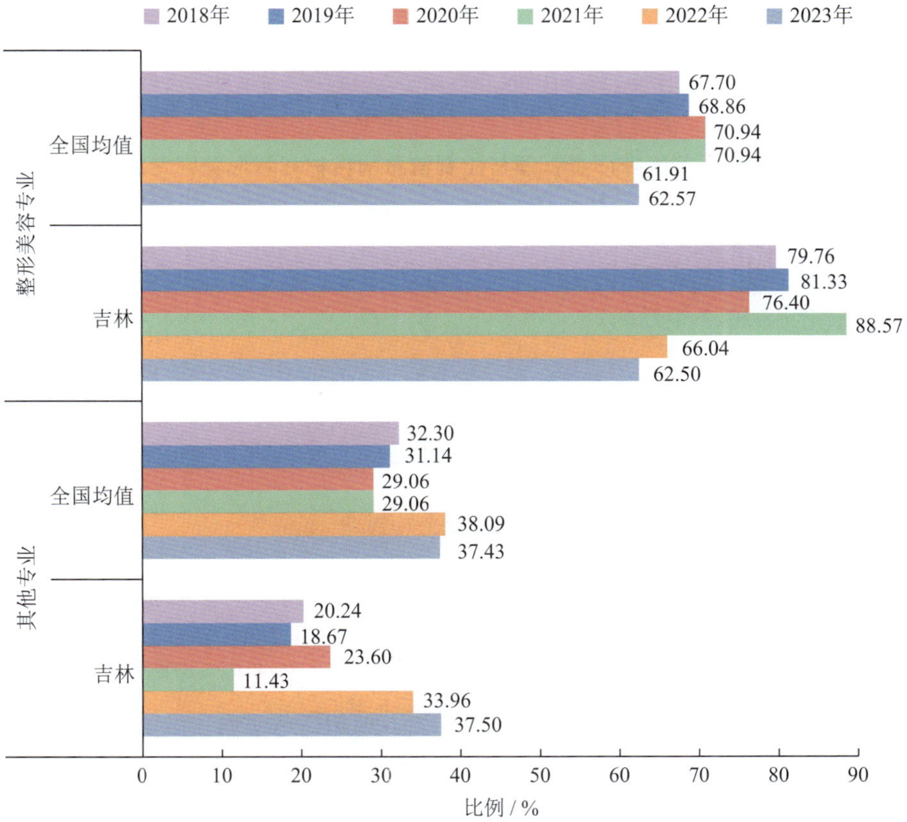

图 2-5-88 2018—2023 年国家医疗质量管理与控制信息网吉林省整形美容科医师专业背景构成

2023 年，吉林省设有整形美容专业的医院开放床位总量为 31 740 张，其中整形美容专业开放床位 267 张，占比 0.84%，较 2022 年（1.42%）有所下降，且低于全国均值（1.12%）。

（二）病房和门诊相关指标数据

2023 年吉林省整形美容专业病房共收治患者 3160 人次，占全国总量的 0.71%，较 2022 年总数增加 630 人次。由图 2-5-89 可见，2019—2023 年吉林省整形美容专业病房患者疾病类型比例相对稳定（除 2021 年外），整体以修复重建类居多。

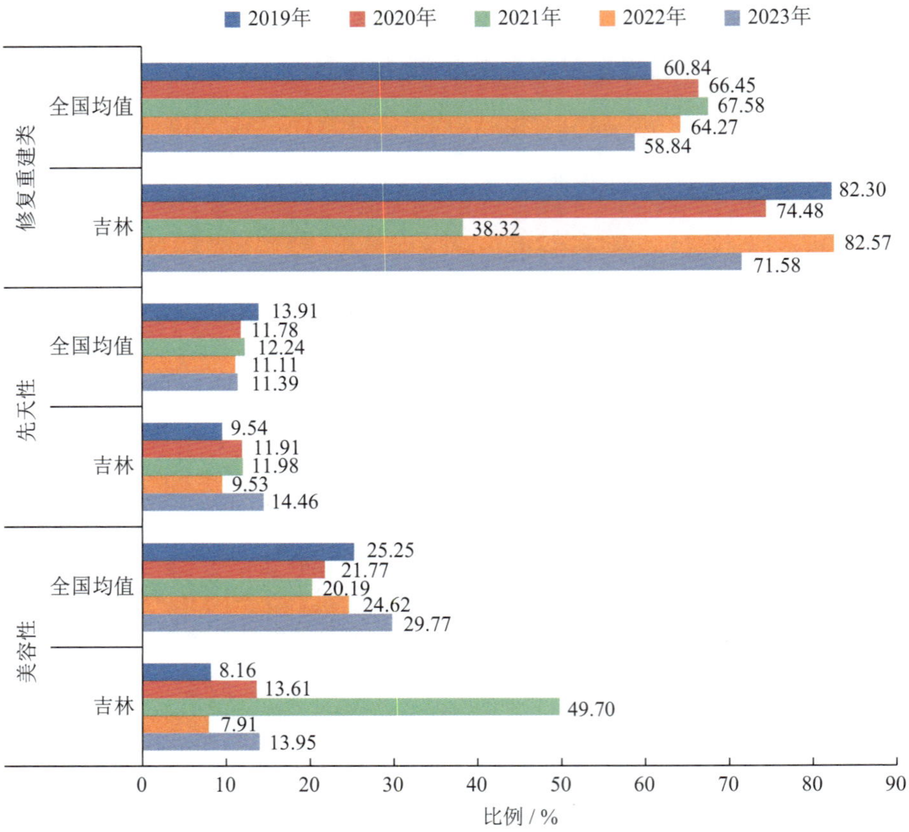

图 2-5-89 2019—2023 年国家医疗质量管理与控制信息网吉林省整形美容专业病房患者疾病类型比例

2023 年吉林省整形美容专业门诊共接诊 126 930 人次，占全国总量的 0.75%，较 2022 年总数增加 44 756 人次。由图 2-5-90 可见，2023 年吉林省整形美容专业门诊手术和注射操作的比例均较 2022 年显著下降，光电项目的比例较 2022 年升高。

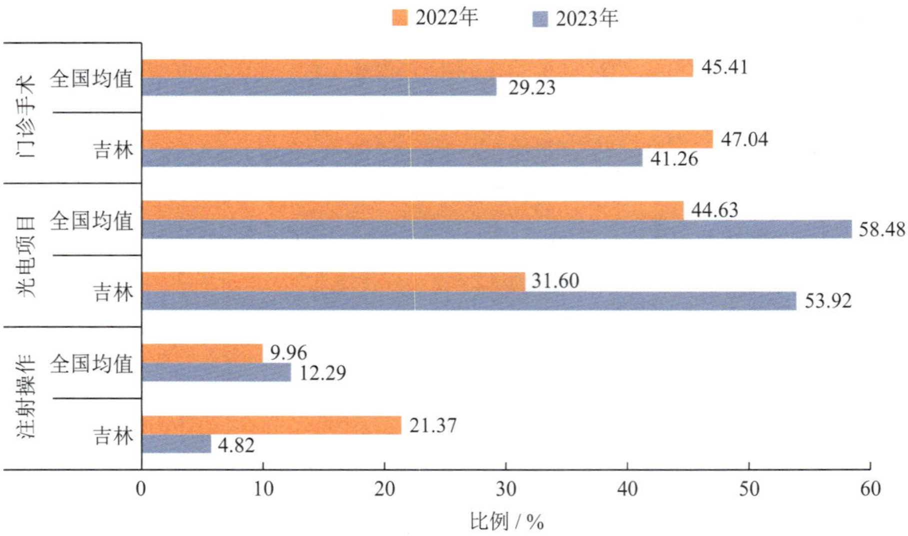

图 2-5-90 2022—2023 年国家医疗质量管理与控制信息网吉林省整形美容专业门诊患者治疗类型比例

（三）专业协同指标数据

2023 年吉林省设有整形美容专业的 24 家医院中，应用电子病历系统的共计 19 家，占比 79.17%，低于全国均值（88.44%），较 2022 年（69.57%）有所升高。麻醉医师协助治疗量占比方面，2023 年吉林省的数据为 2.80%，低于全国均值（4.50%），且较 2022 年（11.13%）有所下降。

十六、江苏省质量控制指标数据分析

2023 年，江苏省共 108 家医院通过 NCIS 系统报告了整形美容专业医疗质量控制数据，其中公立医院 80 家，民营医院 28 家。

（一）基本信息指标数据

2023 年，江苏省整形美容专业在职医师共计 708 人，其中美容主诊医师 471 人，在职护士 747 人。2018—2023 年江苏省整形美容专业在职医师数量的全国占比见图 2-5-91，2022—2023 年江苏省整形美容专业的护医比 1 和护医比 2 见图 2-5-92。

由图 2-5-91 可见，江苏省整形美容专业在职医师数量的全国占比在 2022 年最高，达到了 6.76%。由图 2-5-92 可见，2023 年整形美容专业护医比 1 和护医比 2 的全国均值有所下降，江苏省的护医比水平较 2022 年亦有所下降。

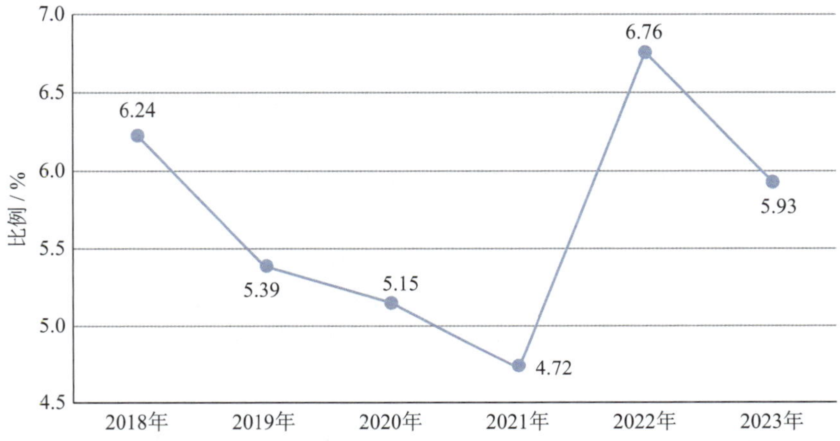

图 2-5-91　2018—2023 年国家医疗质量管理与控制信息网江苏省整形美容专业在职医师数量全国占比

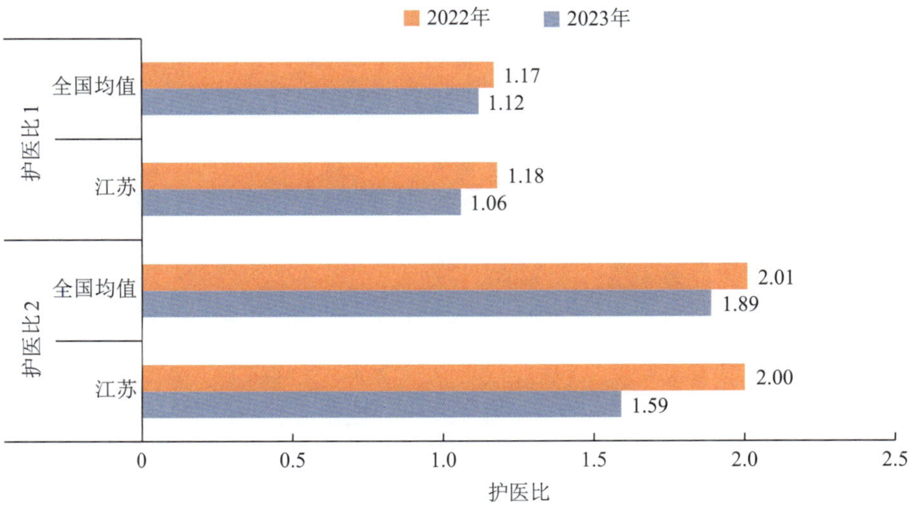

护医比 1—护士总人数与医师总人数的比值；护医比 2—护士总人数与美容主诊医师总人数的比值。

图 2-5-92　2022—2023 年国家医疗质量管理与控制信息网江苏省整形美容专业护医比

由于 2022 年未统计整形美容专业医师职称构成情况，因此图 2-5-93 仅展现江苏省 2021 年和 2023 年的医师职称构成对比。由图 2-5-93 可见，2023 年江苏省整形美容专业医师的主要职称为主治医师，其占比达到了 33.05%，其次是副主任医师、住院医师，主任医师的占比最低，为 17.09%。

图 2-5-94 显示 2018—2023 年江苏省整形美容科医师专业背景构成情况，可见，江苏省从事整形美容行业的医师以整形美容专业出身居多，其占比维持在 60% 以上。

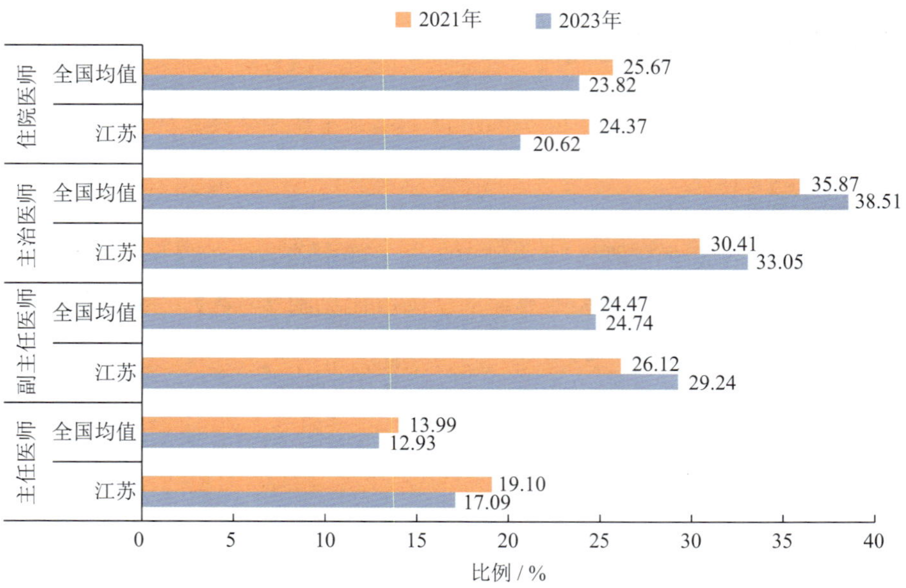

图 2-5-93 2021 年和 2023 年国家医疗质量管理与控制信息网江苏省整形美容专业医师职称构成

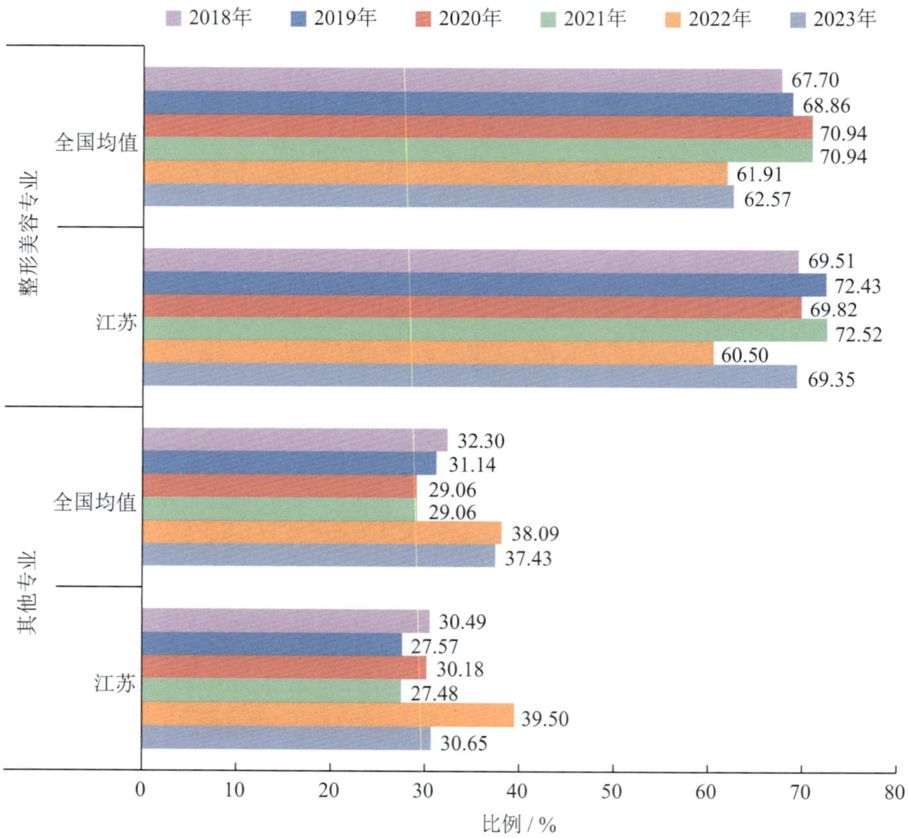

图 2-5-94 2018—2023 年国家医疗质量管理与控制信息网江苏省整形美容科医师专业背景构成

2023 年，江苏省设有整形美容专业的医院开放床位总量为 127 204 张，其中整形美容专业开放床位 1295 张，占比 1.02%，较 2022 年（1.04%）基本持平，略低于全国均值（1.12%）。

（二）病房和门诊相关指标数据

2023 年江苏省整形美容专业病房共收治患者 28 657 人次，占全国总量的 6.43%，较 2022 年总数增加 2864 人次。由图 2-5-95 可见，2019—2023 年江苏省整形美容专业病房患者疾病类型比例相对稳定，整体以修复重建类居多。

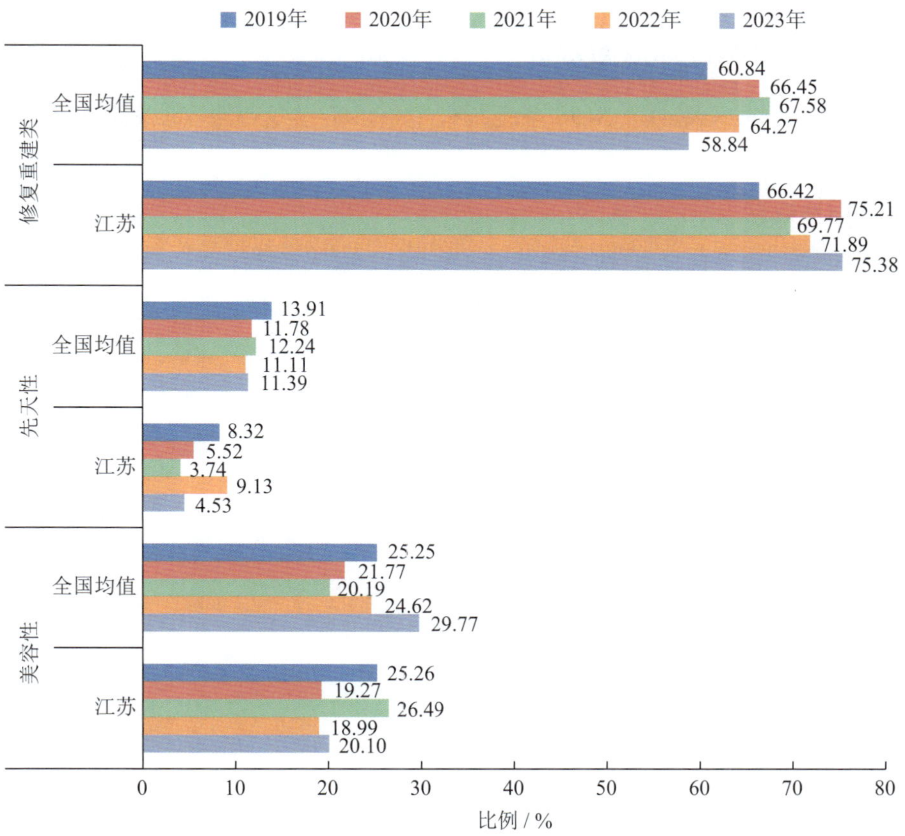

图 2-5-95　2019—2023 年国家医疗质量管理与控制信息网江苏省整形美容专业病房患者疾病类型比例

2023 年江苏省整形美容专业门诊共接诊 856 337 人次，占全国的 5.07%，较 2022 年增加 43 138 人次。由图 2-5-96 可见，2023 年江苏省整形美容专业门诊手术和注射操作的比例均较 2022 年显著下降，光电项目的比例较 2022 年升高。

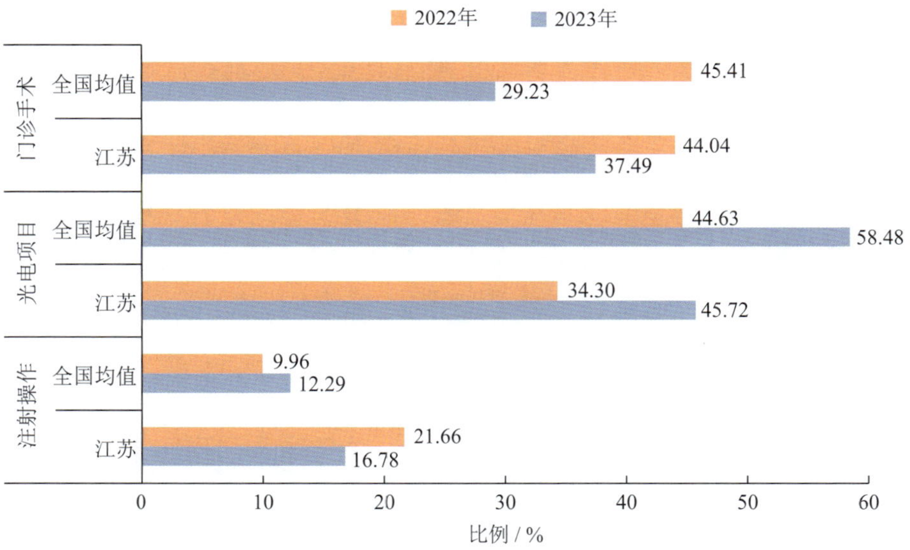

图 2-5-96　2022—2023 年国家医疗质量管理与控制信息网江苏省整形美容专业门诊患者治疗类型比例

（三）专业协同指标数据

2023 年江苏省设有整形美容专业的 108 家医院中，应用电子病历系统的共计 102 家，占比 94.44%，高于全国均值（88.44%），较 2022 年（95.05%）略有下降。麻醉医师协助治疗量占比方面，2023 年江苏省的数据为 6.26%，高于全国均值（4.50%），较 2022 年（14.73%）有所下降。

十七、江西省质量控制指标数据分析

2023 年，江西省共 42 家医院通过 NCIS 系统报告了整形美容专业医疗质量控制数据，其中公立医院 40 家，民营医院 2 家。

（一）基本信息指标数据

2023 年，江西省整形美容专业在职医师共计 240 人，其中美容主诊医师 146 人，在职护士 243 人。2018—2023 年江西省整形美容专业在职医师数量的全国占比见图 2-5-97，2022—2023 年江西省整形美容专业的护医比 1 和护医比 2 见图 2-5-98。

由图 2-5-97 可见，江西省整形美容专业在职医师数量的全国占比在 2023 年最高，达到了 2.01%。由图 2-5-98 可见，2023 年整形美容专业护医比 1 和护医比 2 的全国均值有所下降，江西省护医比水平较 2022 年亦有所下降。

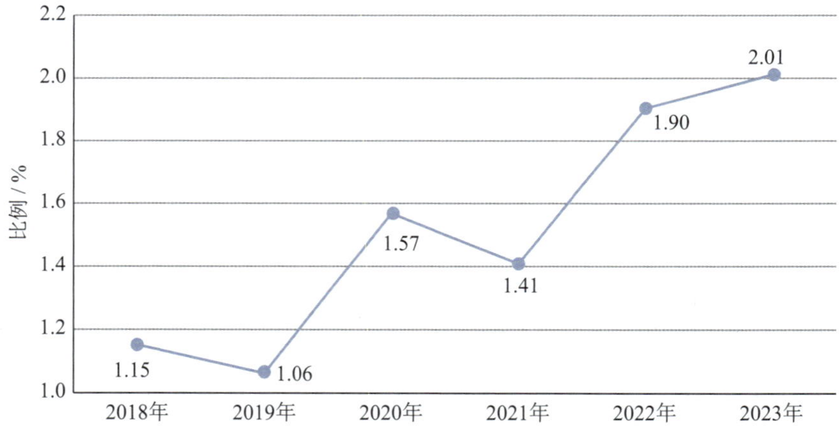

图 2-5-97 2018—2023 年国家医疗质量管理与控制信息网江西省整形美容专业在职医师数量全国占比

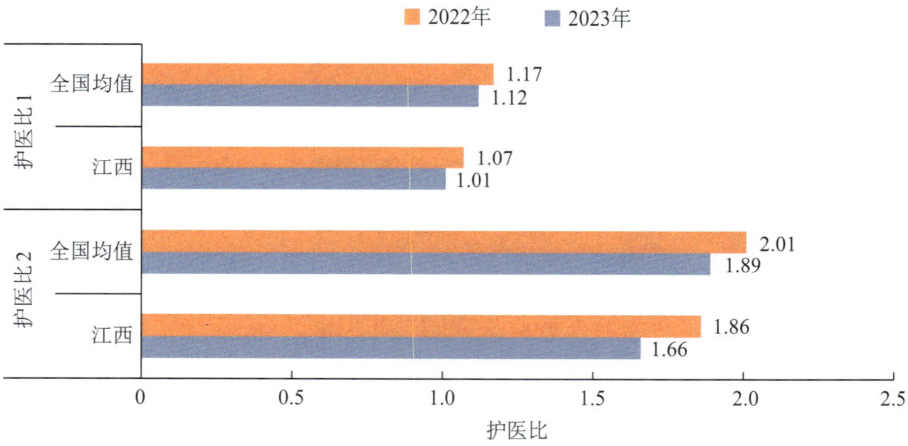

护医比 1—护士总人数与医师总人数的比值；护医比 2—护士总人数与美容主诊医师总人数的比值。

图 2-5-98 2022—2023 年国家医疗质量管理与控制信息网江西省整形美容专业护医比

由于 2022 年未统计整形美容专业医师职称构成情况，因此图 2-5-99 仅展现江西省 2021 年和 2023 年的医师职称构成对比。由图 2-5-99 可见，2023 年江西省整形美容专业医师的主要职称为主治医师，其占比达到了 46.47%，其次是住院医师、副主任医师，两者占比接近，主任医师的占比最低，为 9.96%。

图 2-5-100 显示 2018—2023 年江西省整形美容科医师专业背景构成情况，可见，江西省从事整形美容行业的医师以整形美容专业出身居多，占比维持在 60% 以上。

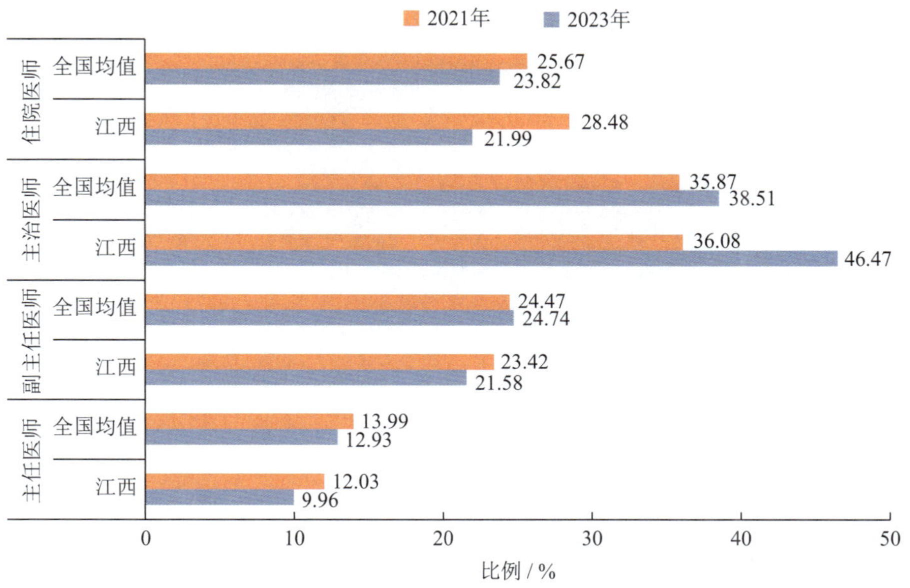

图 2-5-99　2021 年和 2023 年国家医疗质量管理与控制信息网江西省整形美容专业医师职称构成

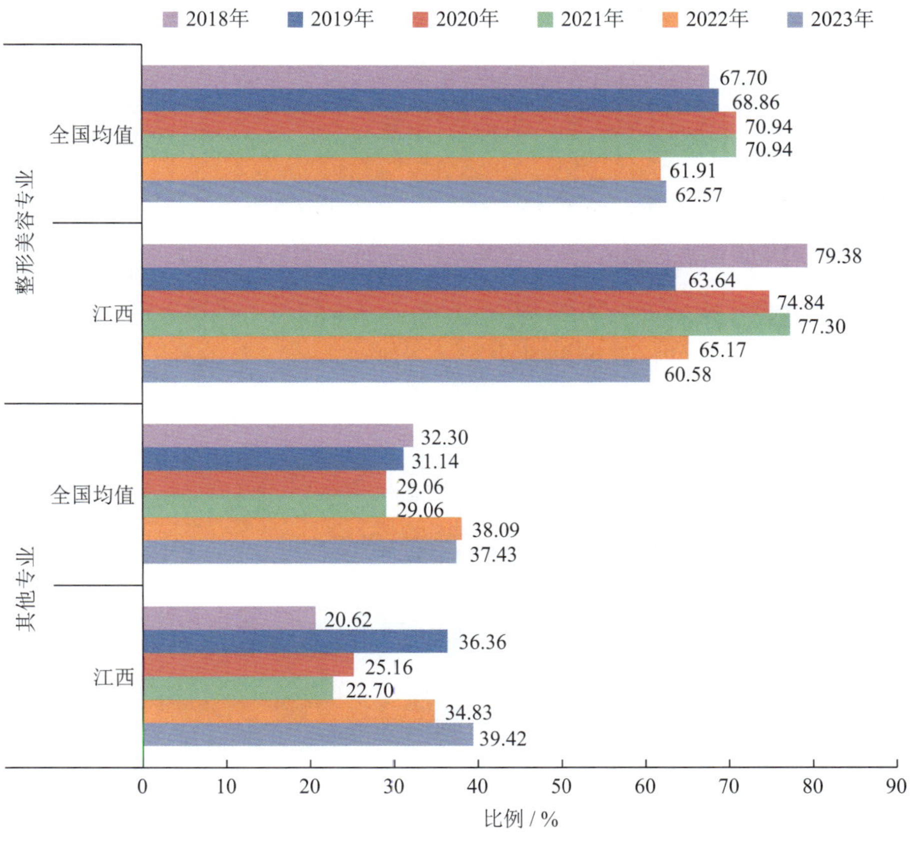

图 2-5-100　2018—2023 年国家医疗质量管理与控制信息网江西省整形美容科医师专业背景构成

2023 年，江西省设有整形美容专业的医院开放床位总量为 41 619 张，其中整形美容专业开放床位 387 张，占比 0.93%，较 2022 年（1.08%）有所下降，低于全国均值（1.12%）。

（二）病房和门诊相关指标数据

2023 年江西省整形美容专业病房共收治患者 4570 人次，占全国总量的 1.02%，较 2022 年总数减少 280 人次。由图 2-5-101 可见，2019—2023 年江西省整形美容专业病房患者疾病类型以修复重建类为主，但 2023 年修复重建类的比例下降显著，低于 50%，而先天性和美容性的比例有所升高。

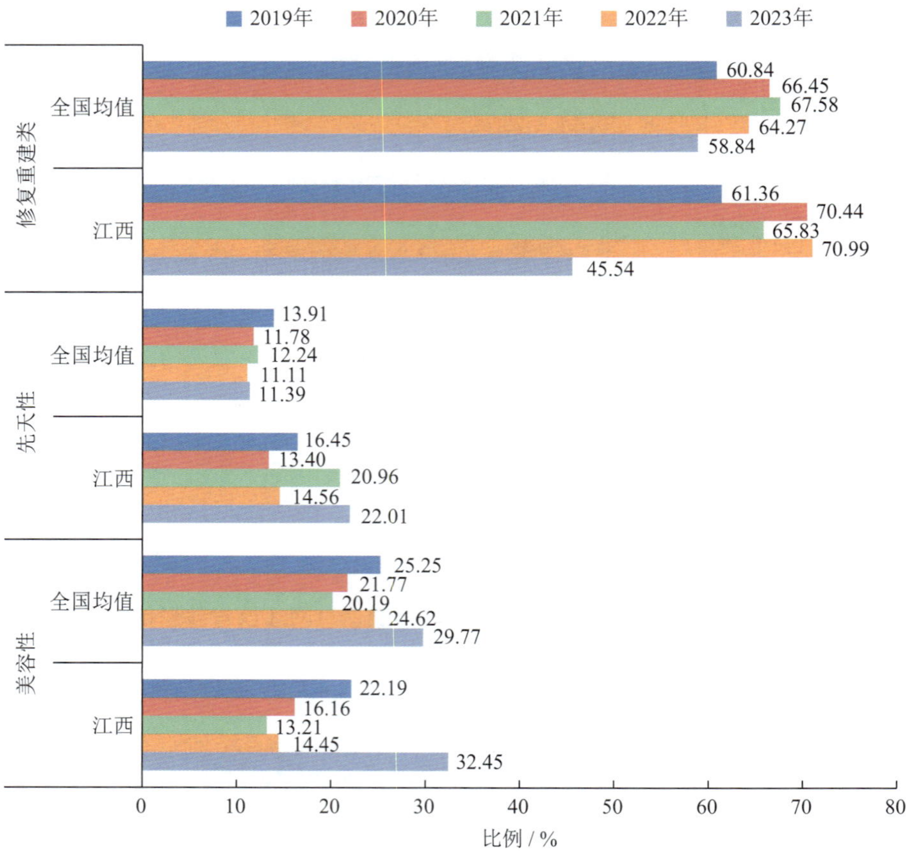

图 2-5-101 2019—2023 年国家医疗质量管理与控制信息网江西省整形美容专业病房患者疾病类型比例

2023 年江西省整形美容专业门诊共接诊 265 764 人次，占全国总量的 1.57%，较 2022 年总数增加 51 894 人次。由图 2-5-102 可见，2023 年江西省整形美容专业门诊手术的比例略有下降，光电项目的比例与 2022 年基本持平，注射操作的比例较 2022 年略有升高。

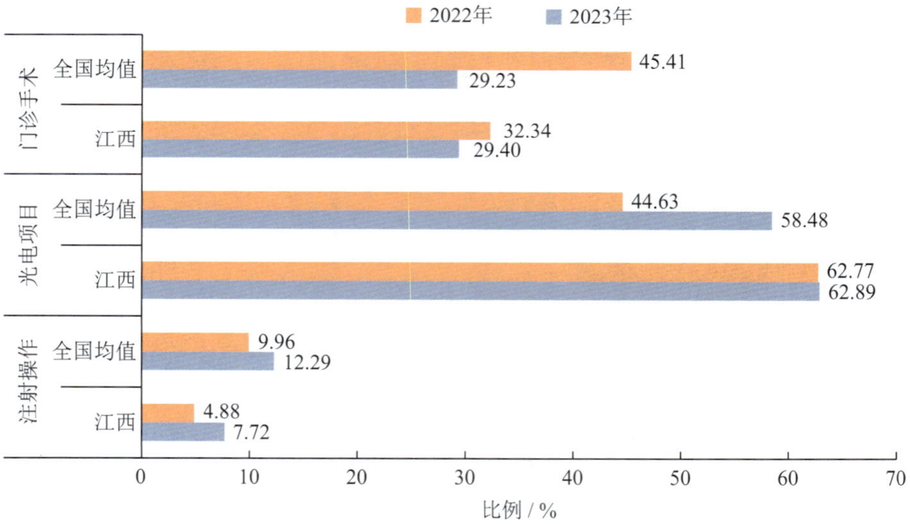

图 2-5-102 2022—2023 年国家医疗质量管理与控制信息网江西省整形美容专业门诊患者治疗类型比例

（三）专业协同指标数据

2023 年江西省设有整形美容专业的 42 家医院中，应用电子病历系统的共计 33 家，占比 78.57%，低于全国均值（88.44%），较 2022 年（80.56%）有所下降。麻醉医师协助治疗量占比方面，2023 年江西省的数据为 2.61%，低于全国均值（4.50%），较 2022 年（11.12%）有所下降。

十八、辽宁省质量控制指标数据分析

2023 年，辽宁省共 60 家医院通过 NCIS 系统报告了整形美容专业医疗质量控制数据，其中公立医院 50 家，民营医院 10 家。

（一）基本信息指标数据

2023 年，辽宁省整形美容专业在职医师共计 333 人，其中美容主诊医师 211 人，在职护士 393 人。2018—2023 年辽宁省整形美容专业在职医师数量的全国占比见图 2-5-103，2022—2023 年辽宁省整形美容专业的护医比 1 和护医比 2 见图 2-5-104。

由图 2-5-103 可见，辽宁省整形美容专业在职医师数量的全国占比整体呈上升趋势，2023 年最高，达到了 2.79%。由图 2-5-104 可见，2023 年整形美容专业护医比 1 和护医比 2 的全国均值有所下降，辽宁省的护医比水平与 2022 年基本持平。

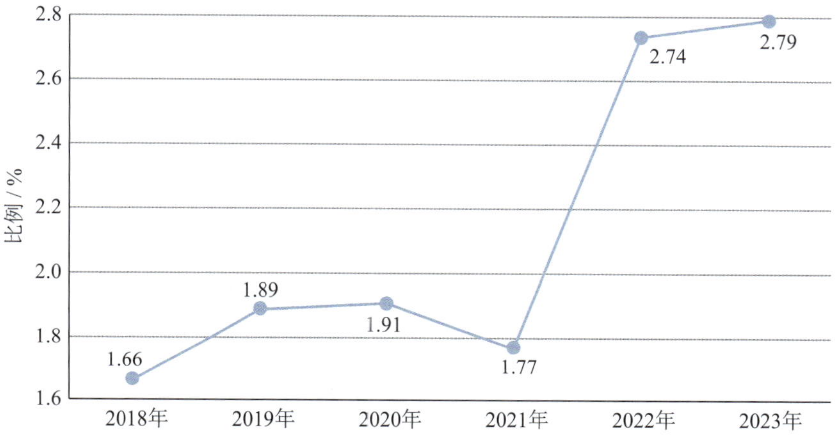

图 2-5-103　2018—2023 年国家医疗质量管理与控制信息网辽宁省整形美容专业在职医师数量全国占比

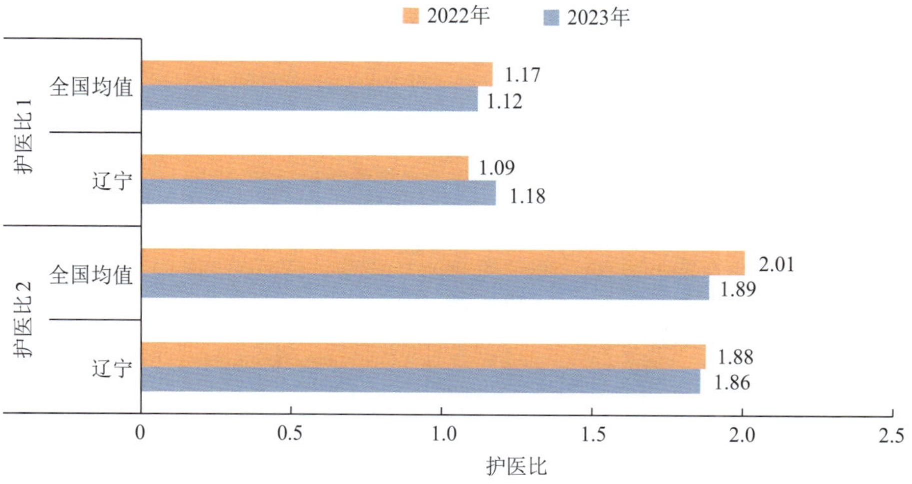

护医比 1—护士总人数与医师总人数的比值；护医比 2—护士总人数与美容主诊医师总人数的比值。

图 2-5-104　2022—2023 年国家医疗质量管理与控制信息网辽宁省整形美容专业护医比

由于 2022 年未统计整形美容专业医师职称构成情况，因此图 2-5-105 仅展现辽宁省 2021 年和 2023 年的医师职称构成对比。由图 2-5-105 可见，2023 年辽宁省整形美容专业医师的主要职称为主治医师，其占比达到了 34.91%，其次是副主任医师，主任医师和住院医师的占比相对持平。

图 2-5-106 显示 2018—2023 年辽宁省整形美容科医师专业背景构成情况，可见，辽宁省从事整形美容行业的医师以整形美容专业出身居多，其占比维持在 50% 以上，但也有一定的下降趋势。

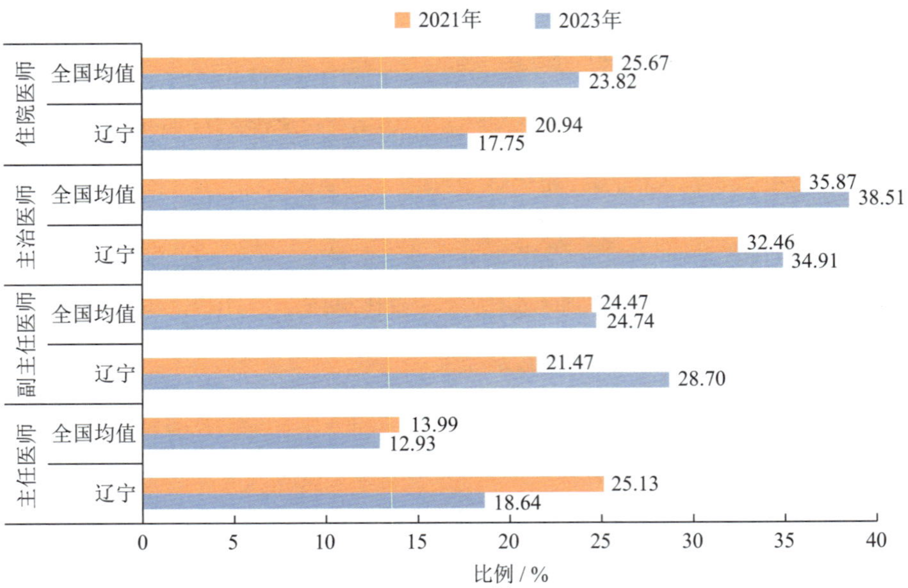

图 2-5-105 2021 年和 2023 年国家医疗质量管理与控制信息网辽宁省整形美容专业医师职称构成

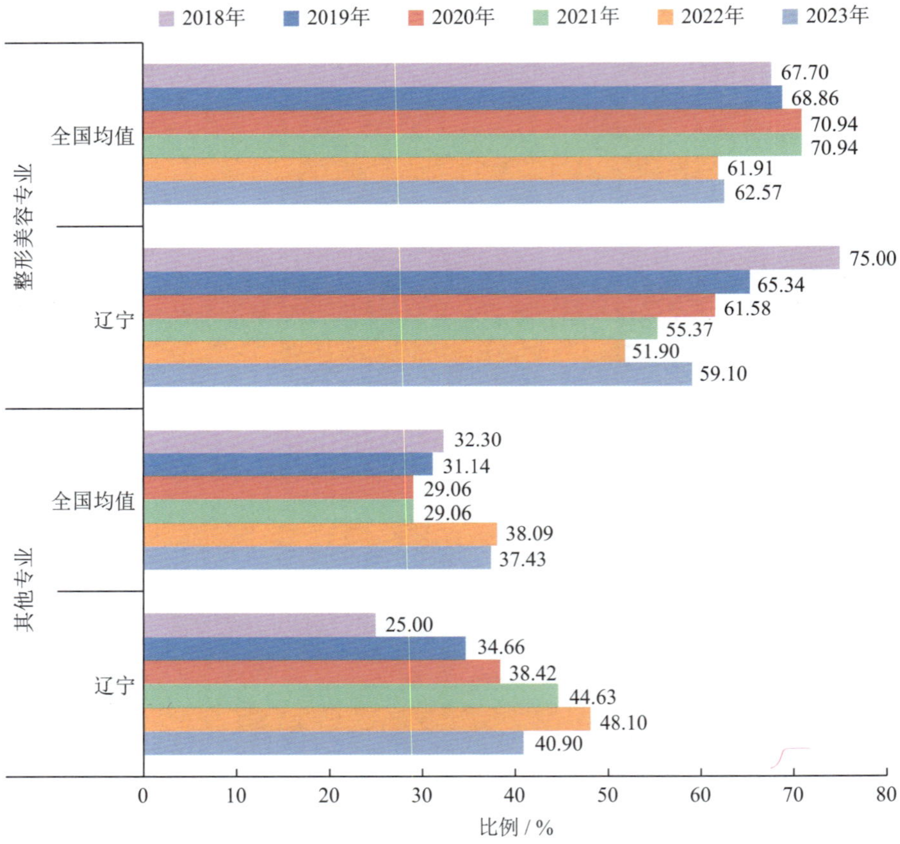

图 2-5-106 2018—2023 年国家医疗质量管理与控制信息网辽宁省整形美容科医师专业背景构成

2023 年，辽宁省设有整形美容专业的医院开放床位总量为 65 188 张，其中整形美容专业开放床位 479 张，占比 0.73%，较 2022 年（0.91%）有所下降，且低于全国均值（1.12%）。

（二）病房和门诊相关指标数据

2023 年辽宁省整形美容专业病房共收治患者 6429 人次，占全国总量的 1.44%，较 2022 年总数减少 971 人次。由图 2-5-107 可见，2019—2023 年辽宁省整形美容专业病房患者疾病类型以修复重建类为主，其比例均高于 60%。

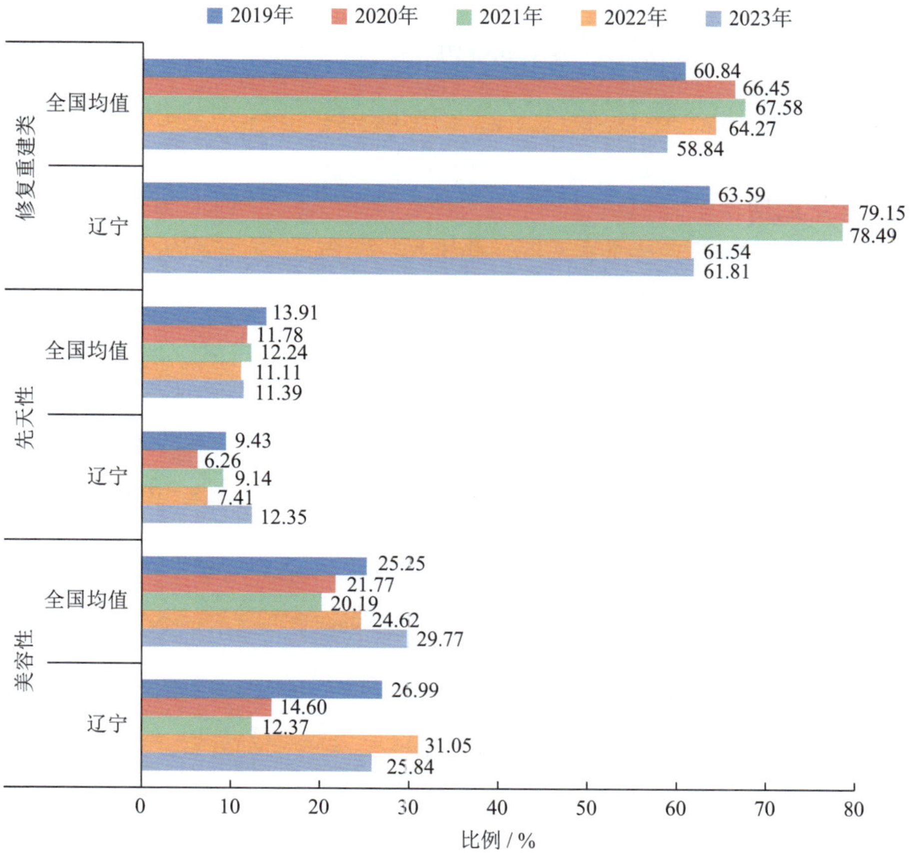

图 2-5-107　2019—2023 年国家医疗质量管理与控制信息网辽宁省整形美容专业病房患者疾病类型比例

2023 年辽宁省整形美容专业门诊共接诊 236 992 人次，占全国总量的 1.40%，较 2022 年总数减少 100 843 人次。由图 2-5-108 可见，2023 年辽宁省整形美容专业门诊手术的比例较 2022 年有所下降，光电项目的比例与 2022 年基本持平，注射操作的比例较 2022 年升高。

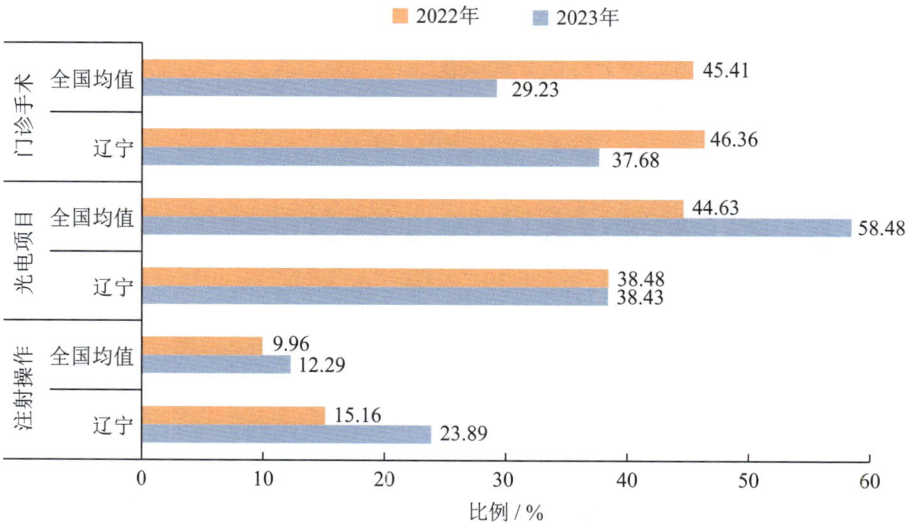

图 2-5-108　2022—2023 年国家医疗质量管理与控制信息网辽宁省整形美容专业门诊患者治疗类型比例

（三）专业协同指标数据

2023 年辽宁省设有整形美容专业的 60 家医院中，应用电子病历系统的共计 50 家，占比 83.33%，较 2022 年（76.00%）有所升高，但低于全国均值（88.44%）。麻醉医师协助治疗量占比方面，2023 年辽宁省的数据为 4.33%，略低于全国均值（4.50%），较 2022 年（9.11%）有所下降。

十九、内蒙古自治区质量控制指标数据分析

2023 年，内蒙古自治区共 34 家医院通过 NCIS 系统报告了整形美容专业医疗质量控制数据，其中公立医院 29 家，民营医院 5 家。

（一）基本信息指标数据

2023 年，内蒙古自治区整形美容专业在职医师共计 131 人，其中美容主诊医师 88 人，在职护士 175 人。2018—2023 年内蒙古自治区整形美容专业在职医师数量的全国占比见图 2-5-109，2022—2023 年内蒙古自治区整形美容专业的护医比 1 和护医比 2 见图 2-5-110。

由图 2-5-109 可见，内蒙古自治区整形美容专业在职医师数量的全国占比在 2022 年最高，达到了 1.59%，整体呈上升趋势，但在 2023 年有所下降。由图 2-5-110 可见，2023 年整形美容专业护医比 1 和护医比 2 的全国均值有所下降，但内蒙古自治区的护医比水平较 2022 年有所升高。

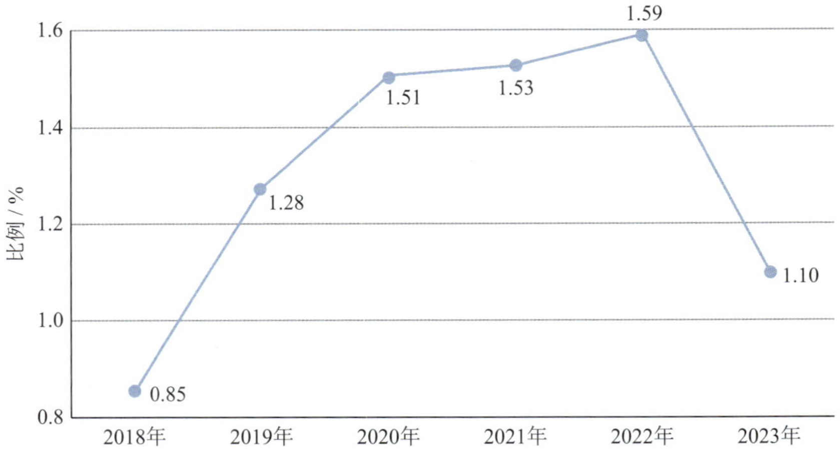

图 2-5-109 2018—2023 年国家医疗质量管理与控制信息网内蒙古自治区整形美容专业在职医师数量全国占比

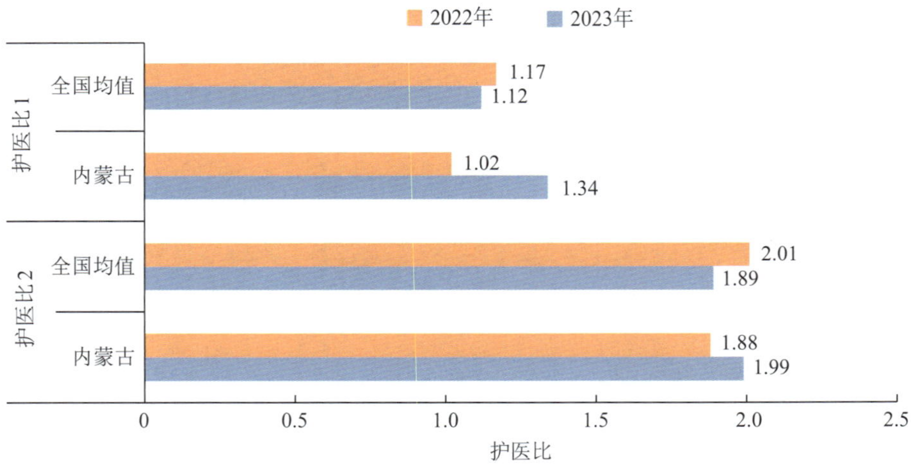

护医比 1—护士总人数与医师总人数的比值；护医比 2—护士总人数与美容主诊医师总人数的比值。

图 2-5-110 2022—2023 年国家医疗质量管理与控制信息网内蒙古自治区整形美容专业护医比

由于 2022 年未统计整形美容专业医师职称构成情况，因此图 2-5-111 仅展现内蒙古自治区 2021 年和 2023 年的医师职称构成对比。由图 2-5-111 可见，2023 年内蒙古自治区整形美容专业医师的主要职称为主治医师，其占比达到了 33.59%，其次是副主任医师，主任医师和住院医师的占比相对持平。

图 2-5-112 显示 2018—2023 年内蒙古自治区整形美容科医师专业背景构成情况，可见，内蒙古自治区从事整形美容行业的医师以整形美容专业出身居多，其占比维持在 50% 以上，2023 年达到最高，为 71.76%。

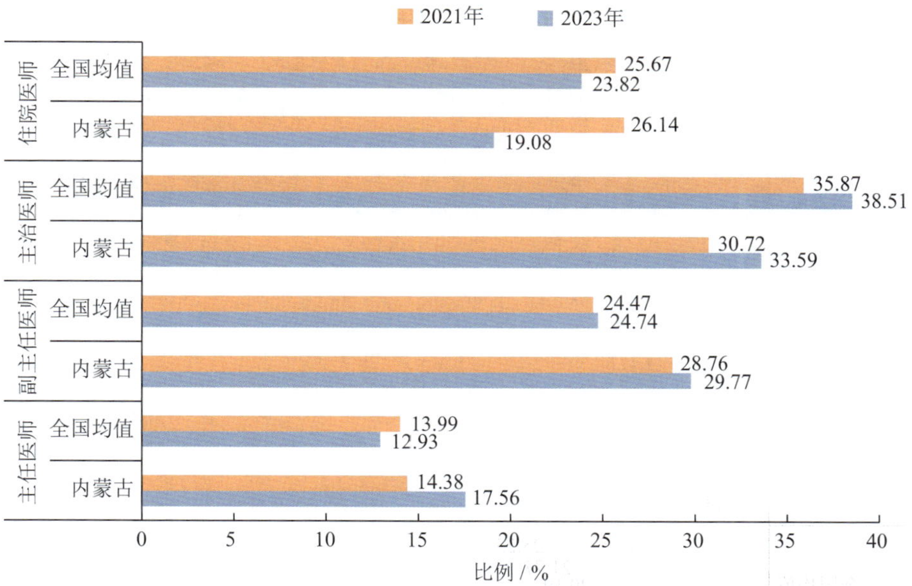

图 2-5-111　2021 年和 2023 年国家医疗质量管理与控制信息网内蒙古自治区整形美容专业医师职称构成

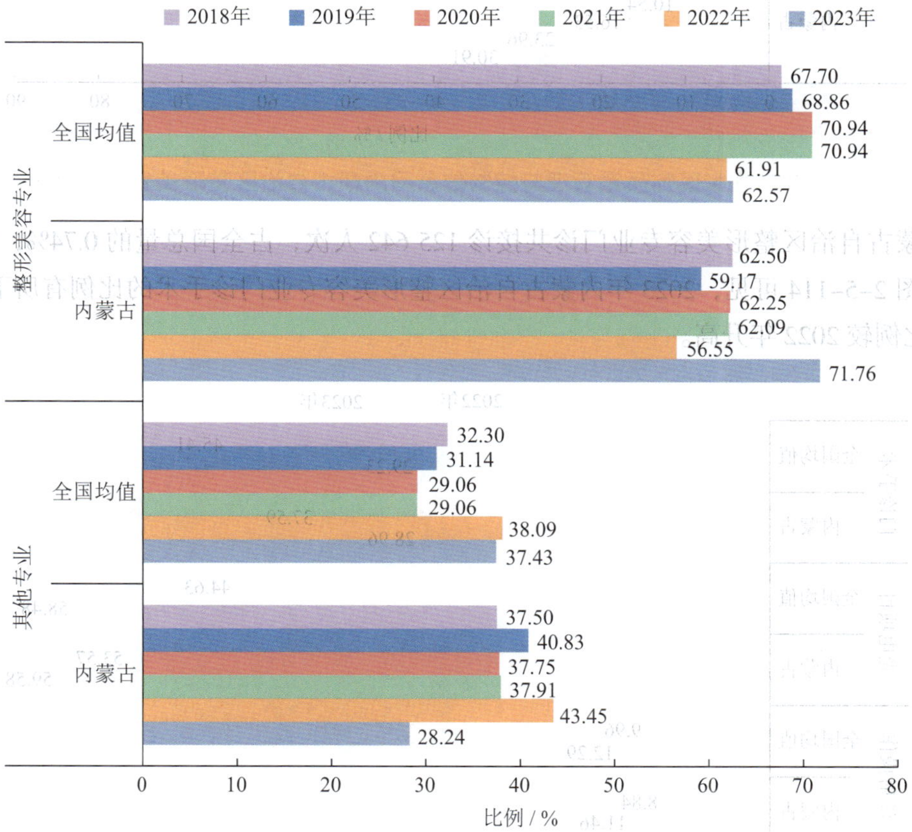

图 2-5-112　2018—2023 年国家医疗质量管理与控制信息网内蒙古自治区整形美容科医师专业背景构成

2023 年，内蒙古自治区设有整形美容专业的医院开放床位总量为 28 408 张，其中整形美容专业开放床位 219 张，占比 0.77%，与 2022 年（0.78%）基本持平，低于全国均值（1.12%）。

（二）病房和门诊相关指标数据

2023 年内蒙古自治区整形美容专业病房共收治患者 3508 人次，占全国总量的 0.79%，较 2022 年总数增加 286 人次。由图 2-5-113 可见，2019—2023 年内蒙古自治区整形美容专业病房患者疾病类型以修复重建类为主，其比例均高于 60%，但呈现下降趋势。

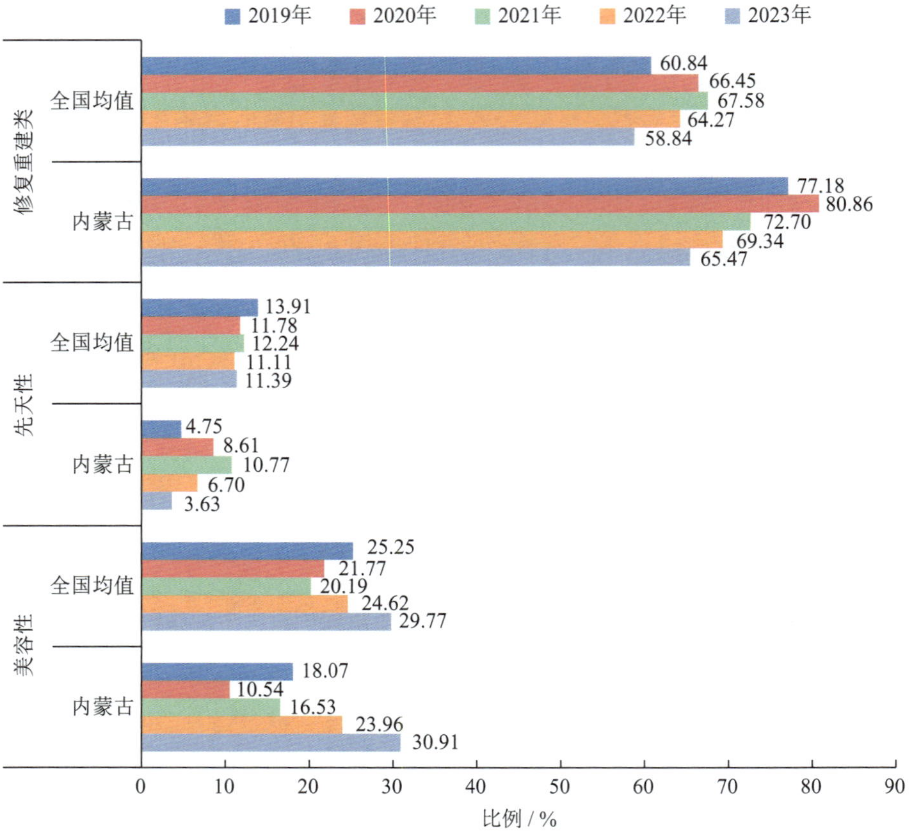

图 2-5-113 2019—2023 年国家医疗质量管理与控制信息网内蒙古自治区整形美容专业病房患者疾病类型比例

2023 年内蒙古自治区整形美容专业门诊共接诊 125 642 人次，占全国总量的 0.74%，较 2022 年减少 2302 人次。由图 2-5-114 可见，2023 年内蒙古自治区整形美容专业门诊手术的比例有所下降，光电项目和注射操作的比例较 2022 年升高。

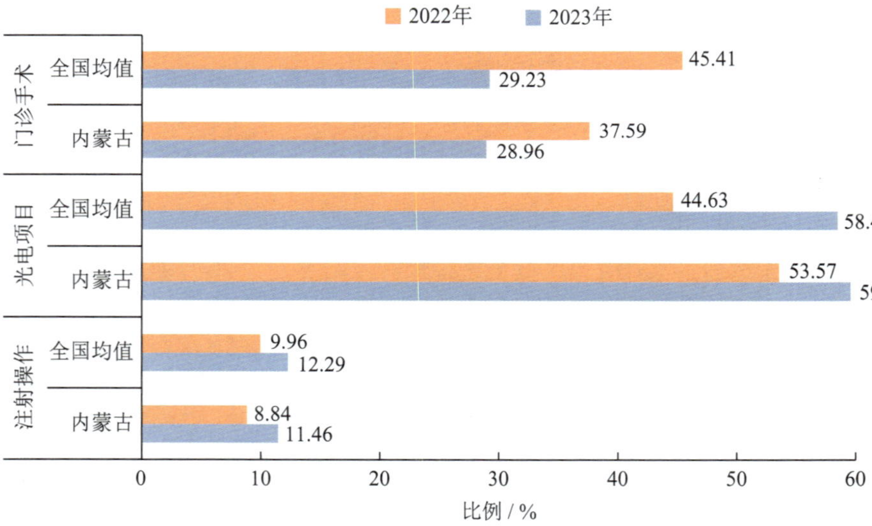

图 2-5-114 2022—2023 年国家医疗质量管理与控制信息网内蒙古自治区整形美容专业门诊患者治疗类型比例

（三）专业协同指标数据

2023 年内蒙古自治区设有整形美容专业的 34 家医院中，应用电子病历系统的共计 27 家，占比 79.41%，低于全国均值（88.44%），较 2022 年（75.00%）有所升高。麻醉医师协助治疗量占比方面，2023 年内蒙古自治区的数据为 1.80%，低于全国均值（4.50%），且较 2022 年（9.35%）有所下降。

二十、宁夏回族自治区质量控制指标数据分析

2023 年，宁夏回族自治区共 7 家医院通过 NCIS 系统报告了整形美容专业医疗质量控制数据，其中公立医院 6 家，民营医院 1 家。

（一）基本信息指标数据

2023年，宁夏回族自治区整形美容专业在职医师共计54人，其中美容主诊医师39人，在职护士108人。2018—2023 年宁夏回族自治区整形美容专业在职医师数量的全国占比见图 2-5-115，2022—2023 年宁夏回族自治区整形美容专业的护医比 1 和护医比 2 见图 2-5-116。

由图 2-5-115 可见，宁夏回族自治区整形美容专业在职医师数量的全国占比在 2022 年最高，达到了 0.85%，整体呈上升趋势，但在 2023 年有所下降。由图 2-5-116 可见，2023 年整形美容专业护医比 1 和护医比 2 的全国均值有所下降，但宁夏回族自治区的护医比水平较 2022 年有所升高。

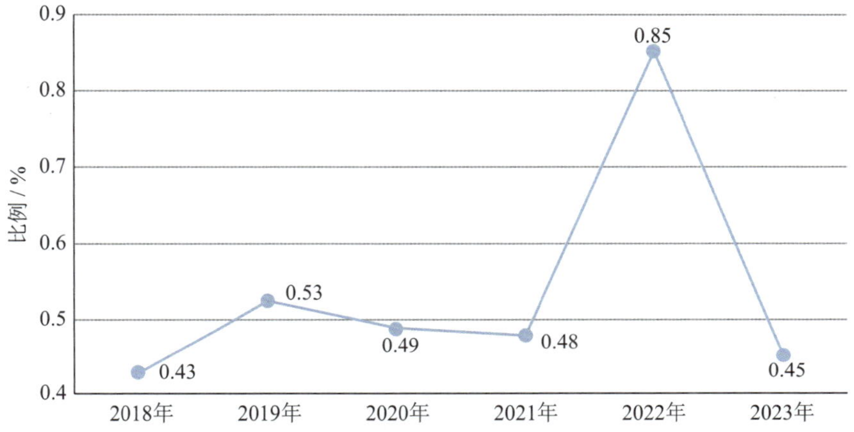

图 2-5-115　2018—2023 年国家医疗质量管理与控制信息网宁夏回族自治区整形美容专业在职医师数量全国占比

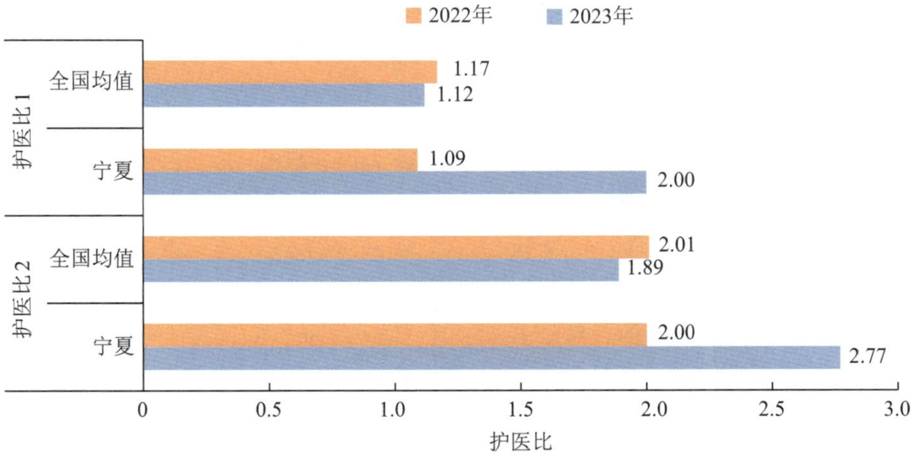

护医比 1—护士总人数与医师总人数的比值；护医比 2—护士总人数与美容主诊医师总人数的比值。

图 2-5-116　2022—2023 年国家医疗质量管理与控制信息网宁夏回族自治区整形美容专业护医比

由于 2022 年未统计整形美容专业医师职称构成情况，因此图 2-5-117 仅展现宁夏回族自治区 2021 年和 2023 年的医师职称构成对比。由图 2-5-117 可见，2023 年宁夏回族自治区整形美容专业医师的主要职称为主治医师，其占比达到了 42.59%，其次是副主任医师和主任医师，两者占比接近，住院医师的占比最低。

图 2-5-118 显示 2018—2023 年宁夏回族自治区整形美容科医师专业背景构成情况，可见，宁夏回族自治区从事整形美容行业的医师专业背景近年来变化较大，但整体以整形美容专业出身为主，其占比维持在 50% 以上。

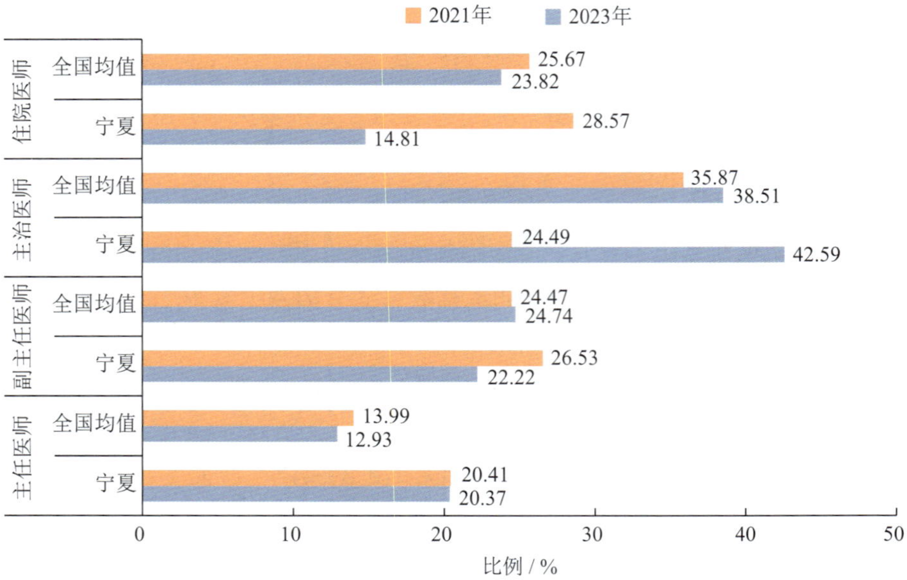

图 2-5-117　2021 年和 2023 年国家医疗质量管理与控制信息网宁夏回族自治区整形美容专业医师职称构成

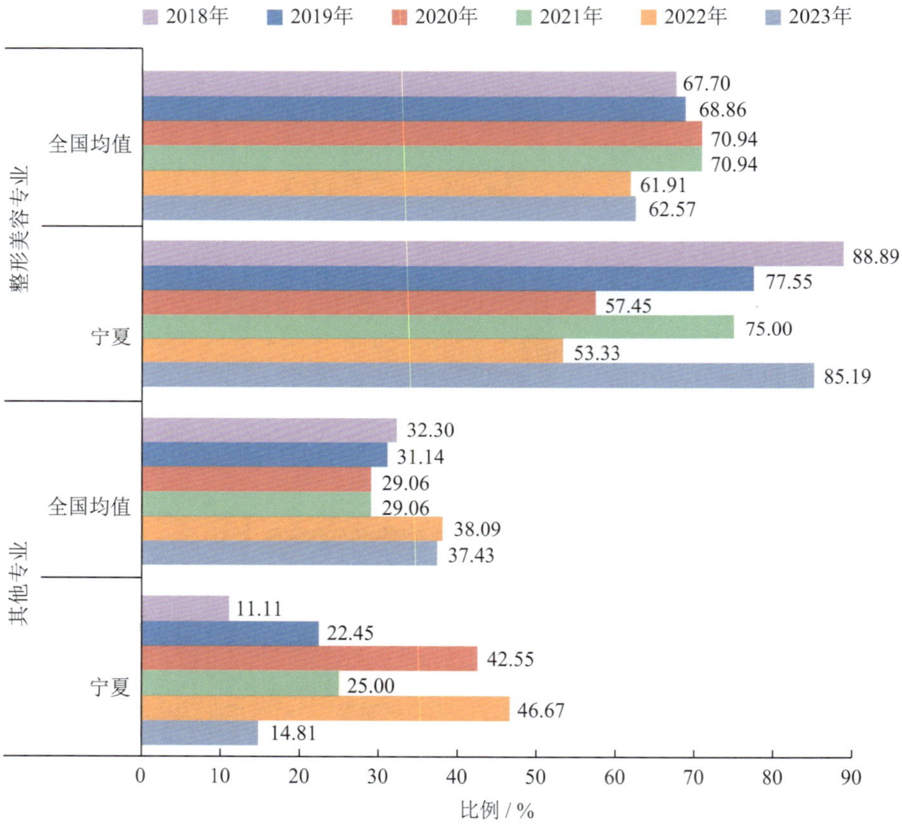

图 2-5-118　2018—2023 年国家医疗质量管理与控制信息网宁夏回族自治区整形美容科医师专业背景构成

2023 年，宁夏回族自治区设有整形美容专业的医院开放床位总量为 3949 张，其中整形美容专业开放床位 108 张，占比 2.73%，较 2022 年（2.44%）略有升高，高于全国均值（1.12%）。

（二）病房和门诊相关指标数据

2023 年宁夏回族自治区整形美容专业病房共收治患者 2291 人次，占全国总量的 0.51%，较 2022 年总数减少 154 人次。由图 2-5-119 可见，2019—2023 年宁夏回族自治区整形美容专业病房患者疾病类型以修复重建类为主，其比例均高于 60%。

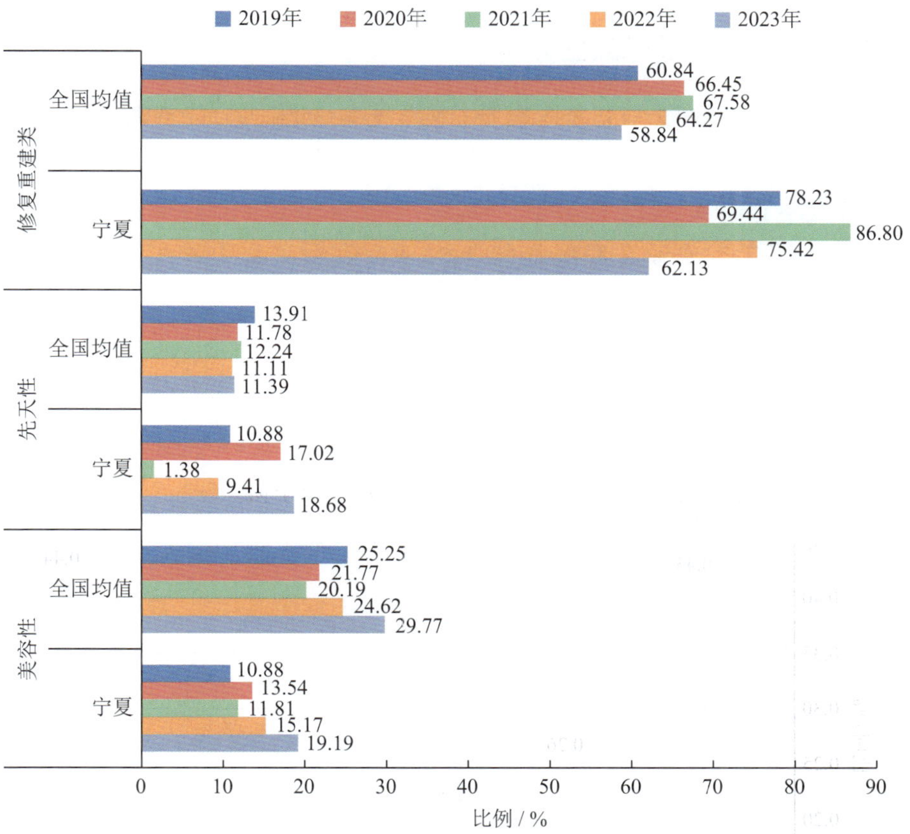

图 2-5-119　2019—2023 年国家医疗质量管理与控制信息网宁夏回族自治区整形美容专业病房患者疾病类型比例

2023 年宁夏回族自治区整形美容专业门诊共接诊 62 502 人次，占全国总量的 0.37%，较 2022 年减少 39 434 人次。由图 2-5-120 可见，宁夏回族自治区整形美容专业门诊手术的比例与 2022 年基本持平，光电项目的比例较 2022 年减少，注射操作的比例较 2022 年升高。

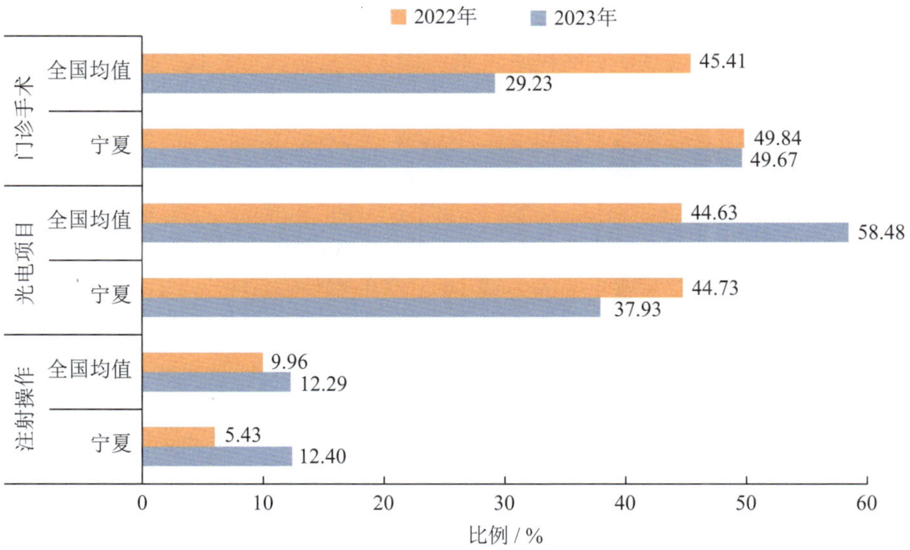

图 2-5-120　2022—2023 年国家医疗质量管理与控制信息网宁夏回族自治区整形美容专业门诊患者治疗类型比例

（三）专业协同指标数据

2023 年宁夏回族自治区设有整形美容专业的 7 家医院中，应用电子病历系统的共计 7 家，占比为 100%，高于全国均值（88.44%），与 2022 年（100%）一致。麻醉医师协助治疗量占比方面，2023 年宁夏回族自治区的数据为 2.18%，低于全国均值（4.50%），较 2022 年（29.92%）显著下降。

二十一、青海省质量控制指标数据分析

2023年，青海省共8家医院通过NCIS系统报告了整形美容专业医疗质量控制数据，其中公立医院7家，民营医院1家。

（一）基本信息指标数据

2023年，青海省整形美容专业在职医师共计52人，其中美容主诊医师30人，在职护士42人。2018—2023年青海省整形美容专业在职医师数量的全国占比见图2-5-121，2022—2023年青海省整形美容专业的护医比1和护医比2见图2-5-122。

由图2-5-121可见，2018—2023年青海省整形美容专业在职医师数量的全国占比呈现先下降后上升的态势，2023年与2018年的数据基本持平。由图2-5-122可见，2023年整形美容专业护医比1和护医比2的全国均值有所下降，青海省的护医比水平较2022年亦有所下降。

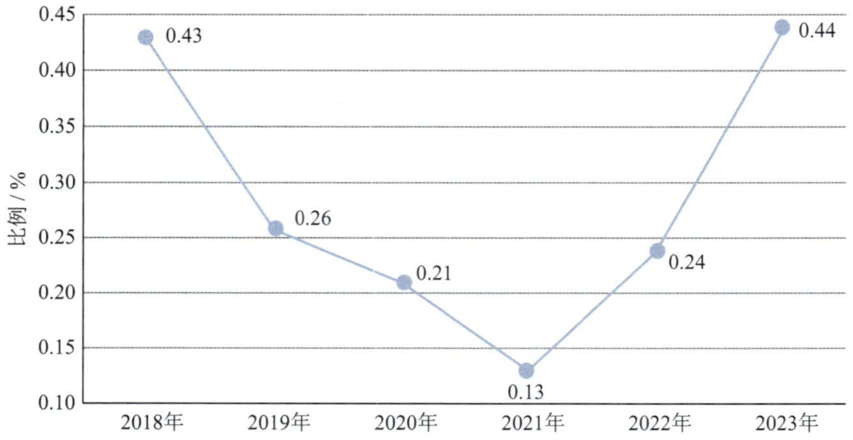

图2-5-121 2018—2023年国家医疗质量管理与控制信息网青海省整形美容专业在职医师数量全国占比

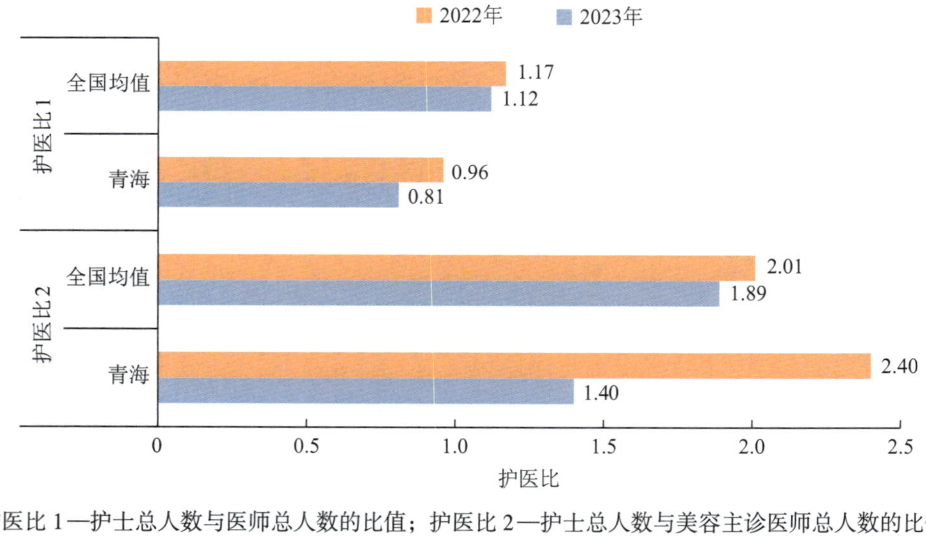

护医比1—护士总人数与医师总人数的比值；护医比2—护士总人数与美容主诊医师总人数的比值。

图2-5-122 2022—2023年国家医疗质量管理与控制信息网青海省整形美容专业护医比

由于2022年未统计整形美容专业医师职称构成情况，因此图2-5-123仅展现青海省2021年和2023年的医师职称构成对比。由图2-5-123可见，2023年青海省整形美容专业医师的主要职称为住院医师，其占比达到了38.46%，随着医师职称的升高，对应的占比逐渐下降。

图2-5-124显示2018—2023年青海省整形美容科医师专业背景构成情况，可见，青海省从事整形美容行业的医师专业背景构成近年来变化较大，但整体以其他专业出身为主。

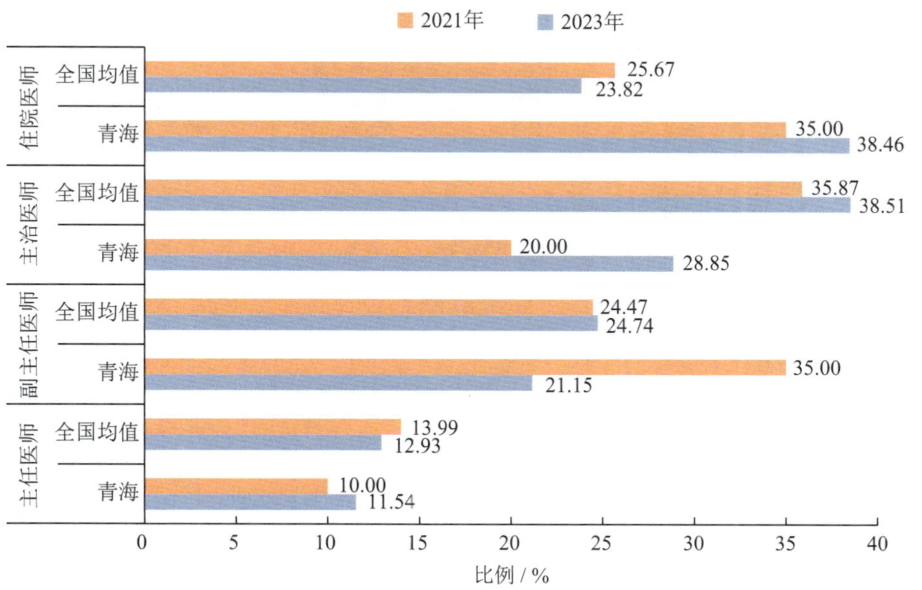

图 2-5-123 2021 年和 2023 年国家医疗质量管理与控制信息网青海省整形美容专业医师职称构成

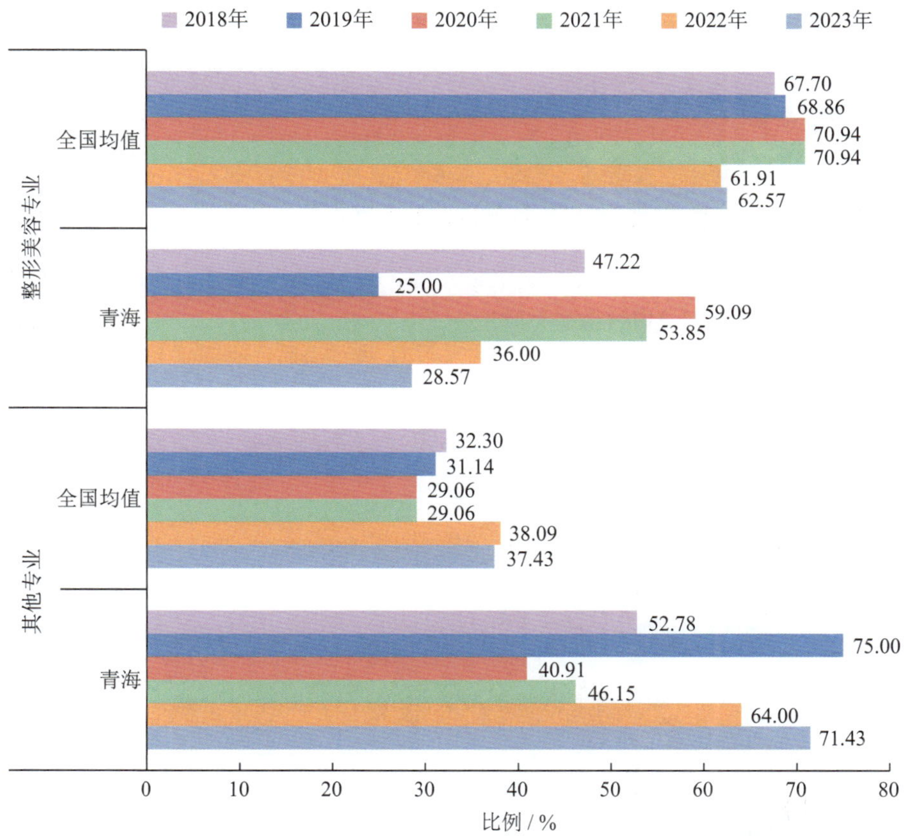

图 2-5-124 2018—2023 年国家医疗质量管理与控制信息网青海省整形美容科医师专业背景构成

2023 年，青海省设有整形美容专业的医院开放床位总量为 7861 张，其中整形美容专业开放床位 139 张，占比 1.77%，较 2022 年（2.37%）有所下降，但高于全国均值（1.12%）。

（二）病房和门诊相关指标数据

2023 年青海省整形美容专业病房共收治患者 3320 人次，占全国总量的 0.74%，较 2022 年总数增加 2290 人次。由图 2-5-125 可见，2019—2023 年青海省整形美容专业病房患者疾病类型比例变化较大，2023 年修复重建类和先天性的比例较为接近，美容性的比例较低。

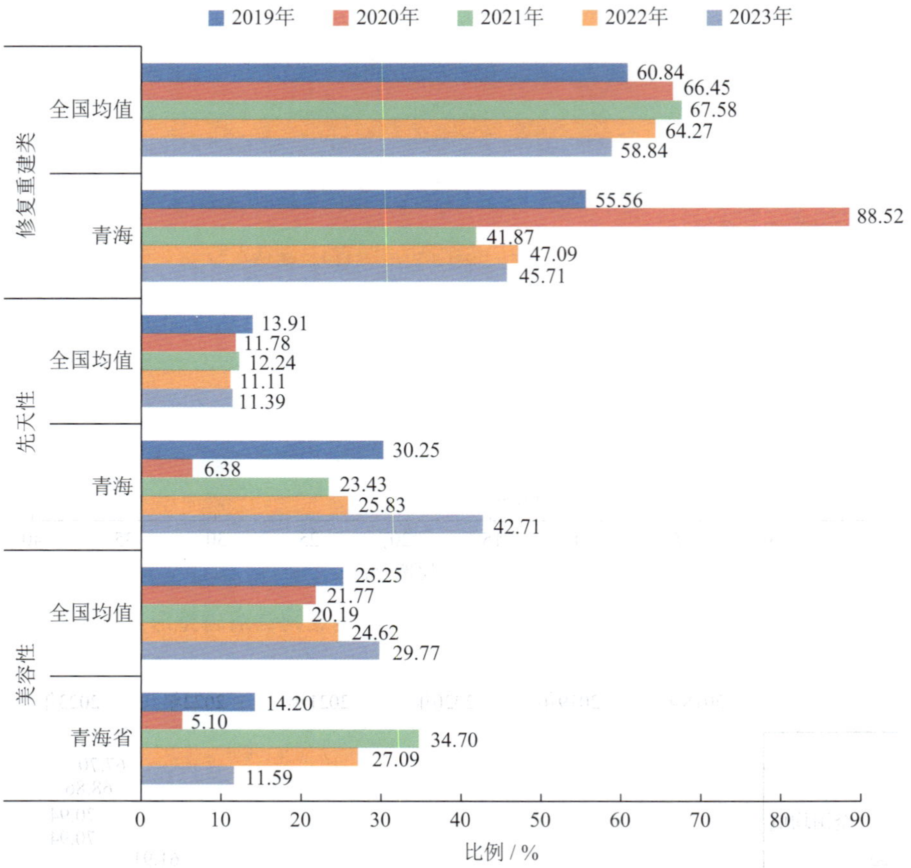

图 2-5-125　2019—2023 年国家医疗质量管理与控制信息网青海省整形美容专业病房患者疾病类型比例

2023 年青海省整形美容专业门诊共接诊 18 408 人次，占全国的 0.11%，较 2022 年增加 12 720 人次。由图 2-5-126 可见，2023 年青海省整形美容专业门诊手术的比例较 2022 年显著下降，光电项目和注射操作的比例较 2022 年升高。

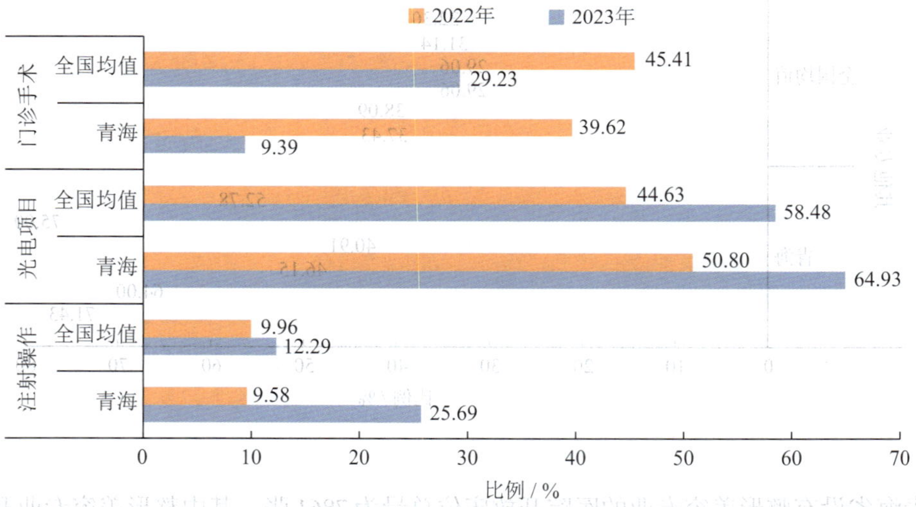

图 2-5-126　2022—2023 年国家医疗质量管理与控制信息网青海省整形美容专业门诊患者治疗类型比例

（三）专业协同指标数据

2023 年青海省设有整形美容专业的 8 家医院中，应用电子病历系统的共计 7 家，占比 87.50%，低于全国均值（88.44%），较 2022 年（100%）有所下降。麻醉医师协助治疗量占比方面，2023 年青海省的数据为 5.32%，高于全国均值（4.50%），但较 2022 年（15.15%）有所下降。

二十二、山东省质量控制指标数据分析

2023 年，山东省共 126 家医院通过 NCIS 系统报告了整形美容专业医疗质量控制数据，其中公立医院 113 家，民营医院 13 家。

（一）基本信息指标数据

2023 年，山东省整形美容专业在职医师共计 831 人，其中美容主诊医师 487 人，在职护士 788 人。2018—2023 年山东省整形美容专业在职医师数量的全国占比见图 2-5-127，2022—2023 年山东省整形美容专业的护医比 1 和护医比 2 见图 2-5-128。

由图 2-5-127 可见，山东省整形美容专业在职医师数量的全国占比近年来较为稳定，2023 年为 6.96%。由图 2-5-128 可见，2023 年整形美容专业护医比 1 和护医比 2 的全国均值有所下降，山东省的护医比水平较 2022 年亦有所下降。

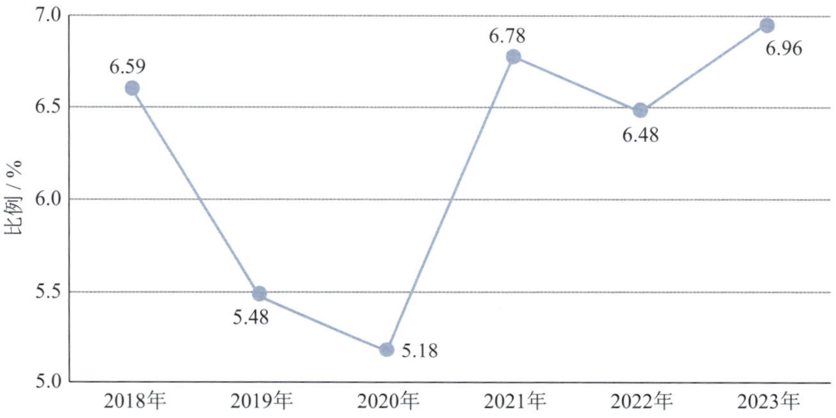

图 2-5-127　2018—2023 年国家医疗质量管理与控制信息网山东省整形美容专业在职医师数量全国占比

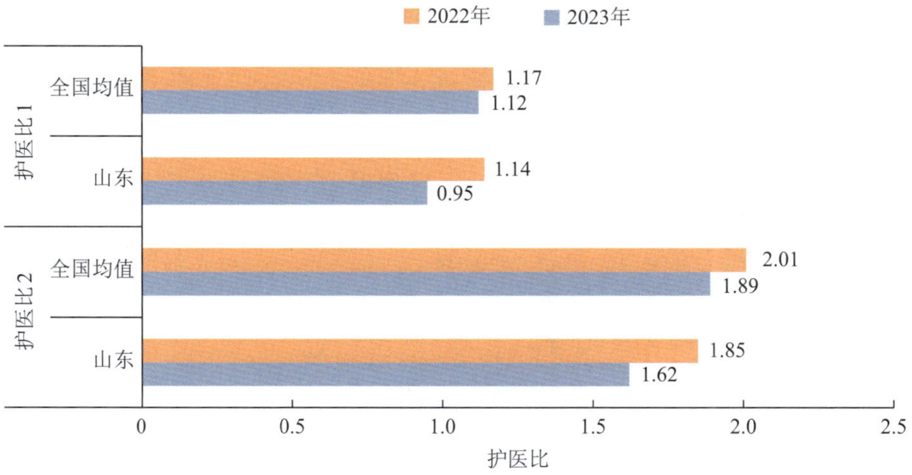

护医比 1—护士总人数与医师总人数的比值；护医比 2—护士总人数与美容主诊医师总人数的比值。

图 2-5-128　2022—2023 年国家医疗质量管理与控制信息网山东省整形美容专业护医比

由于 2022 年未统计整形美容专业医师职称构成情况，因此图 2-5-129 仅展现山东省 2021 年和 2023 年的医师职称构成对比。由图 2-5-129 可见，2023 年山东省整形美容专业医师的主要职称为主治医师，其占比达到了 40.19%，其次是副主任医师、住院医师，而主任医师的占比最低，为 12.64%。

图 2-5-130 显示 2018—2023 年山东省整形美容科医师专业背景构成情况，可见，山东省从事整形美容行业的医师专业背景构成近年来发生一定变化，虽然整体仍以整形美容专业出身为主，但其占比在 2020 年后呈现下降趋势。。

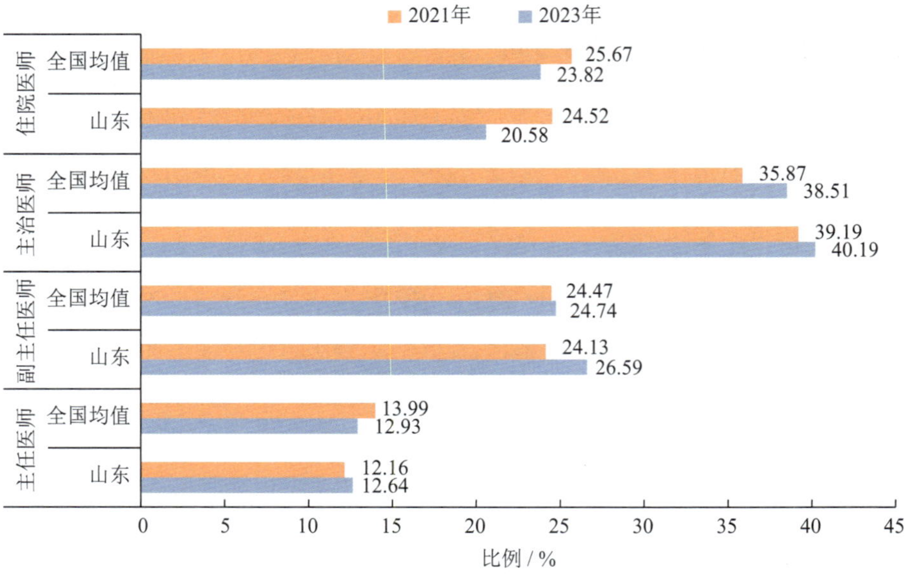

图 2-5-129 2021 年和 2023 年国家医疗质量管理与控制信息网山东省整形美容专业医师职称构成

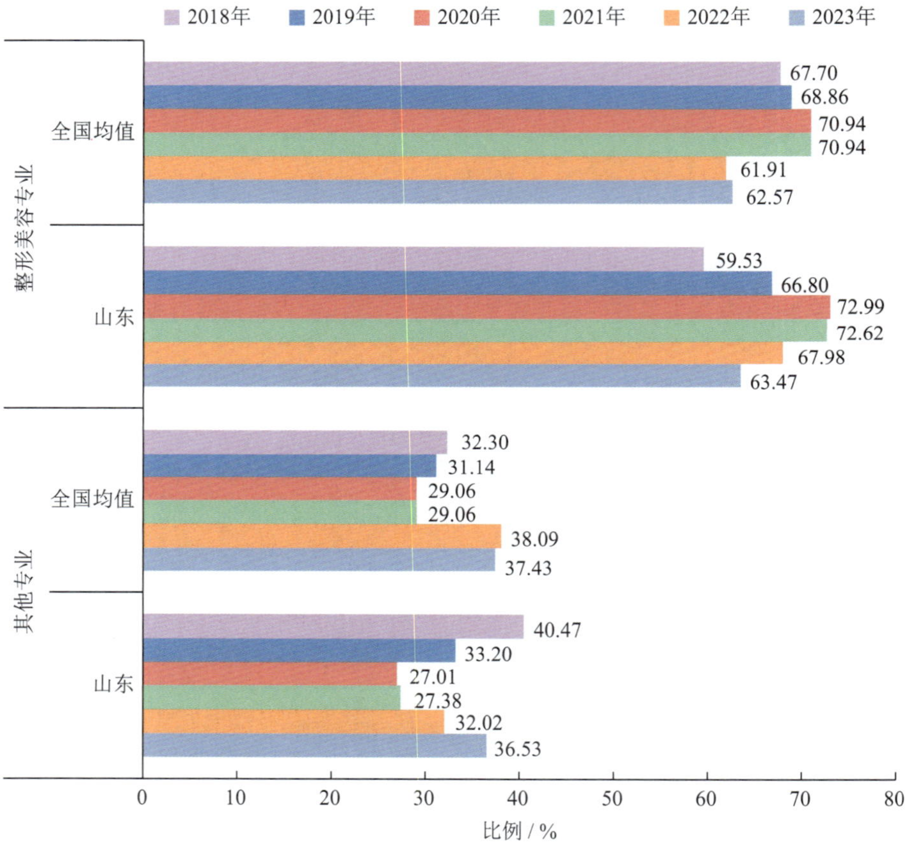

图 2-5-130 2018—2023 年国家医疗质量管理与控制信息网山东省整形美容科医师专业背景构成

2023 年，山东省设有整形美容专业的医院开放床位总量为 167 179 张，其中整形美容专业开放床位 1328 张，占比 0.79%，较 2022 年（0.71%）略有升高，低于全国均值（1.12%）。

（二）病房和门诊相关指标数据

2023 年山东省整形美容专业病房共收治患者 29 589 人次，占全国总量的 6.64%，较 2022 年总数增加 5857 人次。由图 2-5-131 可见，2019—2023 年山东省整形美容专业病房患者疾病类型以修复重建类为主，但其比例呈现下降趋势，而近年来美容性的比例有所升高。

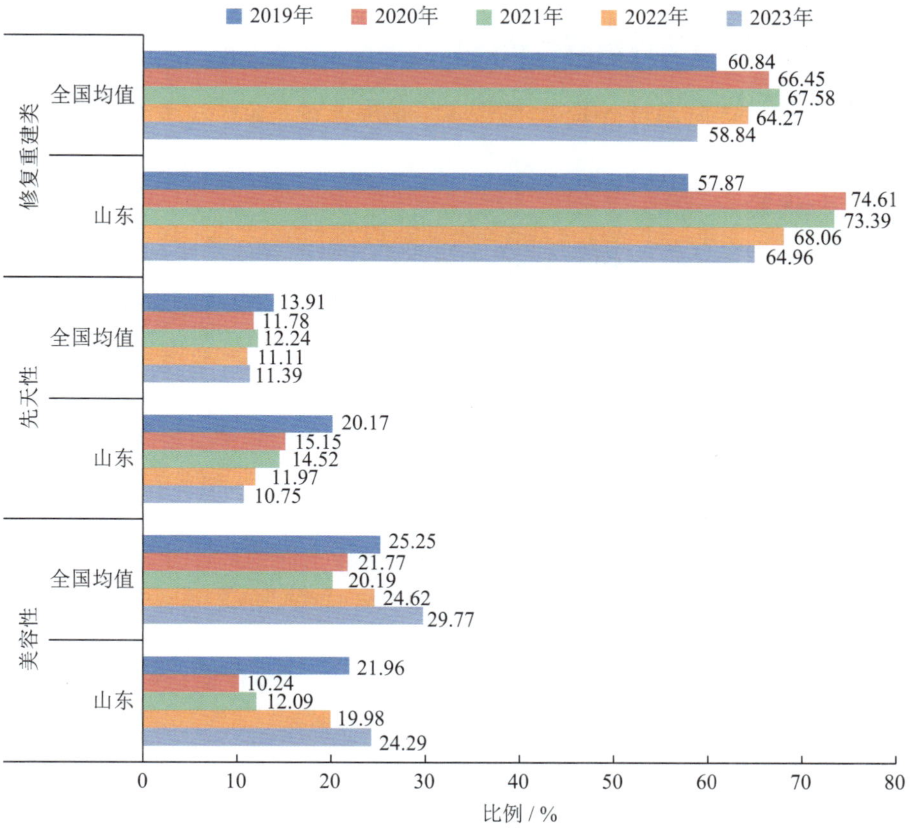

图 2-5-131　2019—2023 年国家医疗质量管理与控制信息网山东省整形美容专业病房患者疾病类型比例

2023 年山东省整形美容专业门诊共接诊 971 358 人次，占全国总量的 5.75%，较 2022 年总数增加 151 809 人次。由图 2-5-132 可见，2023 年山东省整形美容专业门诊手术的比例较 2022 年显著下降，光电项目的比例较 2022 年升高。

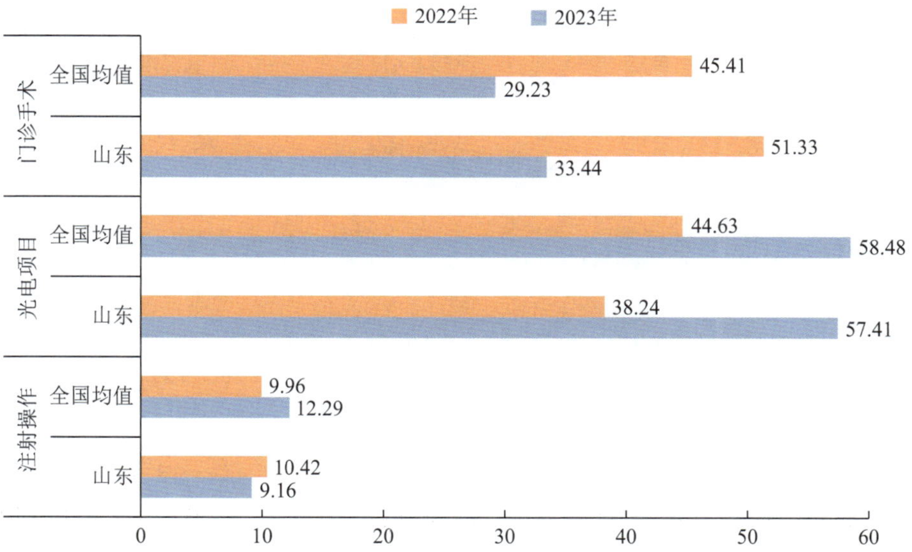

图 2-5-132　2022—2023 年国家医疗质量管理与控制信息网山东省整形美容专业门诊患者治疗类型比例

（三）专业协同指标数据

2023 年山东省设有整形美容专业的 126 家医院中，应用电子病历系统的共计 117 家，占比 92.86%，高于全国均值（88.44%），较 2022 年（89.66%）有所升高。麻醉医师协助治疗量占比方面，2023 年山东省的数据为 4.63%，略高于全国均值（4.50%），较 2022 年（6.62%）有所下降。

二十三、山西省质量控制指标数据分析

2023 年，山西省共 31 家医院通过 NCIS 系统报告了整形美容专业医疗质量控制数据，其中公立医院 27 家，民营医院 4 家。

（一）基本信息指标数据

2023 年，山西省整形美容专业在职医师共计 181 人，其中美容主诊医师 131 人，在职护士 210 人。2018—2023 年山西省整形美容专业在职医师数量的全国占比见图 2-5-133，2022—2023 年山西省整形美容专业的护医比 1 和护医比 2 见图 2-5-134。

由图 2-5-133 可见，山西省整形美容专业在职医师数量的全国占比较为稳定，2023 年为 1.52%。由图 2-5-134 可见，2023 年整形美容专业护医比 1 和护医比 2 的全国均值有所下降，山西省的护医比 1 水平较 2022 年略有升高，但护医比 2 的水平有所下降。

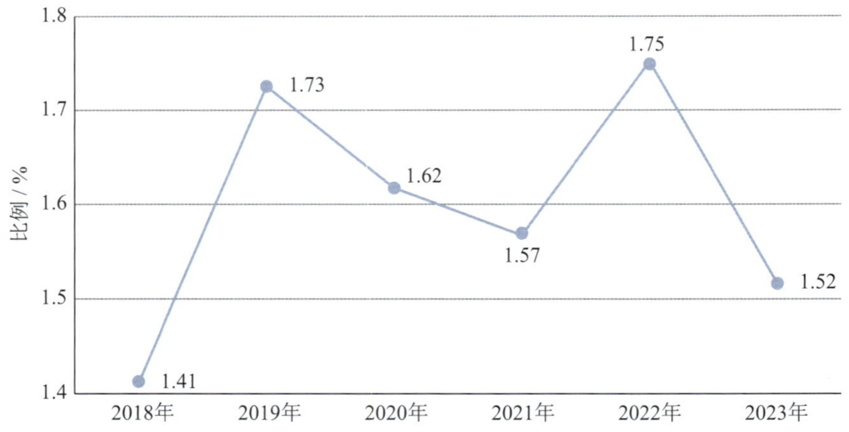

图 2-5-133　2018—2023 年国家医疗质量管理与控制信息网山西省整形美容专业在职医师数量全国占比

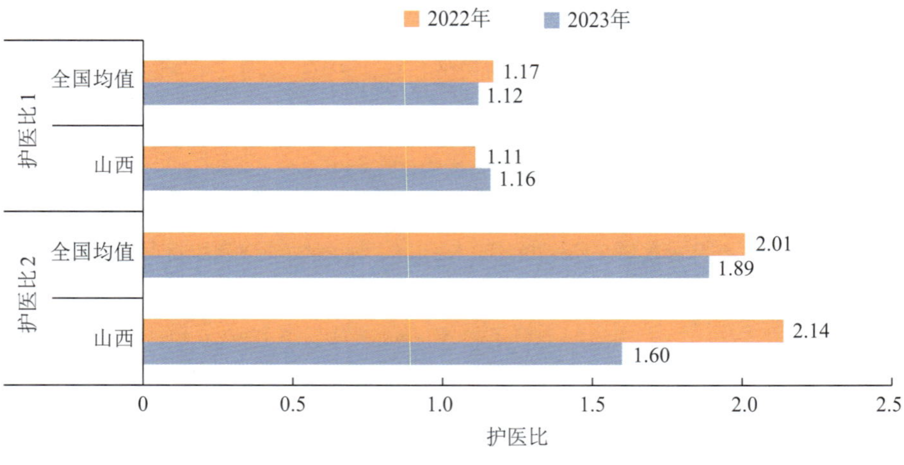

护医比 1—护士总人数与医师总人数的比值；护医比 2—护士总人数与美容主诊医师总人数的比值。

图 2-5-134　2022—2023 年国家医疗质量管理与控制信息网山西省整形美容专业护医比

由于 2022 年未统计整形美容专业医师职称构成情况，因此图 2-5-135 仅展现山西省 2021 年和 2023 年的医师职称构成对比。由图 2-5-135 可见，2023 年山西省整形美容专业医师的主要职称为主治医师，其占比接近 50%，其次是副主任医师、住院医师，而主任医师的占比最低，为 12.99%。

图 2-5-136 显示 2018—2023 年山西省整形美容科医师专业背景构成情况，可见，山西省从事整形美容行业的医师专业背景以整形美容专业为主，其占比均高于 60%。

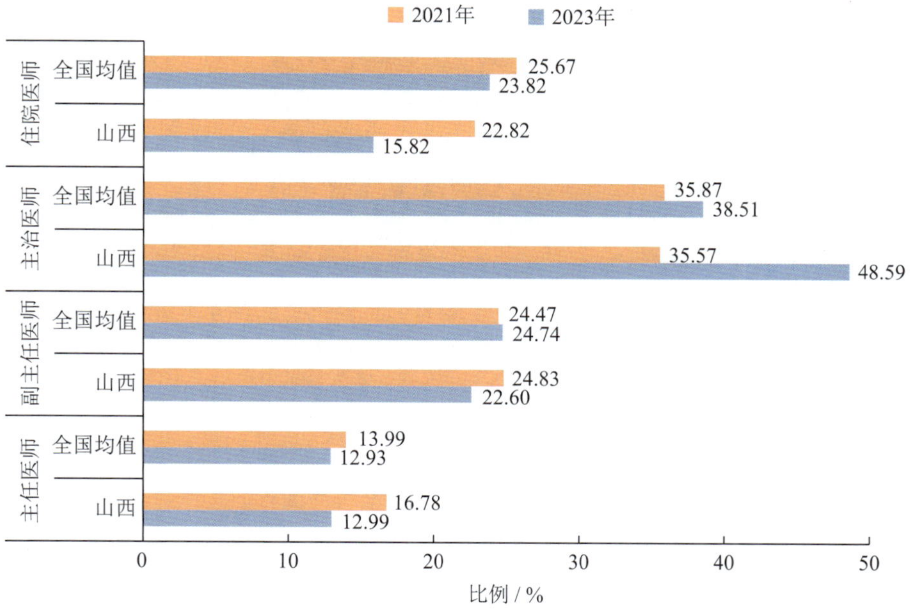

图 2-5-135 2021 年和 2023 年国家医疗质量管理与控制信息网山西省整形美容专业医师职称构成

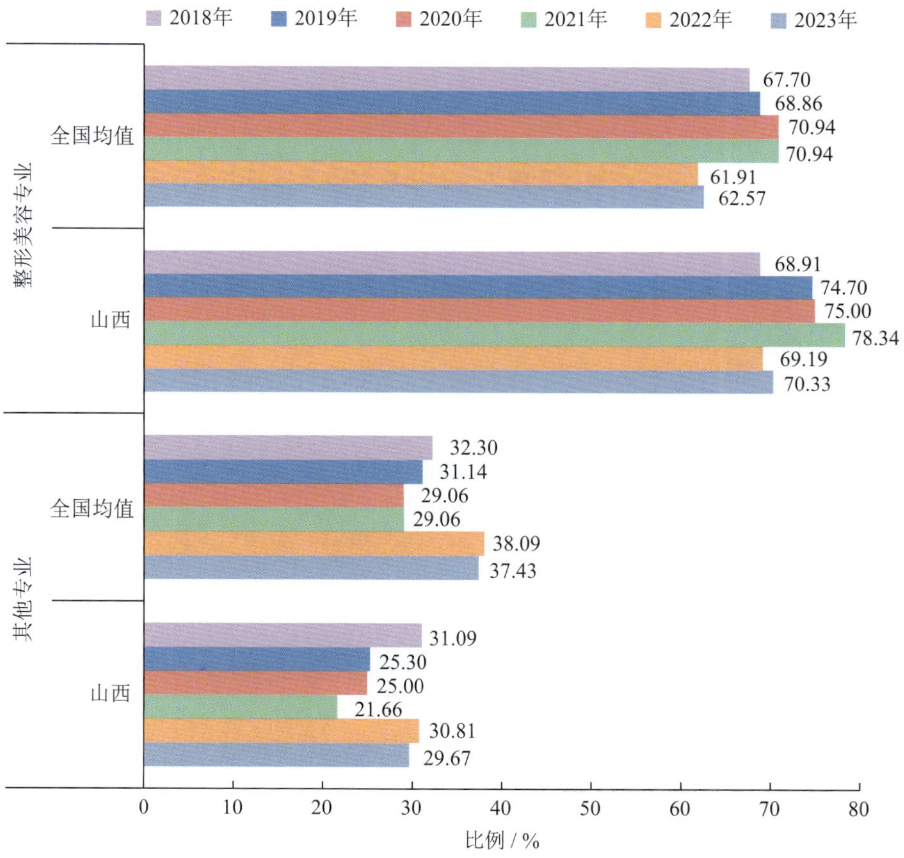

图 2-5-136 2018—2023 年国家医疗质量管理与控制信息网山西省整形美容科医师专业背景构成

2023 年，山西省设有整形美容专业的医院开放床位总量为 29 462 张，其中整形美容专业开放床位 317 张，占比 1.08%，较 2022 年（1.59%）有所下降，略低于全国均值（1.12%）。

（二）病房和门诊相关指标数据

2023 年山西省整形美容专业病房共收治患者 5081 人次，占全国总量的 1.14%，较 2022 年总数增加 886 人次。由图 2-5-137 可见，2019—2023 年山西省整形美容专业病房患者疾病类型以修复重建类为主。

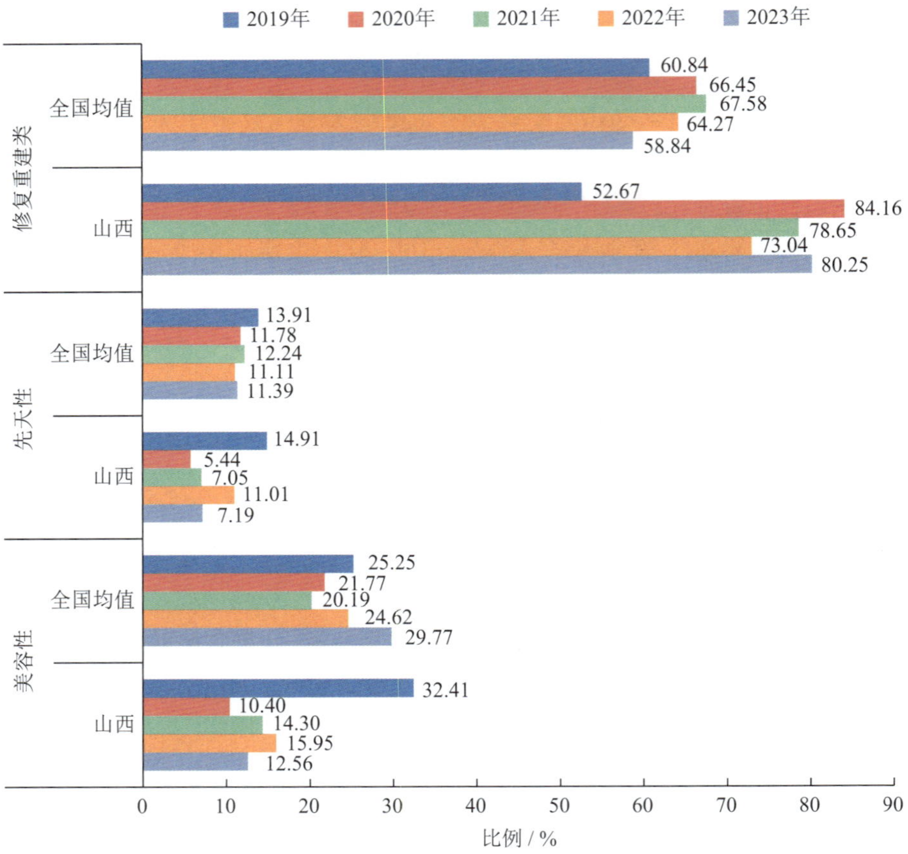

图 2-5-137　2019—2023 年国家医疗质量管理与控制信息网山西省整形美容专业病房患者疾病类型比例

2023 年山西省整形美容专业门诊共接诊 157 763 人次，占全国总量的 0.93%，较 2022 年总数减少 34 862 人次。由图 2-5-138 可见，2023 年山西省整形美容专业门诊手术的比例较 2022 年显著下降，光电项目的比例较 2022 年升高。

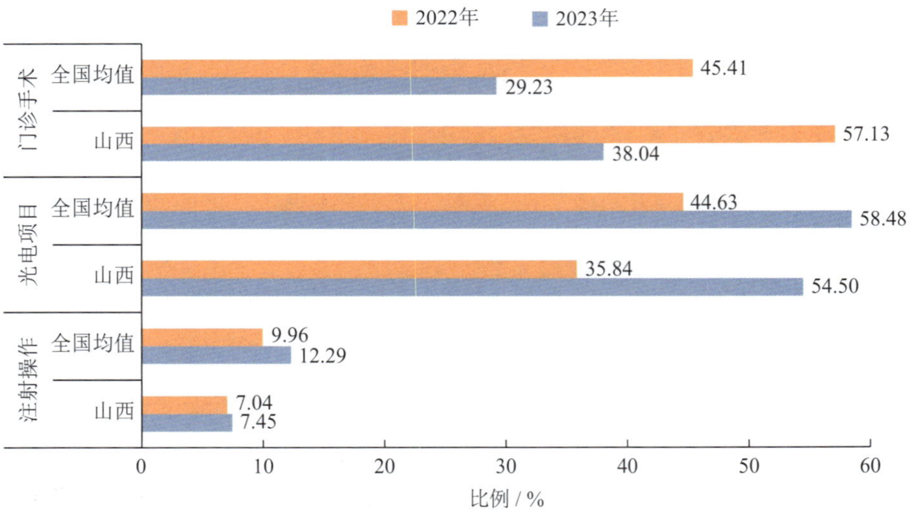

图 2-5-138　2022—2023 年国家医疗质量管理与控制信息网山西省整形美容专业门诊患者治疗类型比例

（三）专业协同指标数据

2023 年山西省设有整形美容专业的 31 家医院中，应用电子病历系统的共计 25 家，占比 80.65%，低于全国均值（88.44%），且较 2022 年（84.00%）有所下降。麻醉医师协助治疗量占比方面，2023 年山西省的数据为 3.23%，低于全国均值（4.50%），较 2022 年（7.42%）有所下降。

二十四、陕西省质量控制指标数据分析

2023 年，陕西省共 55 家医院通过 NCIS 系统报告了整形美容专业医疗质量控制数据，其中公立医院 47 家，民营医院 8 家。

（一）基本信息指标数据

2023 年，陕西省整形美容专业在职医师共计 384 人，其中美容主诊医师 179 人，在职护士 546 人。2018—2023 年陕西省整形美容专业在职医师数量的全国占比见图 2-5-139，2022—2023 年陕西省整形美容专业的护医比 1 和护医比 2 见图 2-5-140。

由图 2-5-139 可见，陕西省整形美容专业在职医师数量的全国占比整体呈缓慢增长趋势，2022 年占比最高，为 3.64%，2023 年占比为 3.22%。由图 2-5-140 可见，2023 年整形美容专业护医比 1 和护医比 2 的全国均值有所下降，陕西省的护医比水平与 2022 年基本持平。

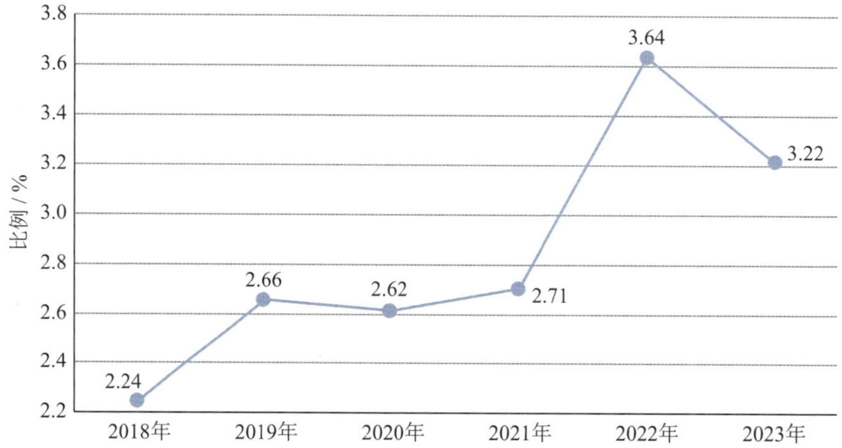

图 2-5-139 2018—2023 年国家医疗质量管理与控制信息网陕西省整形美容专业在职医师数量全国占比

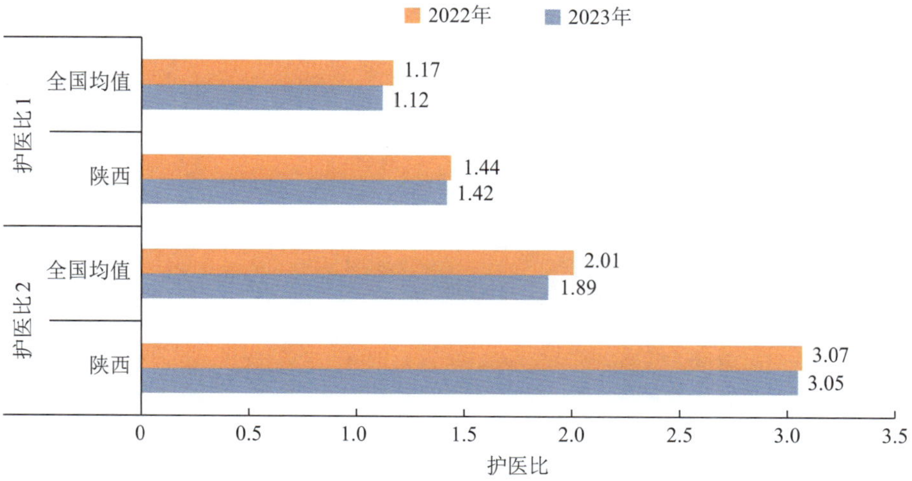

护医比 1—护士总人数与医师总人数的比值；护医比 2—护士总人数与美容主诊医师总人数的比值。

图 2-5-140 2022—2023 年国家医疗质量管理与控制信息网陕西省整形美容专业护医比

由于 2022 年未统计整形美容专业医师职称构成情况，因此图 2-5-141 仅展现陕西省 2021 年和 2023 年的医师职称构成对比。由图 2-5-141 可见，2023 年陕西省整形美容专业医师的主要职称为主治医师，其占比为 42.75%，其次是住院医师和副主任医师，主任医师的占比最低，为 8.65%。

图 2-5-142 显示 2018—2023 年陕西省整形美容科医师专业背景构成情况，可见，陕西省从事整形美容行业的医师专业背景以整形美容专业为主，其历年占比均高于 50%。

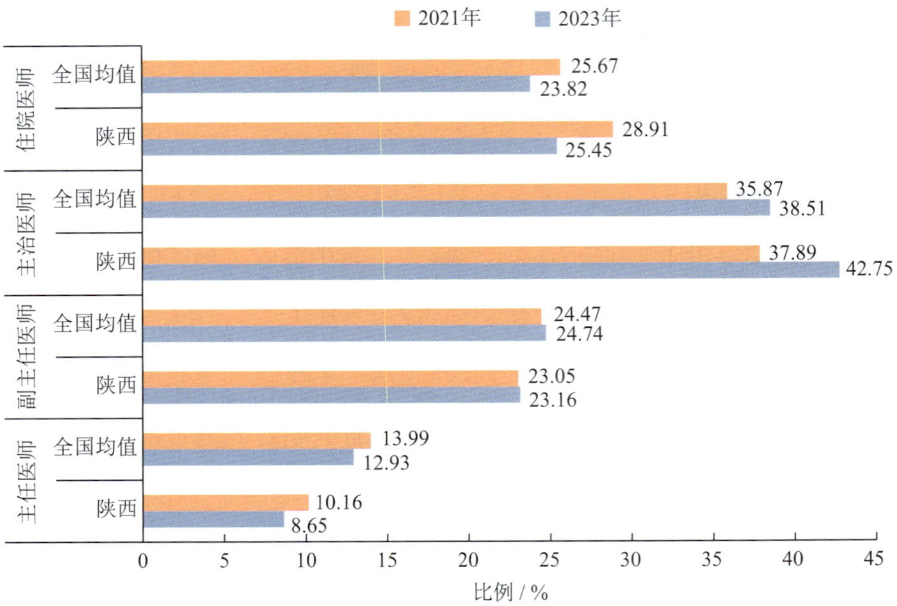

图 2-5-141　2021 年和 2023 年国家医疗质量管理与控制信息网陕西省整形美容专业医师职称构成

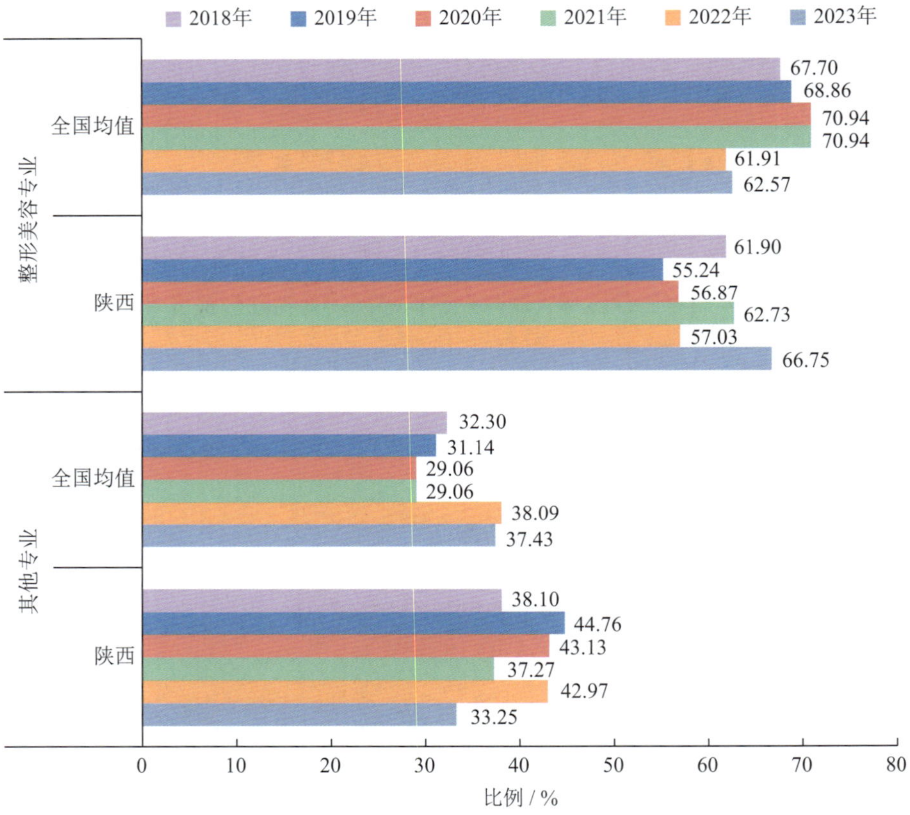

图 2-5-142　2018—2023 年国家医疗质量管理与控制信息网陕西省整形美容科医师专业背景构成

2023 年，陕西省设有整形美容专业的医院开放床位总量为 49 584 张，其中整形美容专业开放床位 677 张，占比 1.37%，较 2022 年（1.28%）有所升高，且高于全国均值（1.12%）。

（二）病房和门诊相关指标数据

2023 年陕西省整形美容专业病房共收治患者 11 117 人次，占全国总量的 2.49%，较 2022 年总数增加 827 人次。由图 2-5-143 可见，2019—2023 年陕西省整形美容专业病房患者疾病类型比例波动较大，但整体以修复重建类为主。

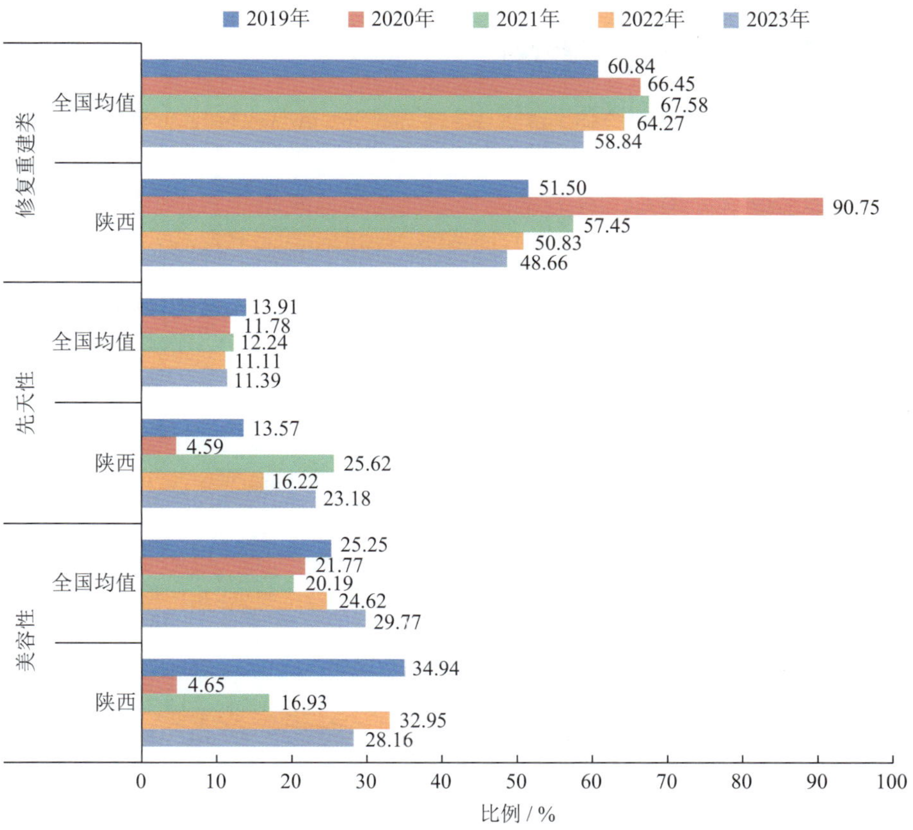

图 2-5-143　2019—2023 年国家医疗质量管理与控制信息网陕西省整形美容专业病房患者疾病类型比例

2023 年陕西省整形美容专业门诊共接诊 625 966 人次，占全国的 3.71%，较 2022 年增加 75 332 人次。由图 2-5-144 可见，2023 年陕西省整形美容专业门诊手术的比例较 2022 年显著下降，光电项目及注射操作比例较 2022 年升高。

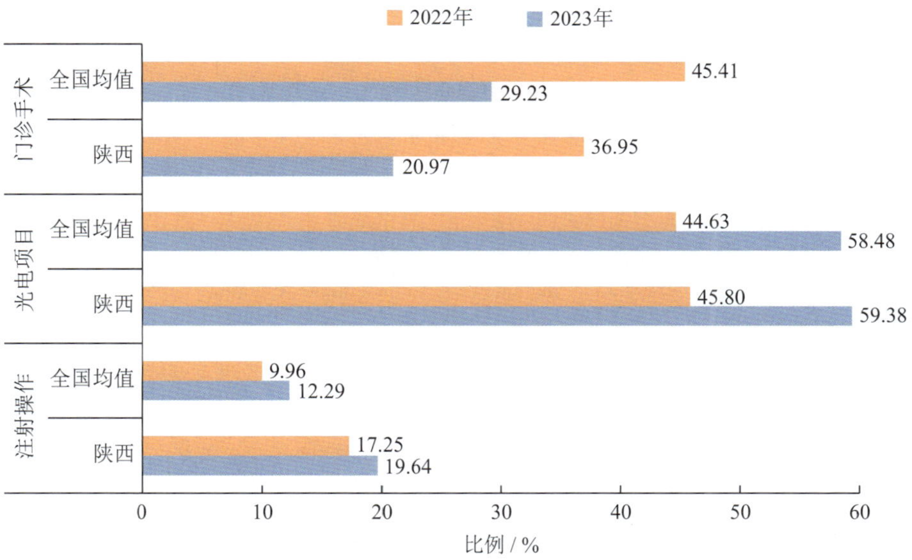

图 2-5-144　2022—2023 年国家医疗质量管理与控制信息网陕西省整形美容专业门诊患者治疗类型比例

（三）专业协同指标数据

2023 年陕西省设有整形美容专业的 55 家医院中，应用电子病历系统的共计 48 家，占比 87.27%，略低于全国均值（88.44%），较 2022 年（80.39%）有所升高。麻醉医师协助治疗量占比方面，2023 年陕西省的数据为 2.44%，低于全国均值（4.50%），且较 2022 年（8.11%）有所下降。

二十五、上海市质量控制指标数据分析

2023 年，上海市共 30 家医院通过 NCIS 系统报告了整形美容专业医疗质量控制数据，其中公立医院 29 家，民营医院 1 家。

（一）基本信息指标数据

2023 年，上海市整形美容专业在职医师共计 448 人，其中美容主诊医师 282 人，在职护士 314 人。2018—2023 年上海市整形美容专业在职医师数量的全国占比见图 2-5-145，2022—2023 年上海市整形美容专业的护医比 1 和护医比 2 见图 2-5-146。

由图 2-5-145 可见，上海市整形美容专业在职医师数量的全国占比在 2022 年最高，达到 4.01%，2023 年下降至 3.75%。由图 2-5-146 可见，2023 年整形美容专业护医比 1 和护医比 2 的全国均值有所下降，上海市的护医比水平较 2022 年亦有所下降。

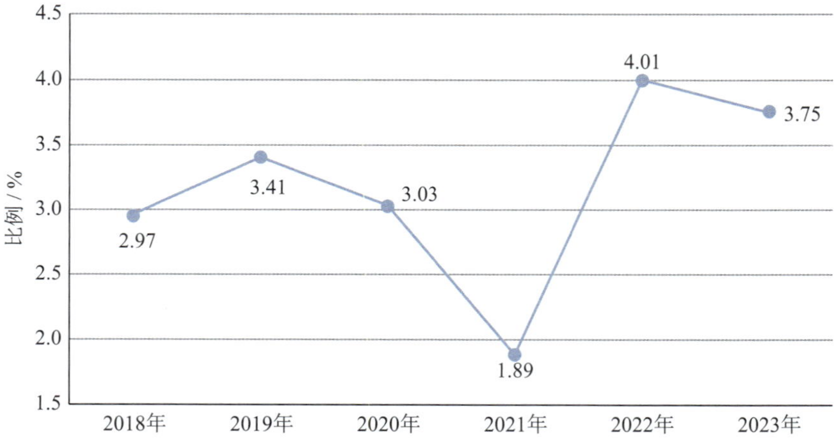

图 2-5-145 2018—2023 年国家医疗质量管理与控制信息网上海市整形美容专业在职医师数量全国占比

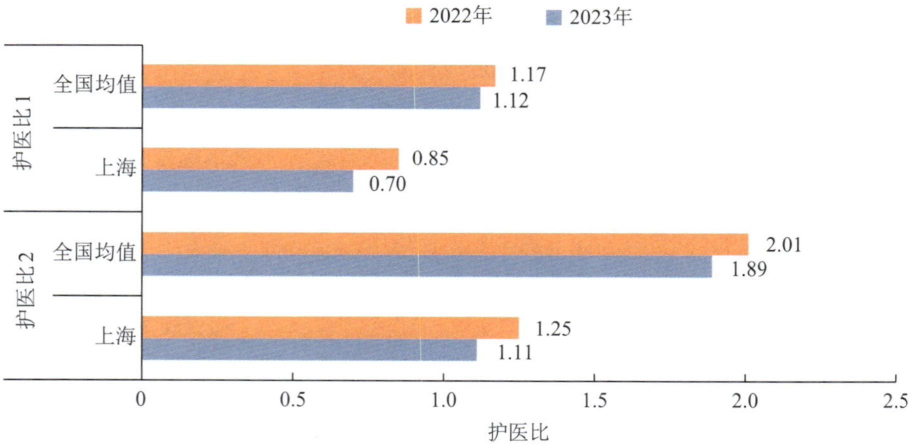

护医比 1—护士总人数与医师总人数的比值；护医比 2—护士总人数与美容主诊医师总人数的比值。

图 2-5-146 2022—2023 年国家医疗质量管理与控制信息网上海市整形美容专业护医比

由于 2022 年未统计整形美容专业医师职称构成情况，因此图 2-5-147 仅展现上海市 2021 年和 2023 年的医师职称构成对比。由图 2-5-147 可见，2023 年上海市整形美容专业医师的主要职称为主治医师，其占比为 44.87%，其次是副主任医师和主任医师，住院医师的占比最低，为 10.71%。

图 2-5-148 显示 2018—2023 年上海市整形美容科医师专业背景构成情况，可见，上海市从事整形美容行业的医师专业背景以整形美容专业为主，历年来其占比均高于 80%。

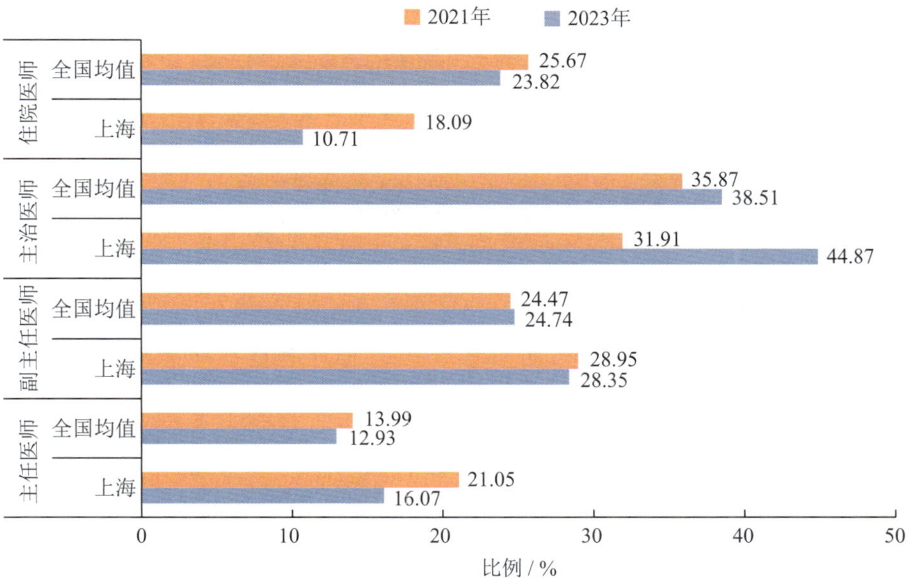

图 2-5-147　2021 年和 2023 年国家医疗质量管理与控制信息网上海市整形美容专业医师职称构成

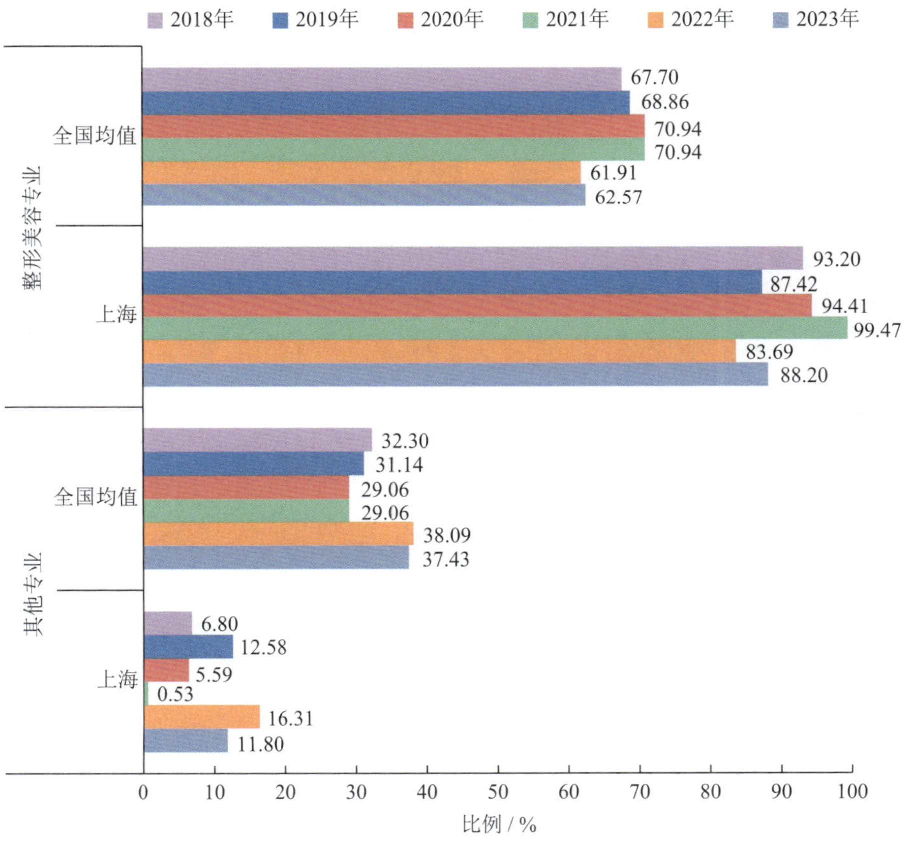

图 2-5-148　2018—2023 年国家医疗质量管理与控制信息网上海市整形美容科医师专业背景构成

2023 年，上海市设有整形美容专业的医院开放床位总量为 31 407 张，其中整形美容专业开放床位 544 张，占比 1.73%，较 2022 年（1.36%）有所升高，且高于全国均值（1.12%）。

（二）病房和门诊相关指标数据

2023 年上海市整形美容专业病房共收治患者 24 214 人次，占全国总量的 5.43%，较 2022 年总数增加 7438 人次。由图 2-5-149 可见，2019—2023 年上海市整形美容专业病房患者疾病类型比例波动较大，但整体以修复重建类为主。

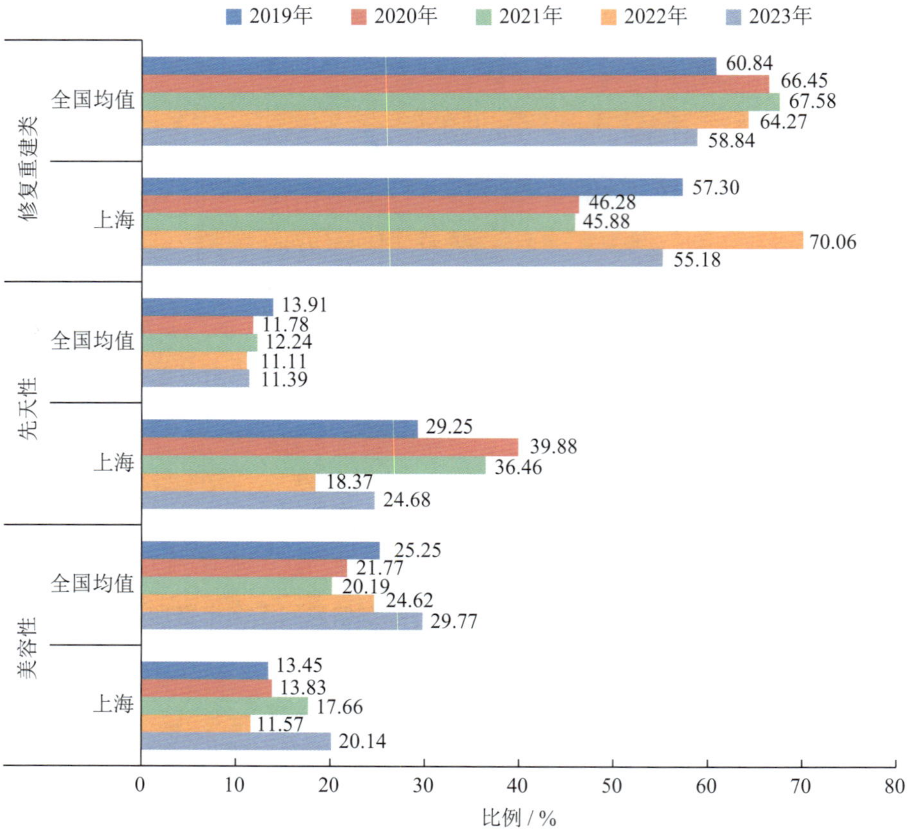

图 2-5-149　2019—2023 年国家医疗质量管理与控制信息网上海市整形美容专业病房患者疾病类型比例

2023 年上海市整形美容专业门诊共接诊 636 234 人次，占全国总量的 3.77%，较 2022 年总数增加 71 184 人次。由图 2-5-150 可见，2023 年上海市整形美容专业门诊手术的比例较 2022 年显著下降，光电项目及注射操作的比例较 2022 年升高。

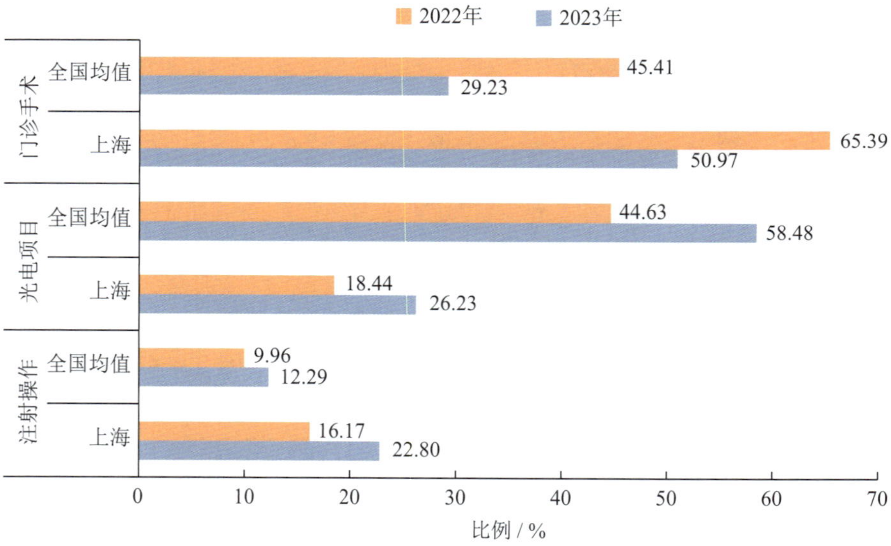

图 2-5-150　2022—2023 年国家医疗质量管理与控制信息网上海市整形美容专业门诊患者治疗类型比例

（三）专业协同指标数据

2023 年上海市设有整形美容专业的 30 家医院中，应用电子病历系统的共计 29 家，占比 96.67%，高于全国均值（88.44%），较 2022 年（86.84%）有所升高。麻醉医师协助治疗量占比方面，2023 年上海市的数据为 9.13%，高于全国均值（4.50%），但较 2022 年（10.78%）有所下降。

二十六、四川省质量控制指标数据分析

2023 年，四川省共 110 家医院通过 NCIS 系统报告了整形美容专业医疗质量控制数据，其中公立医院 88 家，民营医院 22 家。

（一）基本信息指标数据

2023 年，四川省整形美容专业在职医师共计 768 人，其中美容主诊医师 479 人，在职护士 948 人。2018—2023 年四川省整形美容专业在职医师数量的全国占比见图 2-5-151，2022—2023 年四川省整形美容专业的护医比 1 和护医比 2 见图 2-5-152。

由图 2-5-151 可见，四川省整形美容专业在职医师数量的全国占比呈逐年升高趋势，在 2023 年最高，达到 6.43%。由图 2-5-152 可见，2023 年整形美容专业护医比 1 和护医比 2 的全国均值有所下降，四川省的护医比水平较 2022 年亦有所下降。

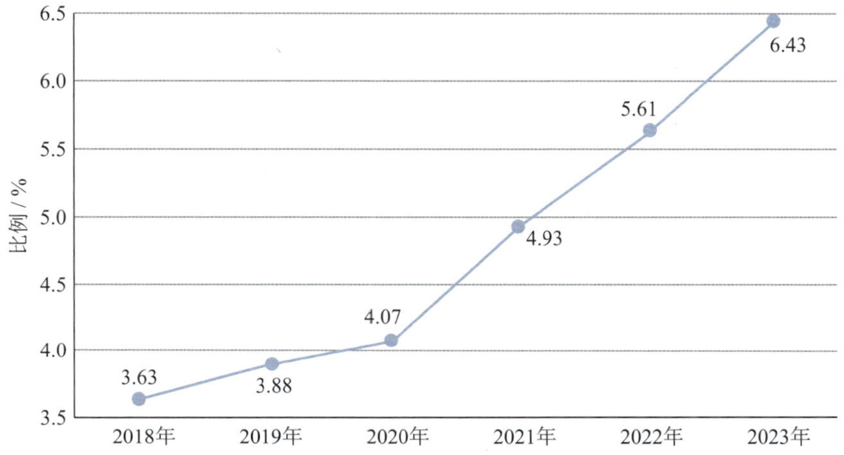

图 2-5-151　2018—2023 年国家医疗质量管理与控制信息网四川省整形美容专业在职医师数量全国占比

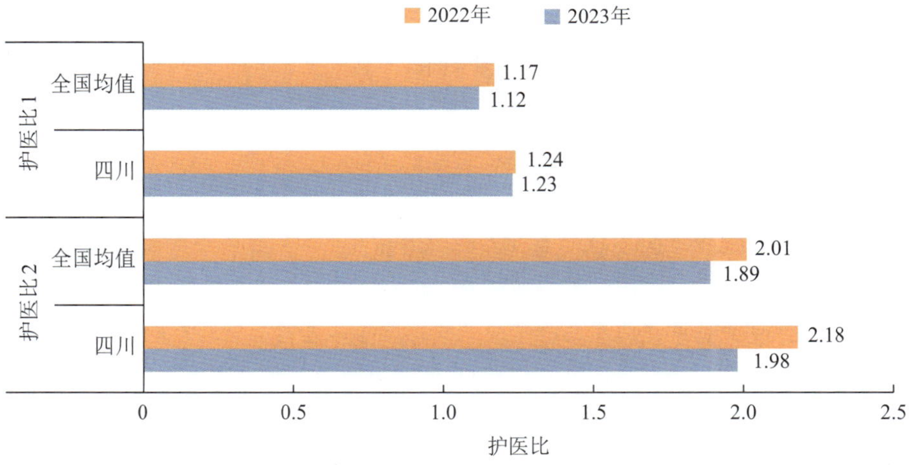

护医比 1—护士总人数与医师总人数的比值；护医比 2—护士总人数与美容主诊医师总人数的比值。

图 2-5-152　2022—2023 年国家医疗质量管理与控制信息网四川省整形美容专业护医比

由于 2022 年未统计整形美容专业医师职称构成情况，因此图 2-5-153 仅展现四川省 2021 年和 2023 年的医师职称构成对比。由图 2-5-153 可见，2023 年四川省整形美容专业医师的主要职称为主治医师，其占比为 40.82%，其次是住院医师和副主任医师，主任医师的占比最低，为 8.99%。

图 2-5-154 显示 2018—2023 年四川省整形美容科医师专业背景构成情况，可见，四川省从事整形美容行业的医师专业背景以整形美容专业为主，其占比历年来均高于 50%，但整体呈现下降趋势。

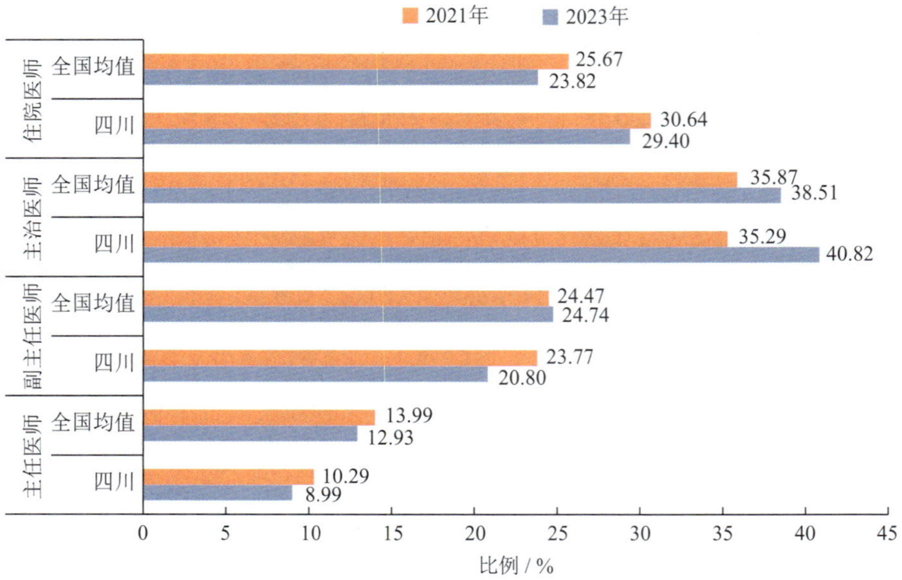

图 2-5-153 2021 年和 2023 年国家医疗质量管理与控制信息网四川省整形美容专业医师职称构成

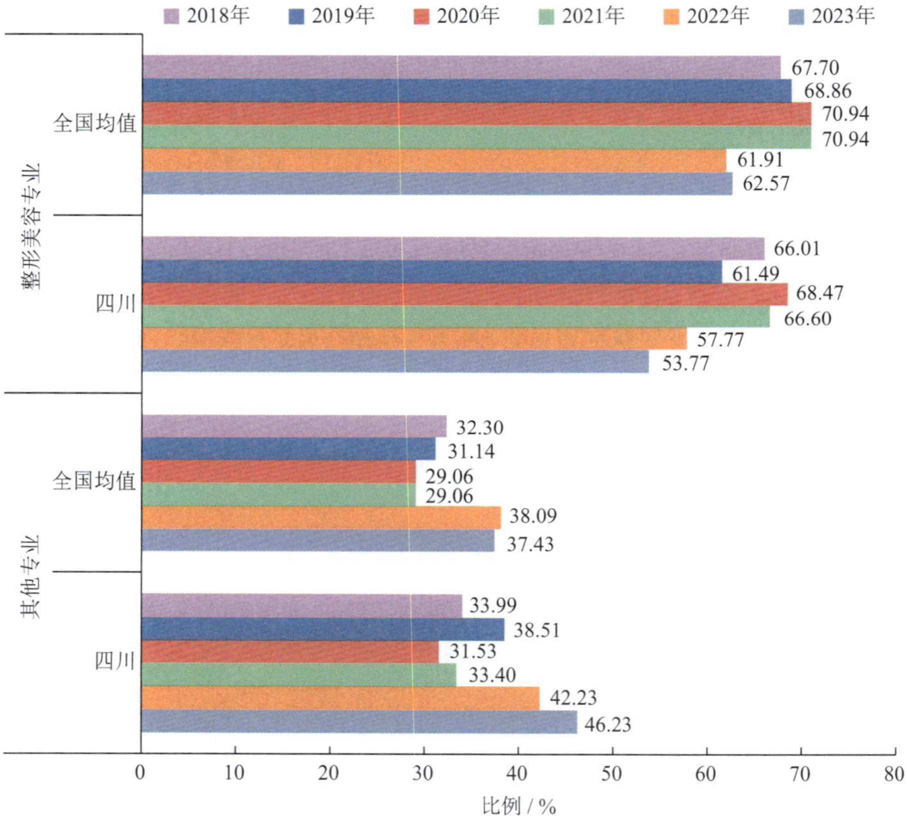

图 2-5-154 2018—2023 年国家医疗质量管理与控制信息网四川省整形美容科医师专业背景构成

2023 年，四川省设有整形美容专业的医院开放床位总量为 94 917 张，其中整形美容专业开放床位 1373 张，占比 1.45%，较 2022 年（1.31%）有所升高，且高于全国均值（1.12%）。

（二）病房和门诊相关指标数据

2023 年四川省整形美容专业病房共收治患者 26 901 人次，占全国总量的 6.03%，较 2022 年总数增加 1906 人次。由图 2-5-155 可见，2019—2023 年四川省整形美容专业病房患者疾病类型比例波动较大，但整体以修复重建类为主。

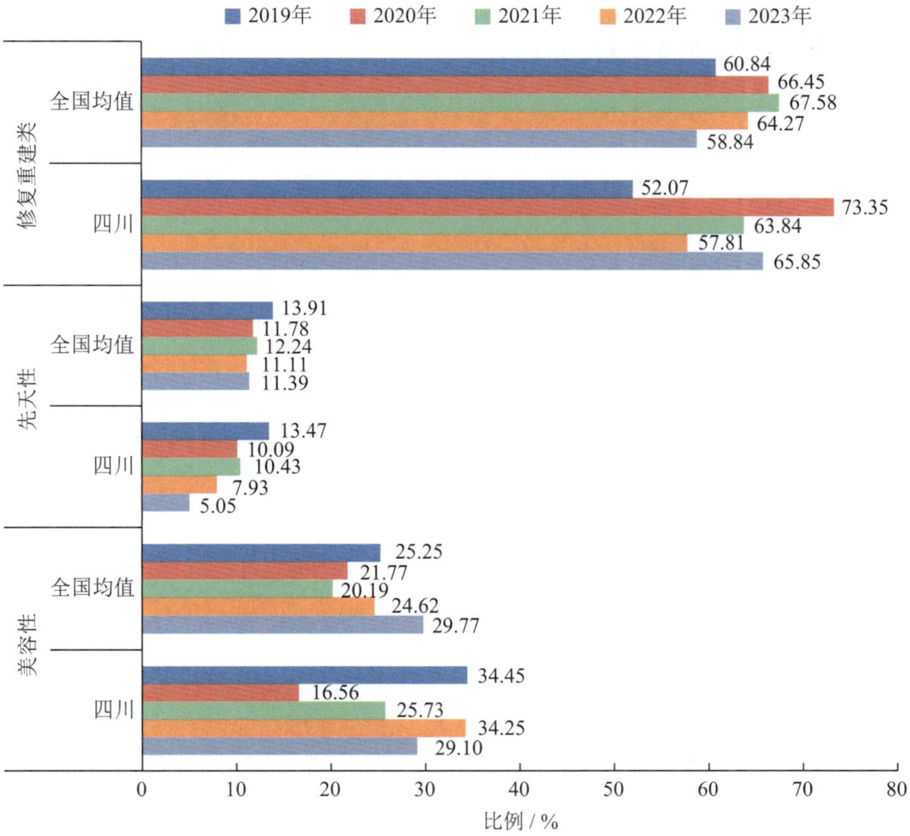

图 2-5-155 2019—2023 年国家医疗质量管理与控制信息网四川省整形美容专业病房患者疾病类型比例

2023 年四川省整形美容专业门诊共接诊 1 316 889 人次，占全国总量的 7.80%，较 2022 年总数增加 369 794 人次。由图 2-5-156 可见，2023 年四川省整形美容专业门诊手术的比例较 2022 年显著下降，光电项目及注射操作的比例较 2022 年升高。

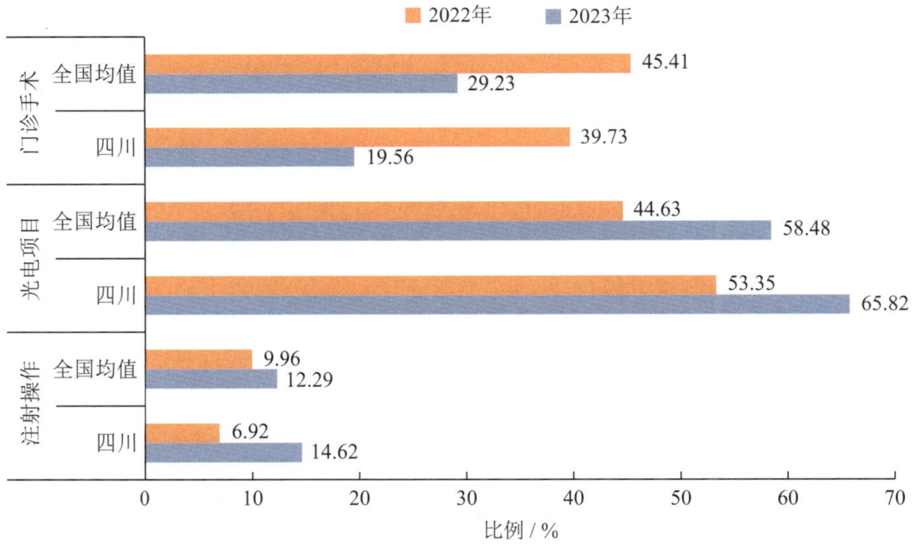

图 2-5-156 2022—2023 年国家医疗质量管理与控制信息网四川省整形美容专业门诊患者治疗类型比例

（三）专业协同指标数据

2023 年四川省设有整形美容专业的 110 家医院中，应用电子病历系统的共计 91 家，占比 82.73%，低于全国均值（88.44%），较 2022 年（92.59%）有所下降。麻醉医师协助治疗量占比方面，2023 年四川省的数据为 3.46%，低于全国均值（4.50%），且较 2022 年（12.66%）有所下降。

二十七、天津市质量控制指标数据分析

2023 年，天津市共 17 家医院通过 NCIS 系统报告了整形美容专业医疗质量控制数据，其中公立医院 16 家，民营医院 1 家。

（一）基本信息指标数据

2023 年，天津市整形美容专业在职医师共计 115 人，其中美容主诊医师 72 人，在职护士 145 人。2018—2023 年天津市整形美容专业在职医师数量的全国占比见图 2-5-157，2022—2023 年天津市整形美容专业的护医比 1 和护医比 2 见图 2-5-158。

由图 2-5-157 可见，近年来天津市整形美容专业在职医师数量的全国占比整体呈下降趋势，在 2021 年最低，为 0.89%。由图 2-5-158 可见，2023 年整形美容专业护医比 1 和护医比 2 的全国均值有所下降，但天津市的护医比水平较 2022 年有所升高。

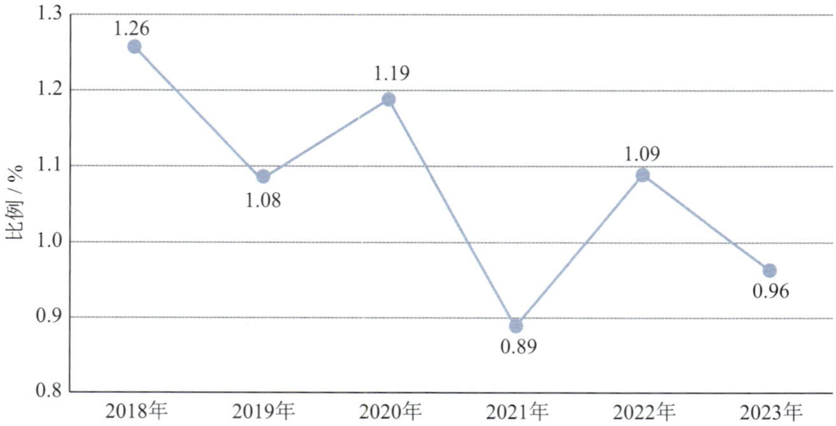

图 2-5-157　2018—2023 年国家医疗质量管理与控制信息网天津市整形美容专业在职医师数量全国占比

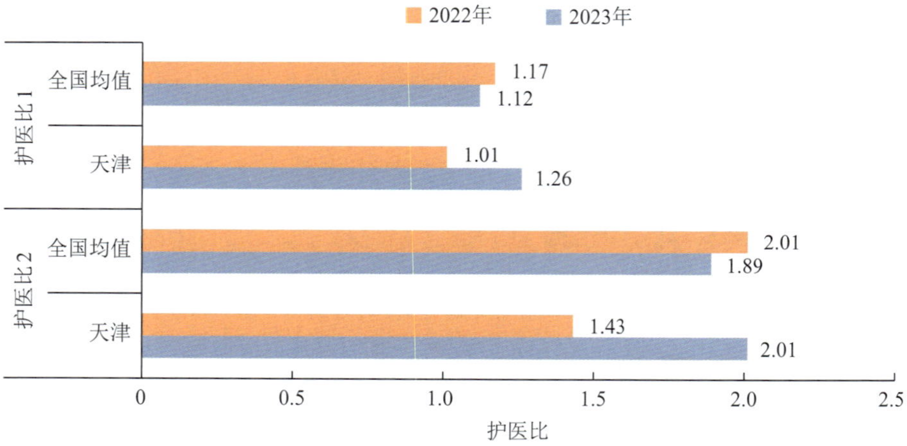

护医比 1—护士总人数与医师总人数的比值；护医比 2—护士总人数与美容主诊医师总人数的比值。

图 2-5-158　2022—2023 年国家医疗质量管理与控制信息网天津市整形美容专业护医比

由于 2022 年未统计整形美容专业医师职称构成情况，因此图 2-5-159 仅展现天津市 2021 年和 2023 年的医师职称构成对比。由图 2-5-159 可见，2023 年天津市整形美容专业医师的主要职称为主治医师，其占比为 34.78%，其次是副主任医师，占比为 25.22%，住院医师和主任医师的占比相当。

图 2-5-160 显示 2018—2023 年天津市整形美容科医师专业背景构成情况，可见，天津市从事整形美容行业的医师专业背景以整形美容专业为主。

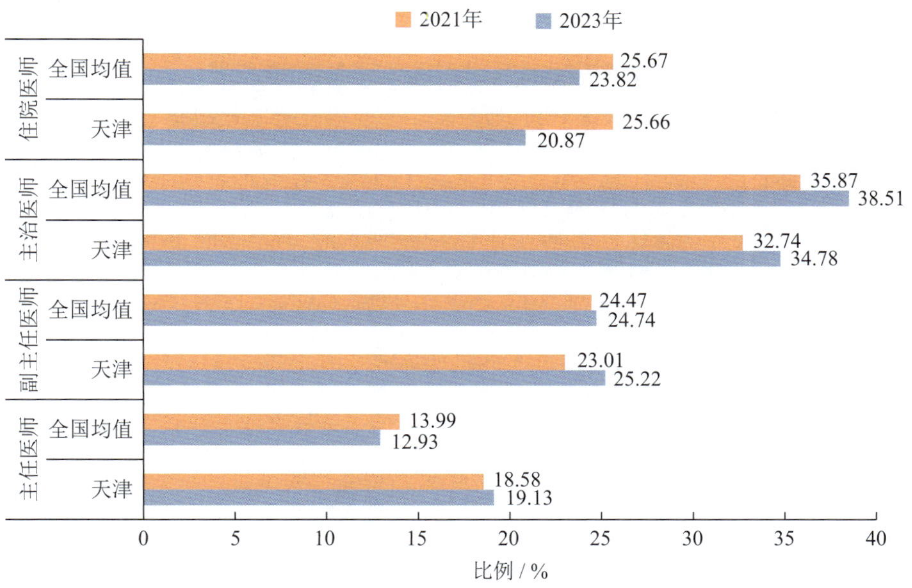

图 2-5-159　2021 年和 2023 年国家医疗质量管理与控制信息网天津市整形美容专业医师职称构成

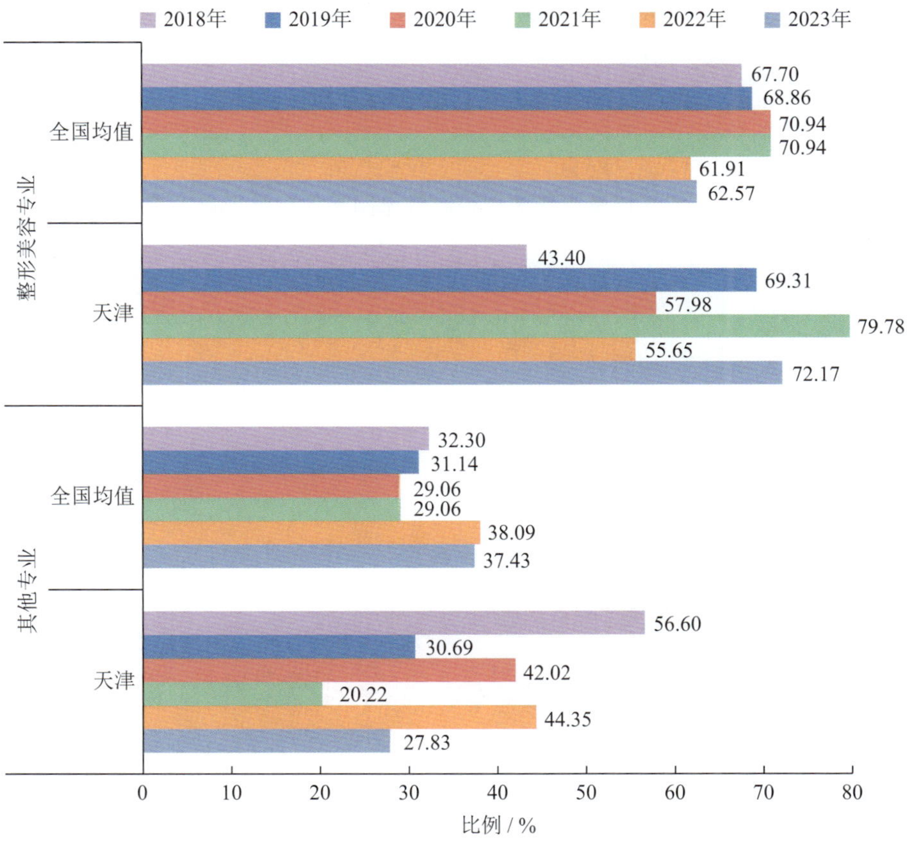

图 2-5-160　2018—2023 年国家医疗质量管理与控制信息网天津市整形美容科医师专业背景构成

2023 年，天津市设有整形美容专业的医院开放床位总量为 12 080 张，其中整形美容专业开放床位 183 张，占比 1.51%，较 2022 年（2.05%）有所下降，但高于全国均值（1.12%）。

（二）病房和门诊相关指标数据

2023 年天津市整形美容专业病房共收治患者 1623 人次，占全国总量的 0.36%，较 2022 年总数增加 853 人次。由图 2-5-161 可见，2019—2023 年天津市整形美容专业病房患者疾病类型比例波动较大，但整体以修复重建类为主。

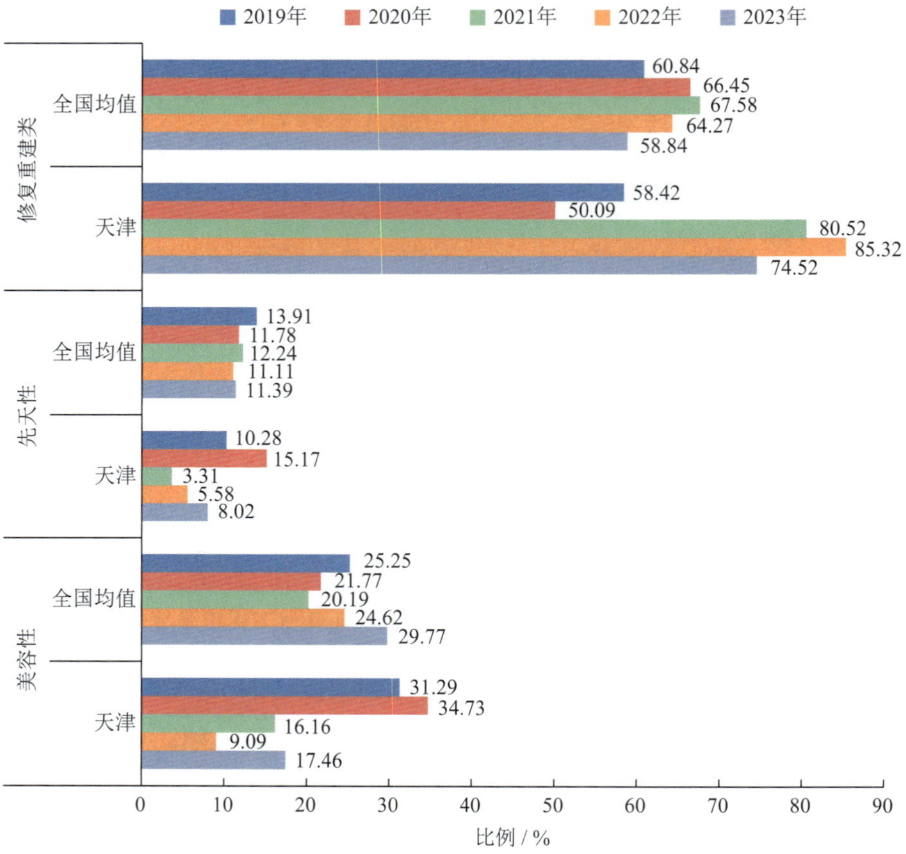

图 2-5-161 2019—2023 年国家医疗质量管理与控制信息网天津市整形美容专业病房患者疾病类型比例

2023 年天津市整形美容专业门诊共接诊 114 859 人次，占全国总量的 0.68%，较 2022 年总数减少 249 718 人次。由图 2-5-162 可见，2023 年天津市整形美容专业光电项目的比例较 2022 年显著下降，门诊手术及注射操作的比例较 2022 年升高。

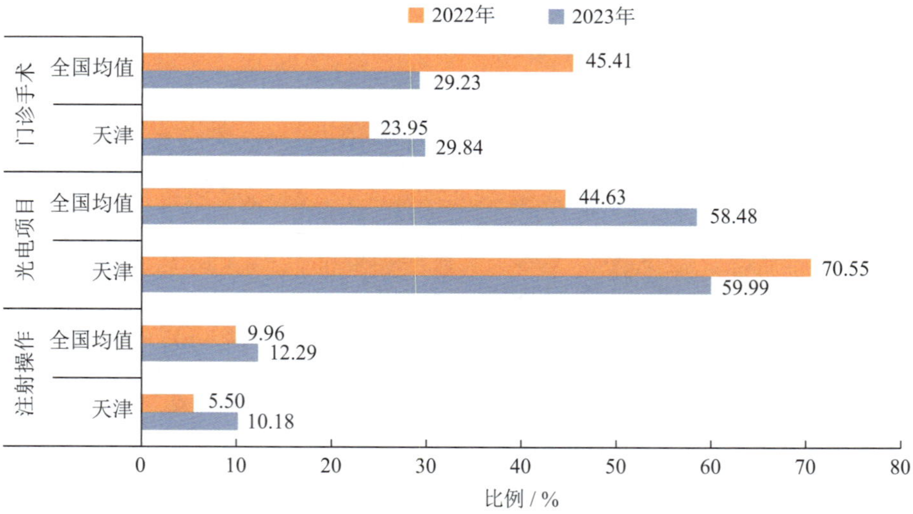

图 2-5-162 2022—2023 年国家医疗质量管理与控制信息网天津市整形美容专业门诊患者治疗类型比例

（三）专业协同指标数据

2023 年天津市设有整形美容专业的 17 家医院中，应用电子病历系统的共计 13 家，占比 76.47%，低于全国均值（88.44%），较 2022 年（66.67%）有所升高。麻醉医师协助治疗量占比方面，2023 年天津市的数据为 2.33%，低于全国均值（4.50%），较 2022 年（9.02%）有所下降。

二十八、西藏自治区质量控制指标数据分析

根据 NCIS 系统 2023 年的反馈结果，西藏自治区仅有 1 家设立整形美容专业的公立医院提供了有效数据，不足以反映西藏自治区整形美容专业的整体情况，同时可能涉及该医院的具体信息，因此不予展示，但仍对该医院参与数据填报工作表示感谢！

二十九、新疆生产建设兵团质量控制指标数据分析

新疆生产建设兵团于 2023 年首次进行独立数据分析，因此仅展示 2023 年相关数据。2023 年，新疆生产建设兵团共 5 家医院通过 NCIS 系统报告了整形美容专业医疗质量控制数据，其中公立医院 5 家，民营医院 0 家。

（一）基本信息指标数据

2023 年，新疆生产建设兵团整形美容专业在职医师共计 41 人，其中美容主诊医师 13 人，在职护士 40 人。2023 年新疆生产建设兵团整形美容专业在职医师数量的全国占比为 0.34%。2023 年新疆生产建设兵团整形美容专业的护医比 1 和护医比 2 见图 2-5-163，其中护医比 1 水平低于全国均值，而护医比 2 水平高于全国均值。

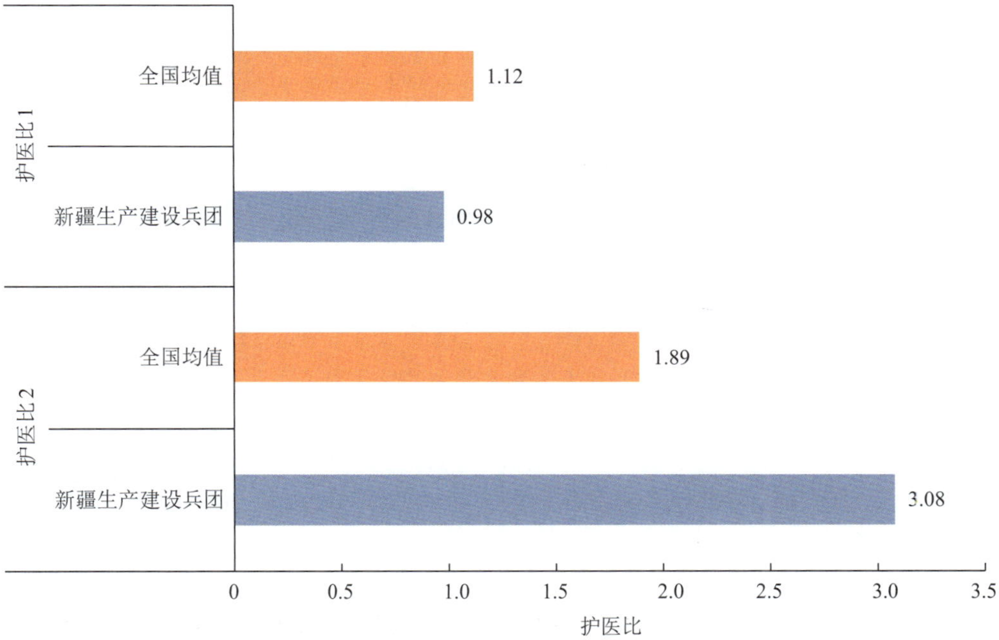

护医比 1—护士总人数与医师总人数的比值；护医比 2—护士总人数与美容主诊医师总人数的比值。

图 2-5-163　2023 年国家医疗质量管理与控制信息网新疆生产建设兵团整形美容专业护医比

图 2-5-164 展现新疆生产建设兵团 2023 年整形美容专业医师的职称构成情况。2023 年新疆生产建设兵团整形美容专业医师的主要职称为主治医师，其占比为 41.46%，高于全国均值，其次是住院医师、副主任医师，而主任医师的占比最低，为 14.63%。

图 2-5-165 显示 2023 年新疆生产建设兵团整形美容科医师专业背景构成情况，可见，新疆生产建设兵团从事整形美容行业的医师专业背景以其他专业为主，其占比高于全国均值。

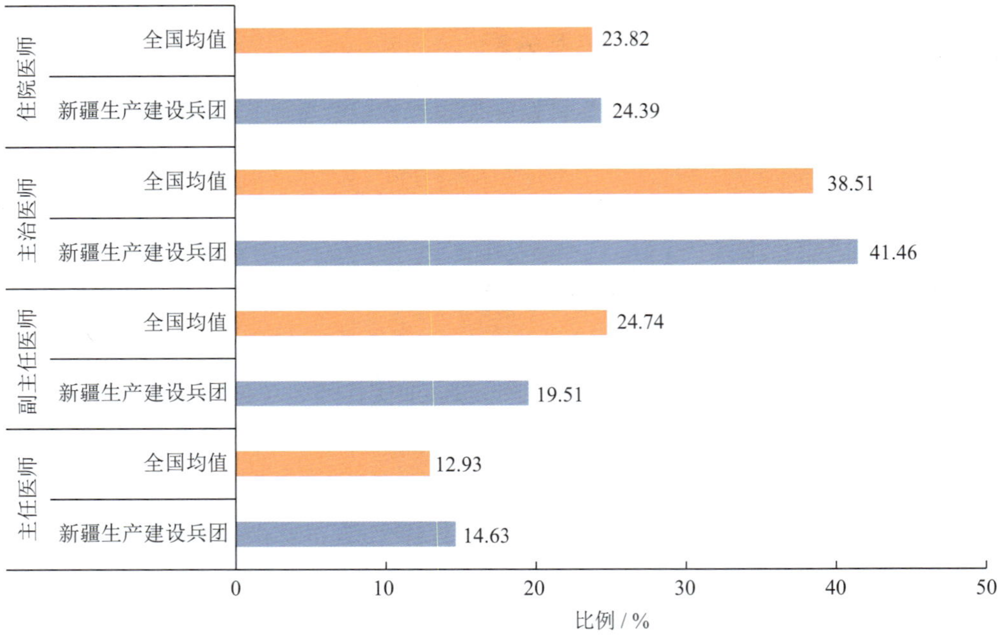

图 2-5-164 2023 年国家医疗质量管理与控制信息网新疆生产建设兵团整形美容专业医师职称构成

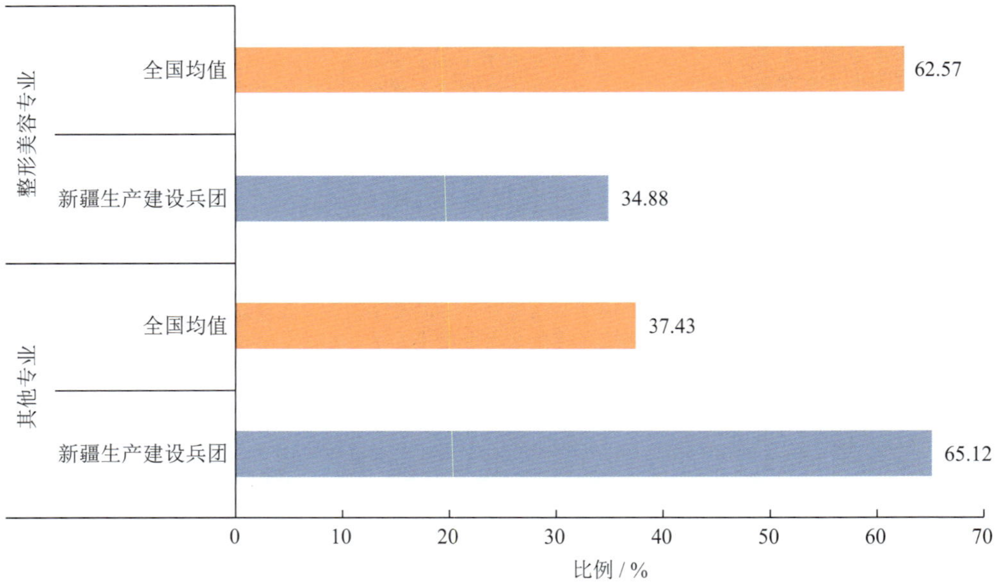

图 2-5-165 2023 年国家医疗质量管理与控制信息网新疆生产建设兵团整形美容科医师专业背景构成

2023 年，新疆生产建设兵团设有整形美容专业的医院开放床位总量为 2052 张，其中整形美容专业开放床位 62 张，占比 3.02%，高于全国均值（1.12%）。

（二）病房和门诊相关指标数据

2023 年新疆生产建设兵团整形美容专业病房共收治患者 739 人次，占全国总量的 0.17%。由图 2-5-166 可见，2023 年新疆生产建设兵团整形美容专业病房患者疾病类型以修复重建类为主，其次是美容性需求。

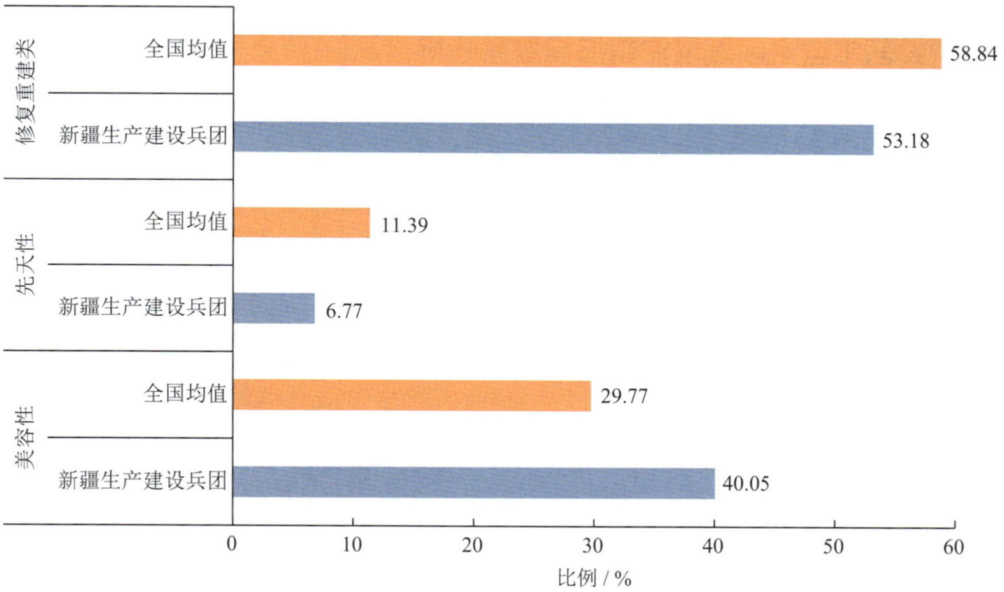

图 2-5-166　2023 年国家医疗质量管理与控制信息网新疆生产建设兵团整形美容专业病房患者疾病类型比例

2023 年新疆生产建设兵团整形美容专业门诊共接诊 46 952 人次，占全国总量的 0.28%。由图 2-5-167 可见，新疆生产建设兵团整形美容专业门诊患者治疗类型比例最高的是光电项目，其次是注射操作，而门诊手术的比例最低，仅为 22.69%。

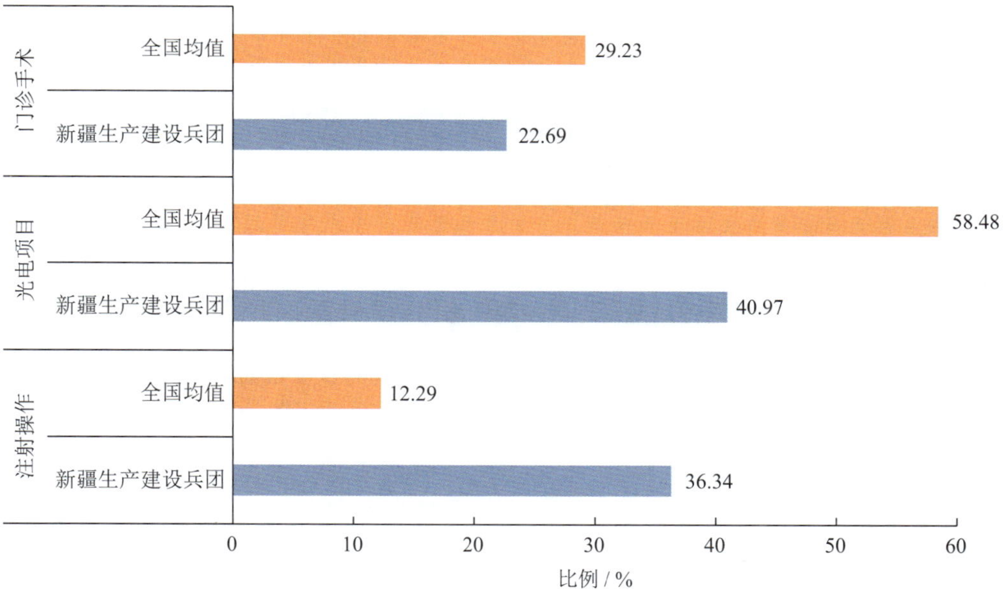

图 2-5-167　2023 年国家医疗质量管理与控制信息网新疆生产建设兵团整形美容专业门诊患者治疗类型比例

（三）专业协同指标数据

2023 年新疆生产建设兵团设有整形美容专业的 5 家医院中，应用电子病历系统的共计 5 家，占比 100%，高于全国均值（88.44%）。麻醉医师协助治疗量占比方面，2023 年新疆生产建设兵团的数据为 6.29%，高于全国均值（4.50%）。

三十、新疆维吾尔自治区质量控制指标数据分析

新疆维吾尔自治区于2023年首次进行独立数据分析，因此仅展示2023年相关数据。2023年，新疆维吾尔自治区共20家医院通过NCIS系统报告了整形美容专业医疗质量控制数据，其中公立医院19家，民营医院1家。

（一）基本信息指标数据

2023年，新疆维吾尔自治区整形美容专业在职医师共计113人，其中美容主诊医师35人，在职护士93人。2023年新疆维吾尔自治区整形美容专业在职医师数量的全国占比为0.95%。2023年新疆维吾尔自治区整形美容专业的护医比1和护医比2见图2-5-168，其中护医比1水平低于全国均值，而护医比2水平高于全国均值。

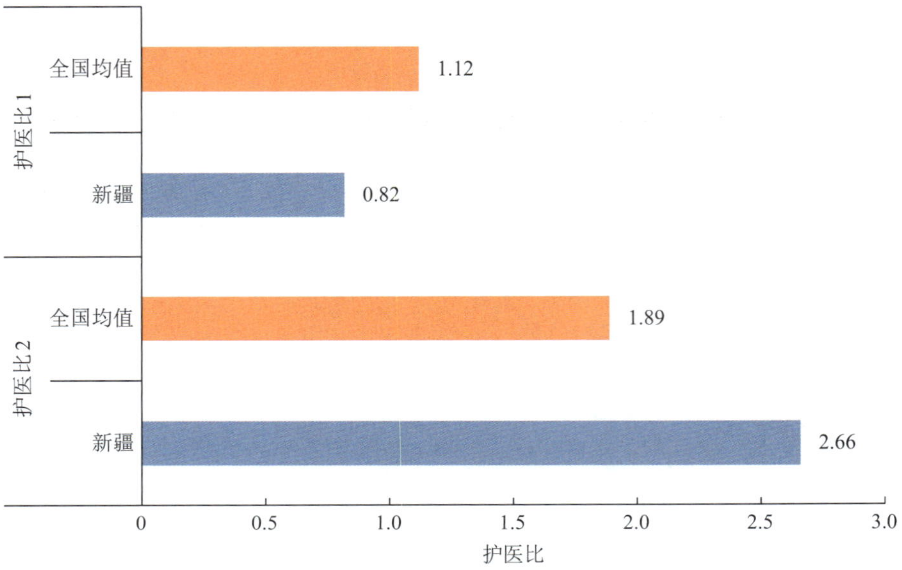

护医比1—护士总人数与医师总人数的比值；护医比2—护士总人数与美容主诊医师总人数的比值。

图2-5-168 2023年国家医疗质量管理与控制信息网新疆维吾尔自治区整形美容专业护医比

图2-5-169展现新疆维吾尔自治区2023年的医师职称构成情况。2023年新疆维吾尔自治区整形美容专业医师的主要职称为住院医师，其占比达37.17%，其次为主治医师、主任医师，而副主任医师的占比最低，为12.39%。

图2-5-170显示2023年新疆维吾尔自治区整形美容科医师专业背景构成情况，可见，新疆维吾尔自治区从事整形美容行业的医师专业背景以整形美容专业居多。

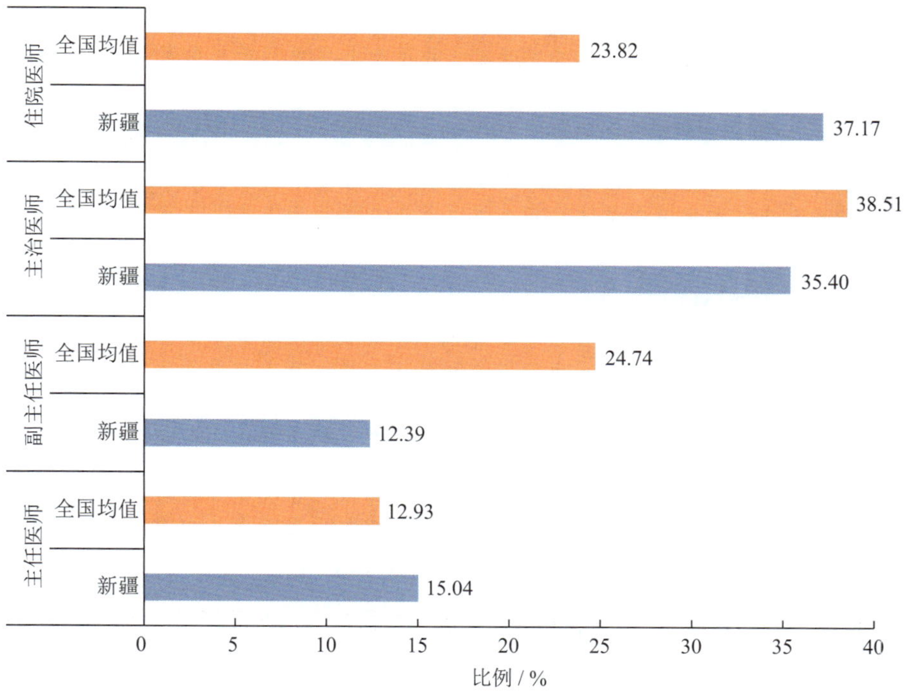

图 2-5-169　2023 年国家医疗质量管理与控制信息网新疆维吾尔自治区整形美容专业医师职称构成

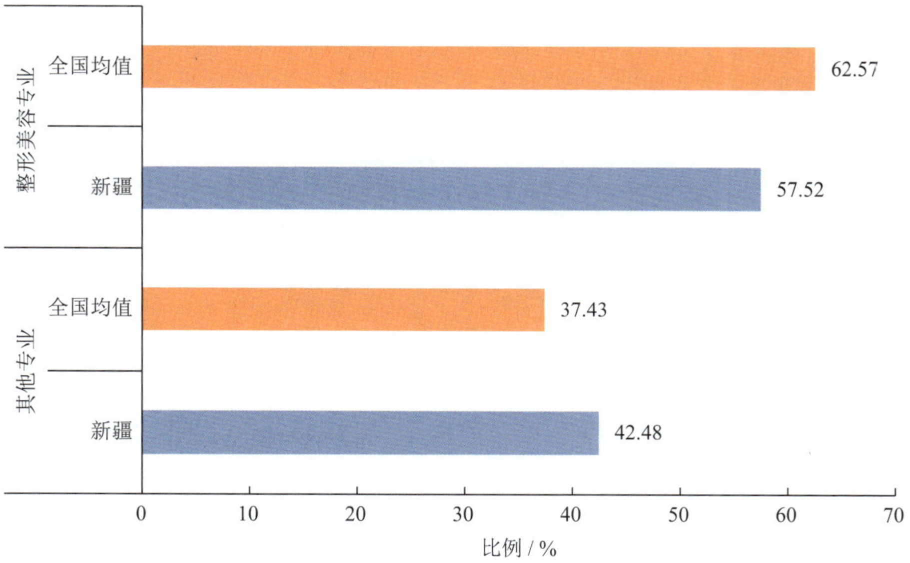

图 2-5-170　2023 年国家医疗质量管理与控制信息网新疆维吾尔自治区整形美容科医师专业背景构成

2023 年，新疆维吾尔自治区设有整形美容专业的医院开放床位总量为 19 902 张，其中整形美容专业开放床位 156 张，占比 0.78%，低于全国均值（1.12%）。

（二）病房和门诊相关指标数据

2023 年新疆维吾尔自治区整形美容专业病房共收治患者 5004 人次，占全国总量的 1.12%。由图 2-5-171 可见，2023 年新疆维吾尔自治区整形美容专业病房患者疾病类型以修复重建类为主，其比例达到 70.20%。

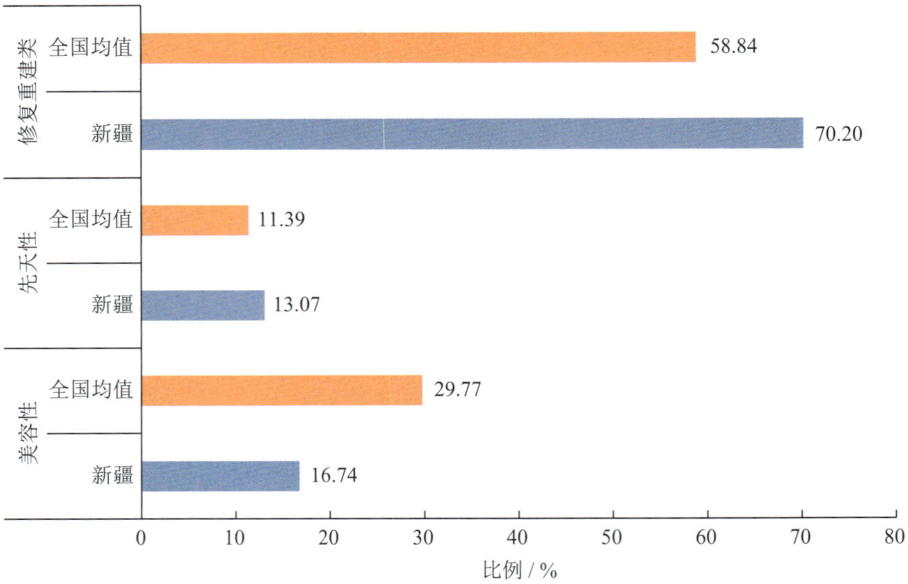

图 2-5-171 2023 年国家医疗质量管理与控制信息网新疆维吾尔自治区整形美容专业病房患者疾病类型比例

2023 年新疆维吾尔自治区整形美容专业门诊共接诊 90 973 人次，占全国总量的 0.54%。由图 2-5-172 可见，新疆维吾尔自治区整形美容专业门诊患者治疗类型比例最高的是门诊手术，其次是光电项目，注射操作的比例最低，仅为 10.18%。

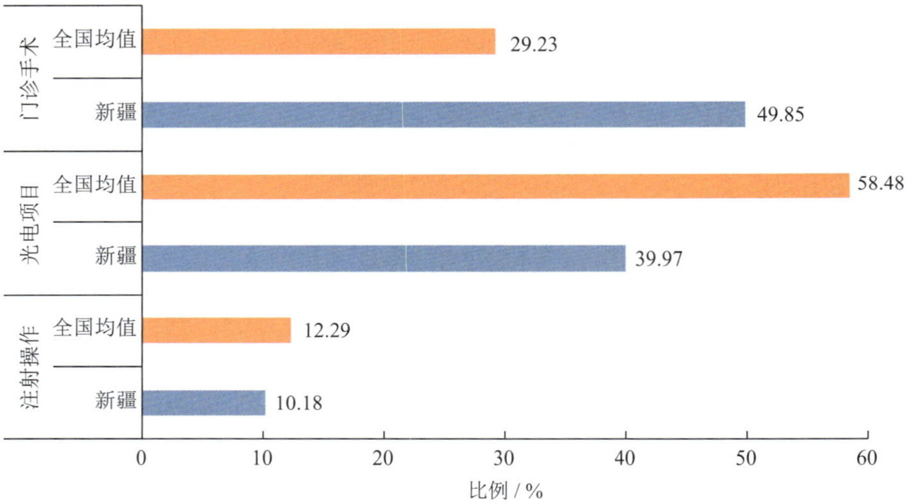

图 2-5-172 2023 年国家医疗质量管理与控制信息网新疆维吾尔自治区整形美容专业门诊患者治疗类型比例

（三）专业协同指标数据

2023 年新疆维吾尔自治区设有整形美容专业的 20 家医院中，应用电子病历系统的共计 19 家，占比 95.00%，高于全国均值（88.44%）。麻醉医师协助治疗量占比方面，2023 年新疆维吾尔自治区的数据为 8.23%，高于全国均值（4.50%）。

三十一、云南省质量控制指标数据分析

2023 年，云南省共 63 家医院通过 NCIS 系统报告了整形美容专业医疗质量控制数据，其中公立医院 53 家，民营医院 10 家。

（一）基本信息指标数据

2023 年，云南省整形美容专业在职医师共计 405 人，其中美容主诊医师 259 人，在职护士 442 人。

2018—2023 年云南省整形美容专业在职医师数量的全国占比见图 2-5-173，2022—2023 年云南省整形美容专业的护医比 1 和护医比 2 见图 2-5-174。

由图 2-5-173 可见，云南省整形美容专业在职医师数量的全国占比整体呈上升趋势，2023 年最高，为 3.39%。由图 2-5-174 可见，2023 年整形美容专业护医比 1 和护医比 2 的全国均值有所下降，云南省的护医比水平较 2022 年下降显著。

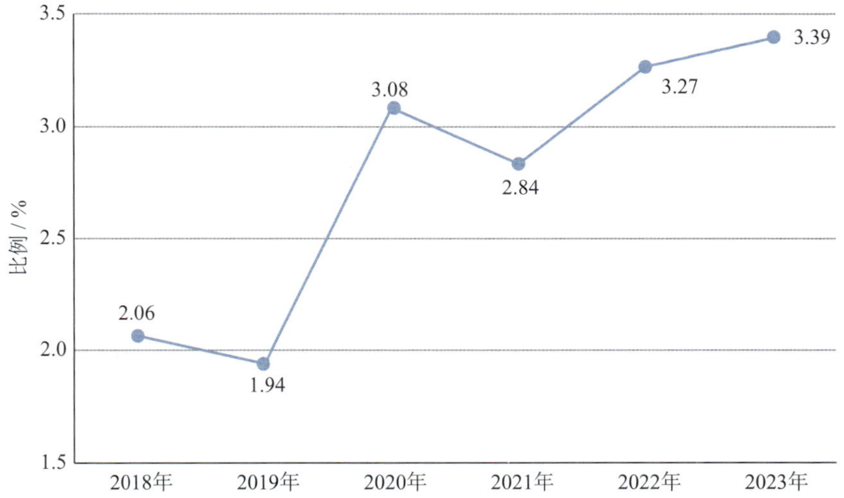

图 2-5-173　2018—2023 年国家医疗质量管理与控制信息网云南省整形美容专业在职医师数量全国占比

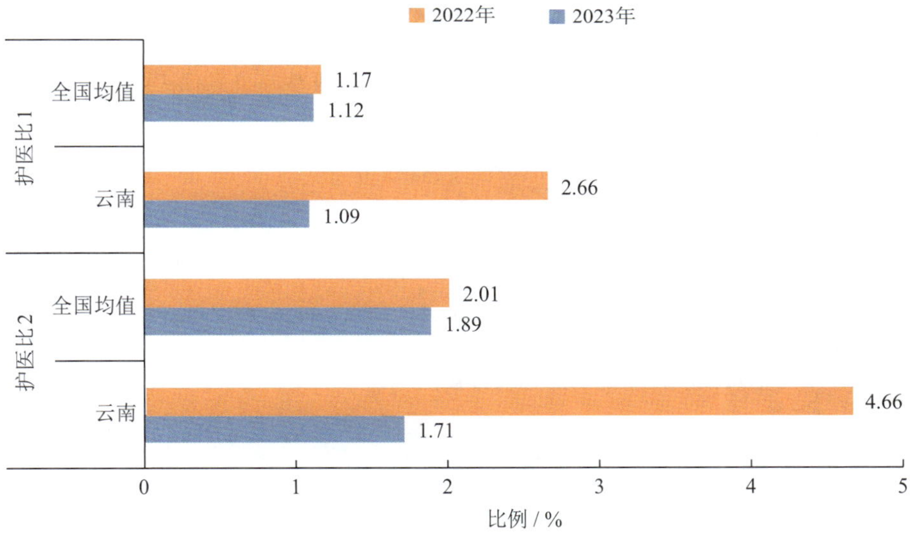

护医比 1—护士总人数与医师总人数的比值；护医比 2—护士总人数与美容主诊医师总人数的比值。

图 2-5-174　2022—2023 年国家医疗质量管理与控制信息网云南省整形美容专业护医比

由于 2022 年未统计整形美容专业医师职称构成情况，因此图 2-5-175 仅展现云南省 2021 年和 2023 年的医师职称构成对比。由图 2-5-175 可见，2023 年云南省整形美容专业医师的主要职称为主治医师，其占比为 40.15%，其次是住院医师、副主任医师，而主任医师的占比最低，为 11.82%。

图 2-5-176 显示 2018—2023 年云南省整形美容科医师专业背景构成情况，可见，云南省从事整形美容行业的医师专业背景以其他专业为主，且其占比呈上升趋势。

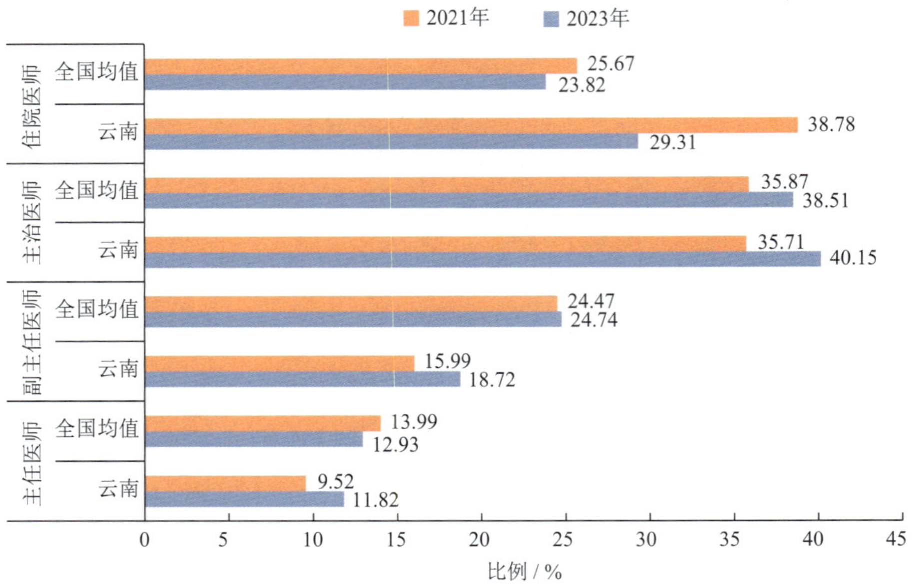

图 2-5-175 2021 年和 2023 年国家医疗质量管理与控制信息网云南省整形美容专业医师职称构成

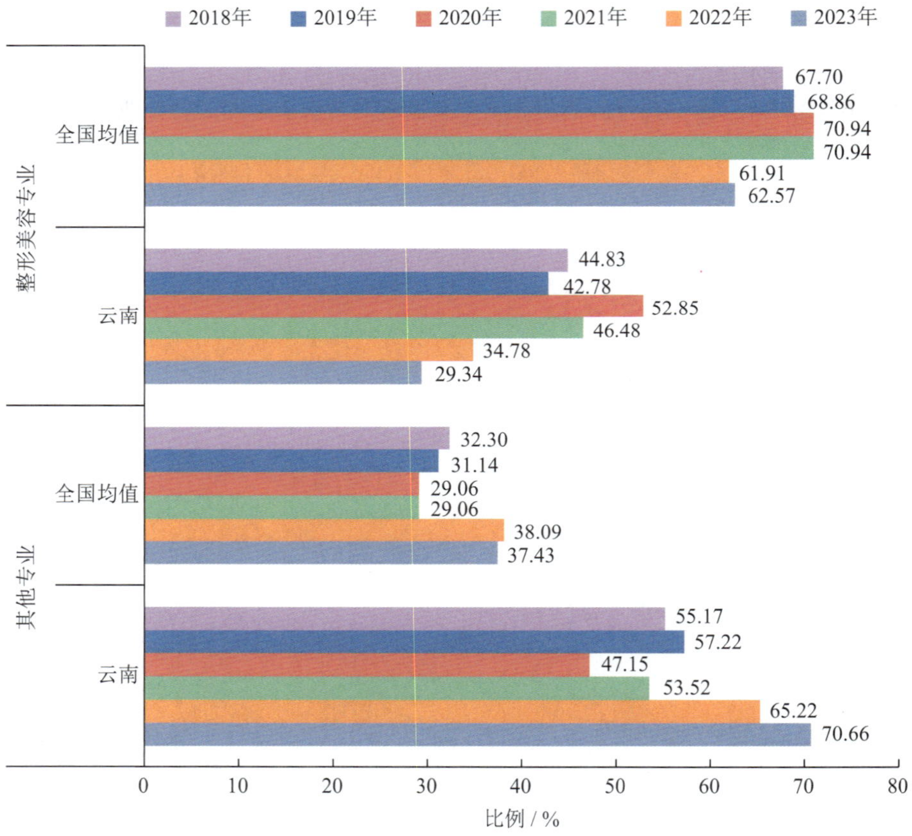

图 2-5-176 2018—2023 年国家医疗质量管理与控制信息网云南省整形美容科医师专业背景构成

2023 年，云南省设有整形美容专业的医院开放床位总量为 43 606 张，其中整形美容专业开放床位 563 张，占比 1.29%，较 2022 年（1.64%）有所下降，但高于全国均值（1.12%）。

（二）病房和门诊相关指标数据

2023 年云南省整形美容专业病房共收治患者 10 910 人次，占全国总量的 2.45%，较 2022 年总数增加 2409 人次。由图 2-5-177 可见，2019—2023 年云南省整形美容专业病房患者疾病类型比例波动较大，其中修复重建类的比例较高，但呈现下降趋势，美容性的比例则逐年升高，2023 年已与修复重建类相当。

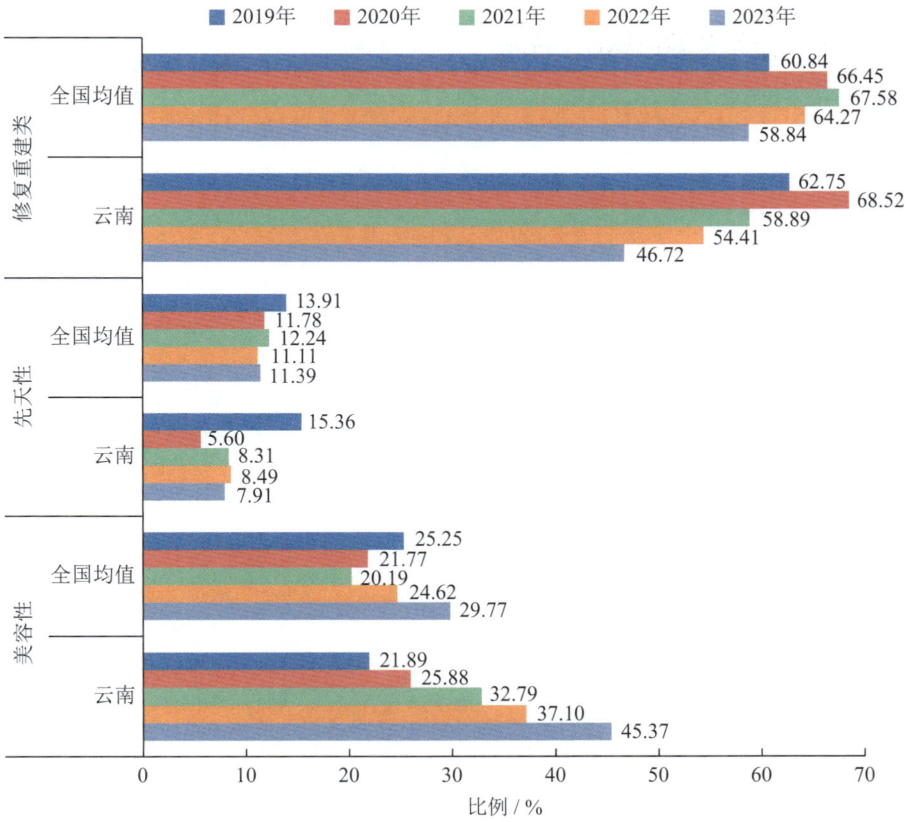

图 2-5-177 2019—2023 年国家医疗质量管理与控制信息网云南省整形美容专业病房患者疾病类型比例

2023 年云南省整形美容专业门诊共接诊 893 401 人次，占全国总量的 5.29%，较 2022 年总数增加 222 461 人次。由图 2-5-178 可见，2023 年在云南省整形美容专业门诊患者治疗类型中，光电项目的比例较 2022 年显著上升，门诊手术的比例较 2022 年明显下降，而注射操作的比例与 2022 年基本持平。

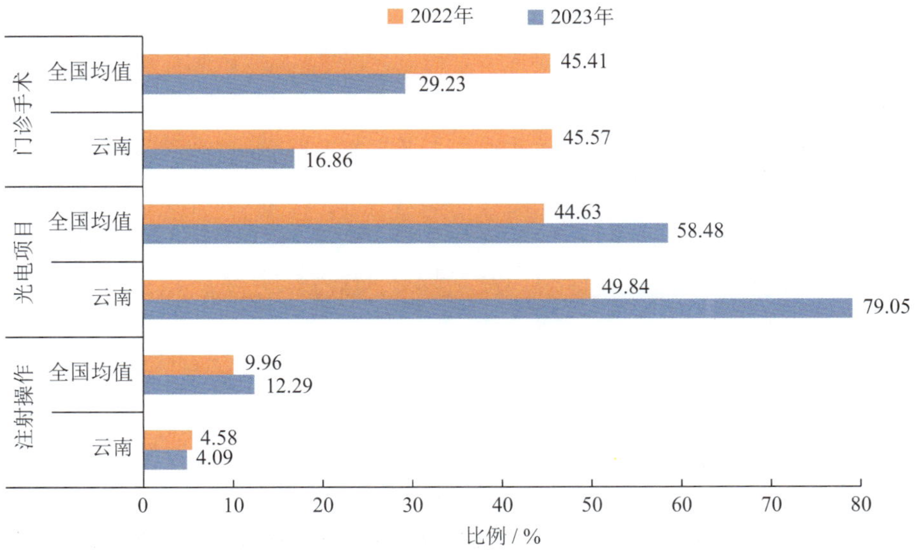

图 2-5-178 2022—2023 年国家医疗质量管理与控制信息网云南省整形美容专业门诊患者治疗类型比例

（三）专业协同指标数据

2023 年云南省设有整形美容专业的 63 家医院中，应用电子病历系统的共计 52 家，占比 82.54%，低于全国均值（88.44%），但较 2022 年（81.82%）有所升高。麻醉医师协助治疗量占比方面，2023 年云南省的数据为 3.70%，低于全国均值（4.50%），且较 2022 年（6.58%）有所下降。

三十二、浙江省质量控制指标数据分析

2023 年，浙江省共 102 家医院通过 NCIS 系统报告了整形美容专业医疗质量控制数据，其中公立医院 92 家，民营医院 10 家。

（一）基本信息指标数据

2023 年，浙江省整形美容专业在职医师共计 688 人，其中美容主诊医师 420 人，在职护士 374 人。2018—2023 年浙江省整形美容专业在职医师数量的全国占比见图 2-5-179，2022—2023 年浙江省整形美容专业的护医比 1 和护医比 2 见图 2-5-180。

由图 2-5-179 可见，浙江省整形美容专业在职医师数量的全国占比整体呈上升趋势，2022 年最高，为 6.64%，2023 年为 5.76%。由图 2-5-180 可见，2023 年整形美容专业护医比 1 和护医比 2 的全国均值有所下降，浙江省的护医比水平与 2022 年基本持平，但低于全国均值。

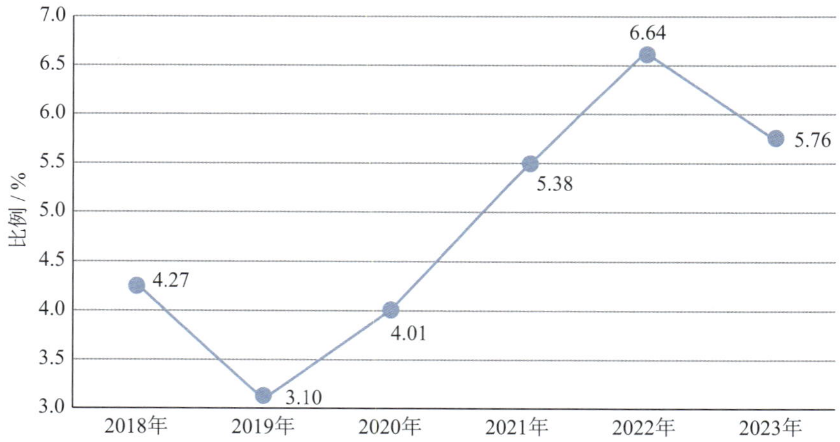

图 2-5-179　2018—2023 年国家医疗质量管理与控制信息网浙江省整形美容专业在职医师数量全国占比

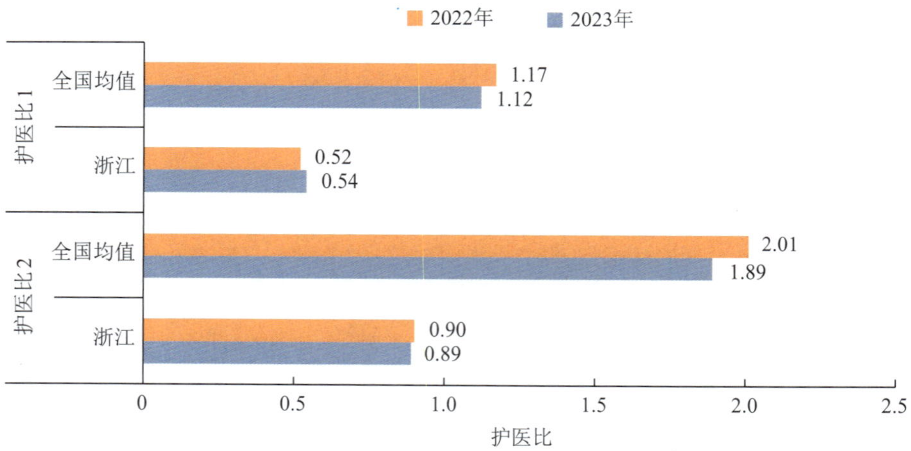

护医比 1—护士总人数与医师总人数的比值；护医比 2—护士总人数与美容主诊医师总人数的比值。

图 2-5-180　2022—2023 年国家医疗质量管理与控制信息网浙江省整形美容专业护医比

由于 2022 年未统计整形美容专业医师职称构成情况，因此图 2-5-181 仅展现浙江省 2021 年和 2023 年的医师职称构成对比。由图 2-5-181 可见，2023 年浙江省整形美容专业医师的主要职称为主治医师，其占比为 34.64%，其次是住院医师、副主任医师，而主任医师的占比最低，为 13.62%。

图 2-5-182 显示 2018—2023 年浙江省整形美容科医师专业背景构成情况，可见浙江省从事整形美容行业的医师专业背景构成变化较大，但整体以整形美容专业为主，其比例在 50% 以上。

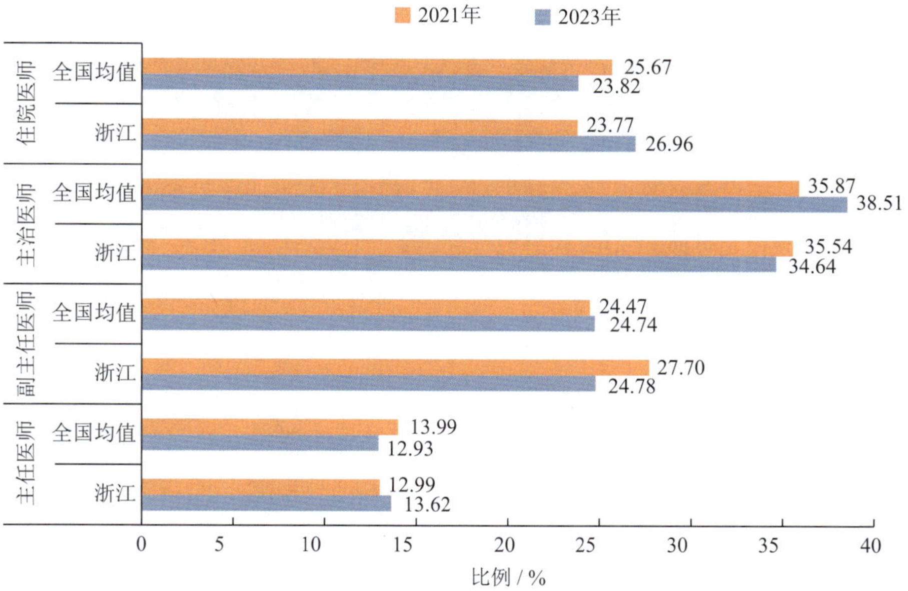

图 2-5-181　2021 年和 2023 年国家医疗质量管理与控制信息网浙江省整形美容专业医师职称构成

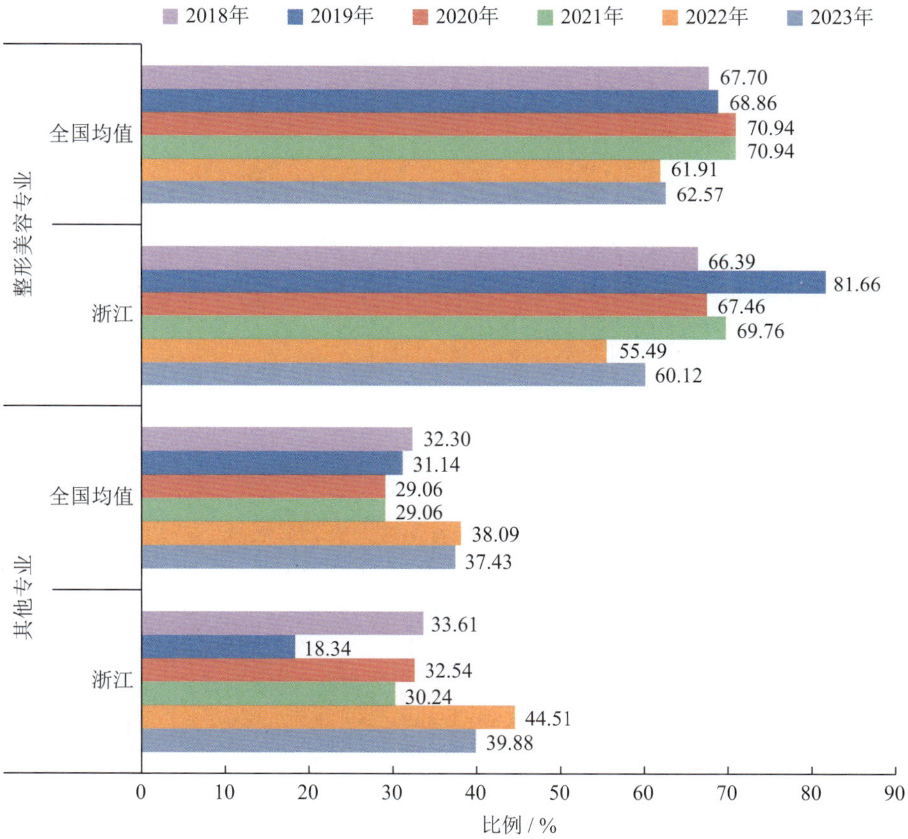

图 2-5-182　2018—2023 年国家医疗质量管理与控制信息网浙江省整形美容科医师专业背景构成

2023 年，浙江省设有整形美容专业的医院开放床位总量为 96 136 张，其中整形美容专业开放床位 551 张，占比 0.57%，与 2022 年（0.56%）基本持平，且低于全国均值（1.12%）。

（二）病房和门诊相关指标数据

2023 年浙江省整形美容专业病房共收治患者 16 688 人次，占全国总量的 3.74%，较 2022 年总数减少 2284 人次。由图 2-5-183 可见，2019—2023 年浙江省整形美容专业病房患者疾病类型比例波动较大，2023 年美容性的占比突破 50%，成为该年度比例最高的疾病类型。

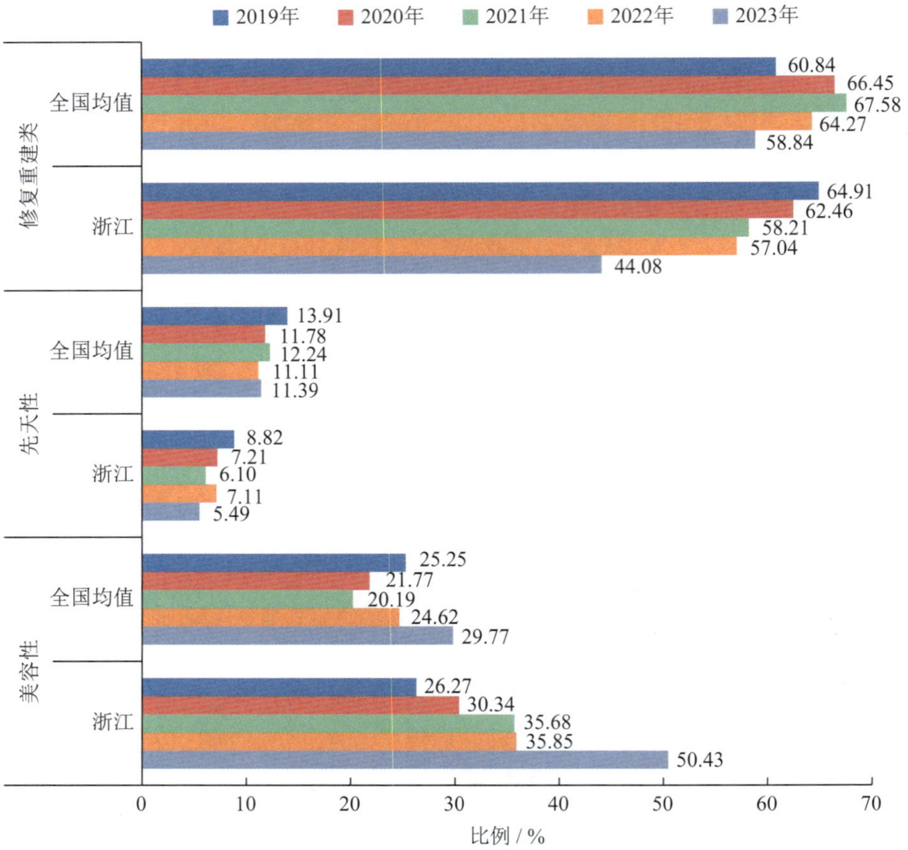

图 2-5-183　2019—2023 年国家医疗质量管理与控制信息网浙江省整形美容专业病房患者疾病类型比例

2023年浙江省整形美容专业门诊共接诊1 417 574人次，占全国总量的8.40%，较2022年减少348 306人次。由图 2-5-184 可见，2023 年浙江省整形美容专业光电项目的比例较 2022 年显著上升，门诊手术的比例下降明显，而注射操作的比例较 2022 年略有升高。

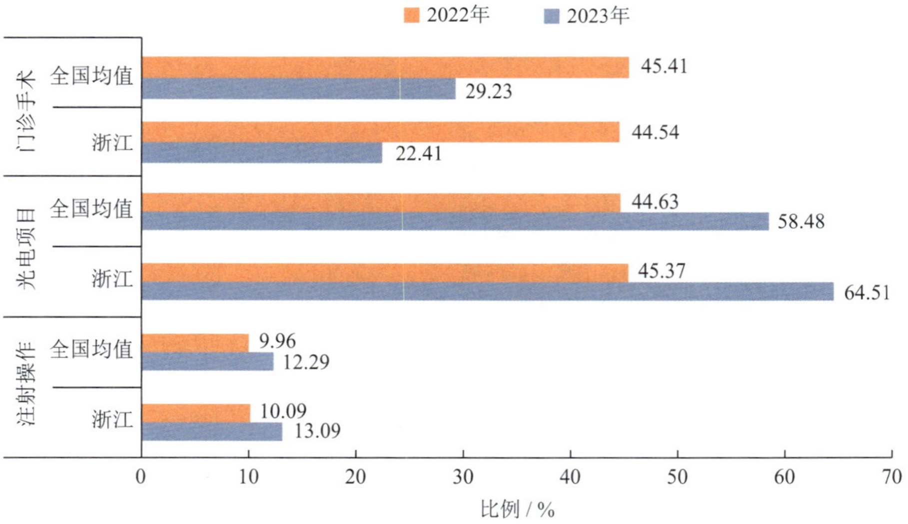

图 2-5-184　2022—2023 年国家医疗质量管理与控制信息网浙江省整形美容专业门诊患者治疗类型比例

（三）专业协同指标数据

2023 年浙江省设有整形美容专业的 102 家医院中，应用电子病历系统的共计 97 家，占比为 95.10%，高于全国均值（88.44%），与 2022 年（95.10%）相同。麻醉医师协助治疗量占比方面，2023 年浙江省的数据为 1.40%，低于全国均值（4.50%），较 2022 年（4.41%）有所下降。

第三章

基于国家整形美容专业医疗质量控制平台的医疗质量数据分析

第一节 医疗机构填报情况分析

一、设有整形美容专业的医疗机构上报完成率

2024 年 7 月，整形美容专业国家级医疗质量控制中心启动了 2024 年国家整形美容专业医疗质量控制平台数据填报工作。数据填报于 2024 年 8 月 18 日截止，数据收集时间段分为 2023 年 1 月 1 日—2023 年 12 月 31 日和 2024 年 1 月 1 日—2024 年 6 月 30 日。数据收集通过医疗机构填写《2023 年度整形美容专业医疗质量控制情况调查表》和《2024 年上半年整形美容专业医疗质量控制情况调查表》完成。

《2023 年度整形美容专业医疗质量控制情况调查表》共下发 3975 家医疗机构，其中 1801 家医疗机构提交调查表结果，提交率为 45.31%，经省级医疗质量控制中心审核通过的共计 1764 家，审核通过率为 97.95%，整体上报完成率为 44.38%。

《2024 年上半年整形美容专业医疗质量控制情况调查表》共下发 3975 家医疗机构，其中 1989 家医疗机构提交调查表结果，提交率为 50.04%，经省级医疗质量控制中心审核通过的共计 1950 家，审核通过率为 98.04%，整体上报完成率为 49.06%。

二、设有整形美容专业的医疗机构基本情况

2023 年设有整形美容专业，且在国家整形美容专业医疗质量控制平台上报合格数据的医疗机构共计 1764 家（其中公立医疗机构 492 家，民营医疗机构 1272 家），较 2022 年增加 861 家。2024 年上半年设有整形美容专业，且在国家整形美容专业医疗质量控制平台上报合格数据的医疗机构共计 1950 家，其中公立医疗机构 521 家，民营医疗机构 1429 家。

图 3-1-1 显示 2022—2024 年上半年设有整形美容专业，且在国家整形美容专业医疗质量控制平台上报合格数据的公立医疗机构和民营医疗机构数量的变化情况。由于整形美容专业具有一定的市场特性，整形美容专业国家级医疗质量控制中心经多次地方调研后发现，民营医疗机构占据中国约 80% 的整形美容市场。因此为进一步推进质量控制工作，获取民营医疗机构质量控制数据，国家整形美容专业医疗质量控制平台数据获取工作加强了对民营医疗机构的督促、鼓励和培训。从反馈数据可以看到，民营医疗机构 2024 年上半年在国家整形美容专业医疗质量控制平台上的填报积极性较 2023 年升高，数量占比达到 70% 以上。

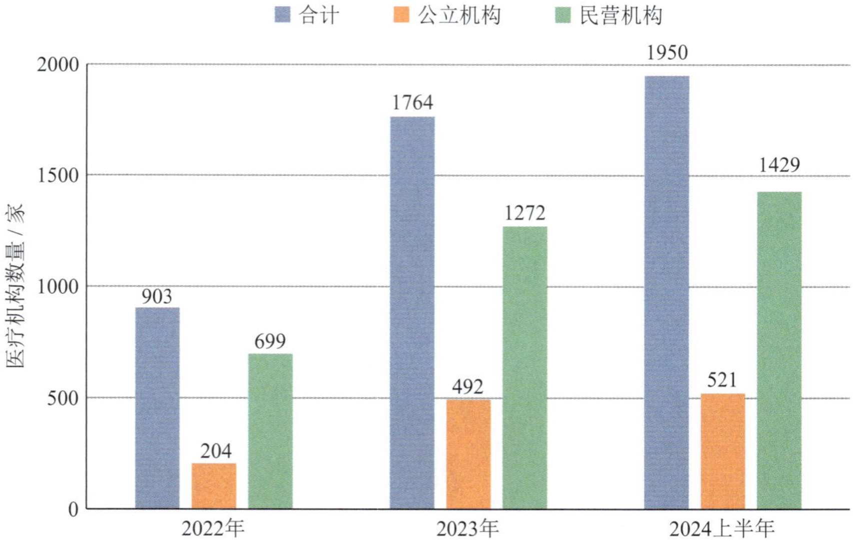

图 3-1-1 2022—2024 年上半年国家整形美容专业医疗质量控制平台设有整形美容专业的公立和民营医疗机构数量

第二节　基本信息指标数据分析

本节中基本信息指标包括护医比、在职医师职称构成情况、在职医师专业背景构成情况及专业开放床位比。

一、护医比

国家整形美容专业医疗质量控制平台数据显示，2023 年全国整形美容专业年末科室医师共计 12 716 人，其中公立医疗机构 4003 人，民营医疗机构 8713 人；2023 年全国年末科室美容主诊医师共计 7280 人，其中公立医疗机构 2466 人，民营医疗机构 4814 人；2023 年全国年末科室护士共计 14 421 人，其中公立医疗机构 2885 人，民营医疗机构 11 536 人。

国家整形美容专业医疗质量控制平台数据显示，2024 年上半年全国整形美容专业科室医师共计 13 850 人，其中公立医疗机构 4182 人，民营医疗机构 9668 人；2024 年上半年全国科室美容主诊医师共计 7987 人，其中公立医疗机构 2552 人，民营医疗机构 5435 人；2024 年上半年全国科室护士共计 15 564 人，其中公立医疗机构 2959 人，民营医疗机构 12 605 人。

由于医师人数分两个指标进行统计，一为“年末科室医师总人数”；二为“年末科室美容主诊医师总人数”，因此可以得到两个护医比数据。将护士总人数与医师总人数的比值定义为“护医比 1”，将护士总人数与美容主诊医师总人数的比值定义为“护医比 2”。国家整形美容专业医疗质量控制平台中公立和民营医疗机构的护医比 1 和护医比 2 情况分别见图 3-2-1 和图 3-2-2。

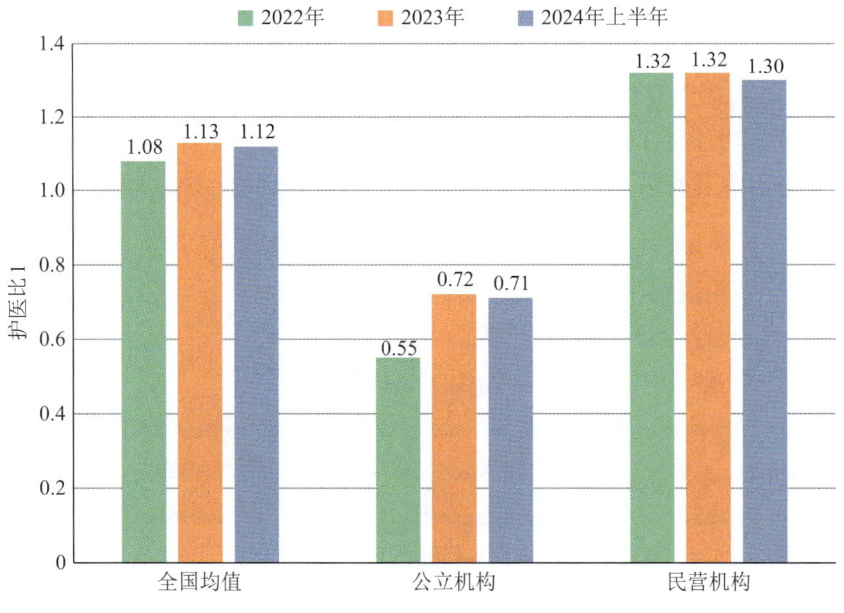

护医比 1—护士总人数与医师总人数的比值。

图 3-2-1　2022—2024 年上半年国家整形美容专业医疗质量控制平台设有整形美容专业的公立和民营医疗机构护医比 1

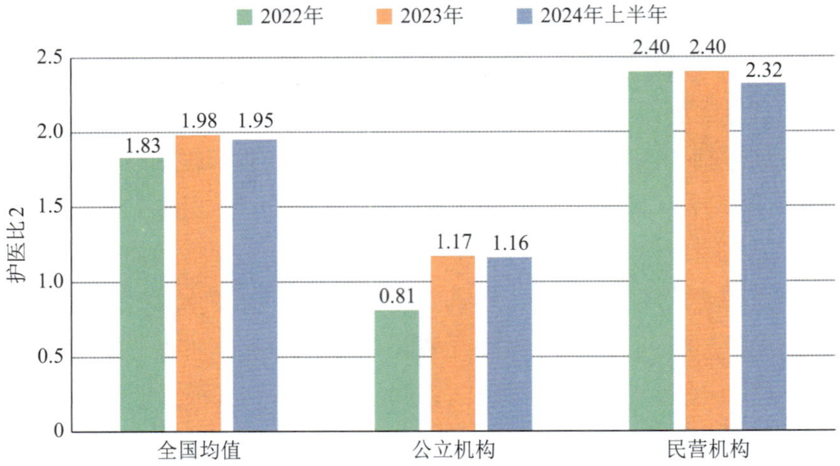

护医比 2—护士总人数与美容主诊医师总人数的比值。

图 3-2-2 2022—2024 年上半年国家整形美容专业医疗质量控制平台设有整形美容专业的公立和民营医疗机构护医比 2

2023 年整形美容专业年末科室医师、美容主诊医师及护士数量均较 2022 年有所升高，且 2024 年上半年进一步升高。在护医比方面，民营医疗机构的护医比水平较为稳定，护医比 1 维持在 1.3 左右，护医比 2 维持在 2.4 左右；公立医疗机构的护医比在 2023 年和 2024 年上半年均较 2022 年有一定程度的升高。

二、在职医师职称构成情况

医师职称构成反映整形美容专业医师的职业处境，该指标自 2023 年开始统计。图 3-2-3 显示 2023—2024 年上半年国家整形美容专业医疗质量控制平台中整形美容专业医师不同职称比例的变化情况。可以看出，公立医疗机构、民营医疗机构的住院医师占比以及住院医师占比的全国均值，近年来均呈现下降趋势，相反，主治医师的占比则有所升高，而副主任医师和主任医师的占比相对稳定。

从公立医疗机构和民营医疗机构的数据对比可以看出，民营医疗机构的住院医师占比、主治医师占比均高于公立医疗机构，而副主任医师和主任医师的占比低于公立医疗机构。该结果与 NCIS 系统的统计结果相符。

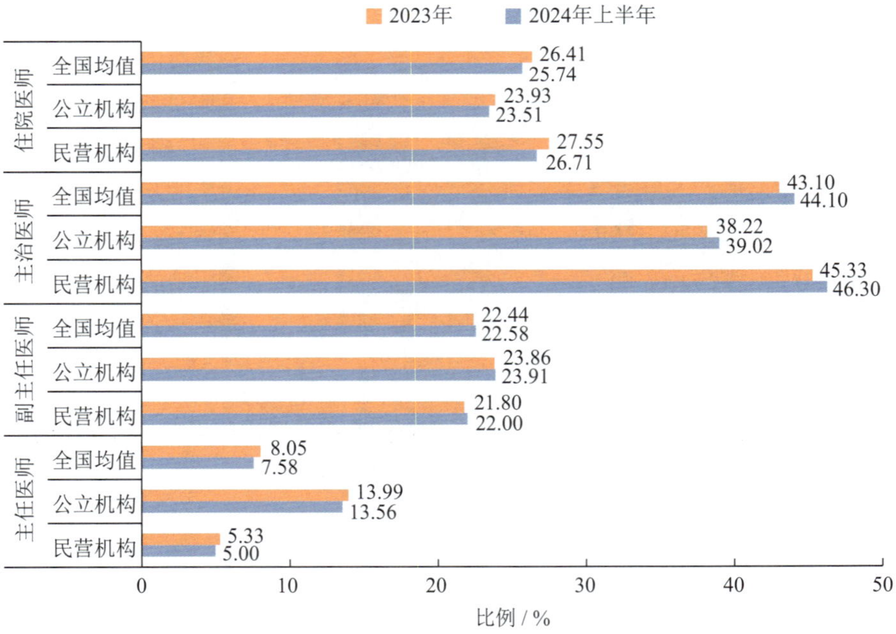

图 3-2-3 2023—2024 年上半年国家整形美容专业医疗质量控制平台设有整形美容专业的公立和民营医疗机构医师职称构成

三、在职医师专业背景构成情况

医师专业背景反映从事整形美容工作的医师在接受教育和培训期间是否接受了整形美容专业相关的医学教育。经过专业培训的医师能够更好地从事整形美容行业活动并保障患者 / 求美者的医疗安全。该指标自 2022 年开始统计。图 3-2-4 显示 2022—2024 年上半年国家整形美容专业医疗质量控制平台中整形美容科医师专业背景构成的变化情况。可见公立医疗机构和民营医疗机构的医师专业背景均以整形美容专业为主，且其占比存在一定的增长趋势，在 2023 年及 2024 年上半年均接近 60%，而其他专业出身医师的占比有一定程度的下降。

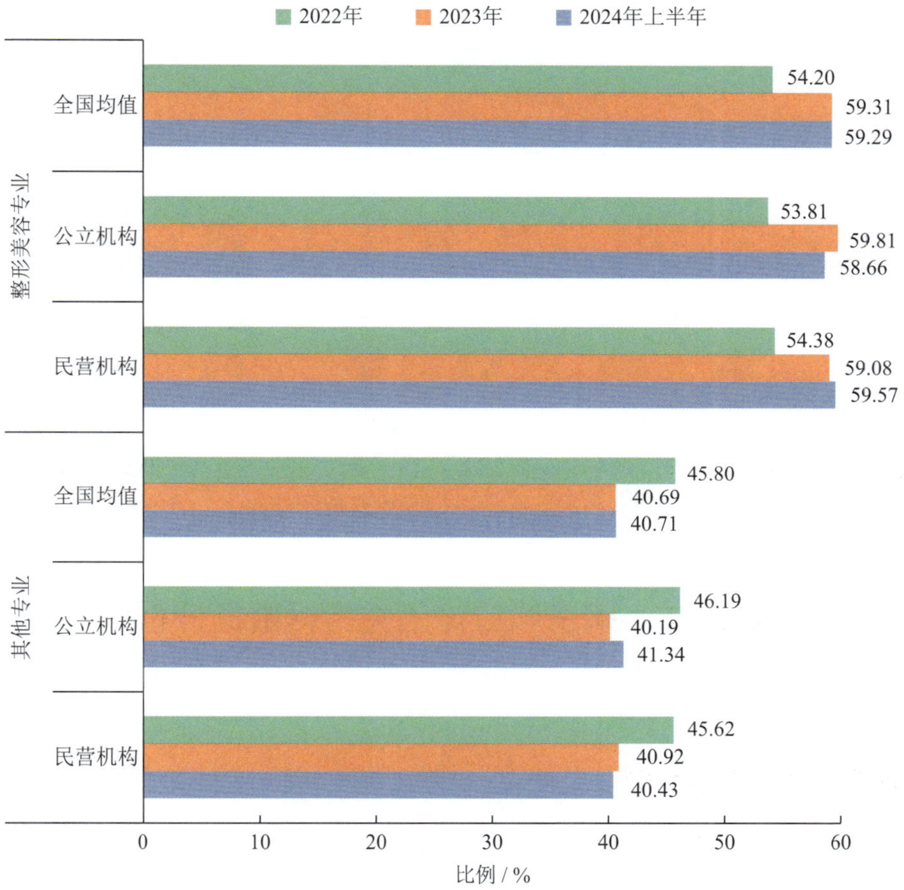

图 3-2-4 2022—2024 年上半年国家整形美容专业医疗质量控制平台设有整形美容专业的公立和民营医疗机构医师专业背景构成

四、专业开放床位比

专业开放床位比适用于设有整形美容科床位的医疗机构，可以反映科室或医疗机构床位相较于全院床位的配置情况，同时，该指标与医师人数和护士人数相结合可间接评估医师和护士的人均床位配比。

根据国家整形美容专业医疗质量控制平台 2023 年的统计数据，全国整形美容专业开放床位数为 17 875 张（较 2022 年增加 12 855 张），其中公立医疗机构 6701 张（较 2022 年增加 4103 张），民营医疗机构 11 174 张（较 2022 年增加 8752 张），全国全院开放床位数为 641 978 张（较 2022 年增加 391 594 张）。根据国家整形美容专业医疗质量控制平台 2024 年上半年统计数据，全国整形美容专业开放床位数为 14 814 张，其中公立医疗机构 6794 张，民营医疗机构 8020 张，全国全院开放床位数为 662 353 张。

图 3-2-5 显示 2022—2024 年上半年整形美容专业开放床位比的变化情况，可以看出，虽然 2023 年

公立医疗机构整形美容专业开放床位数量较2022年有所增加，但是专业开放床位比水平并不高，全国均值甚至较2022年有所下降；民营医疗机构的整形美容专业开放床位比显著高于公立医疗机构和全国均值，考虑民营医疗机构中整形美容专业医疗机构占比更高，因此具有更高的专业开放床位比。

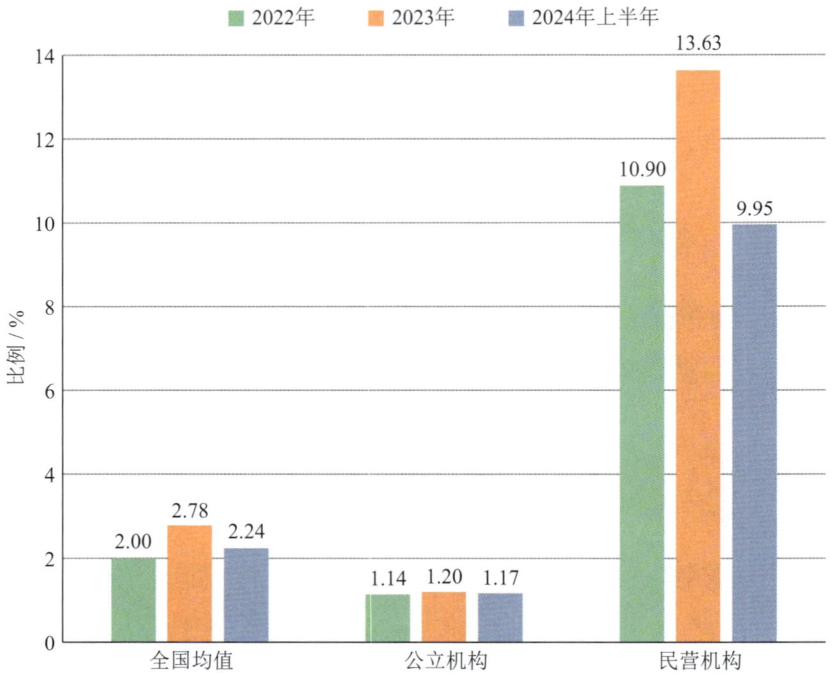

图 3-2-5 2022—2024年上半年国家整形美容专业医疗质量控制平台设有整形美容专业的公立和民营医疗机构专业开放床位比

第三节 病房和门诊相关指标数据分析

本节中病房和门诊相关指标包括年病房患者疾病类型比例、年门诊患者治疗类型比例。

一、年病房患者疾病类型比例

年病房患者疾病类型比例可反映整形美容科住院患者的疾病分布情况，有助于了解住院患者的治疗需求。国家整形美容专业医疗质量控制平台自2022年开始统计该指标数据。

2023年，全国设有整形美容专业的医疗机构共收治病房患者448 445人次，较2022年增加178 740人次；公立医疗机构收治167 740人次，较2022年增加112 642人次；民营医疗机构收治280 705人次，较2022年增加66 098人次。2024年上半年，全国设有整形美容专业的医疗机构共收治病房患者271 348人次，其中公立医疗机构收治92 570人次，民营医疗机构收治178 778人次。

图3-3-1显示2022—2024年上半年公立和民营医疗机构病房患者疾病类型比例情况。可以看出，2022—2024年上半年民营医疗机构收治病房患者的疾病类型以美容性为主，其占比达到了90%以上，而修复重建类的占比不足5%；公立医疗机构中修复重建类的占比最高，达到了60%以上。上述结果显示，修复重建类患者更倾向于在公立医疗机构中进行诊疗。

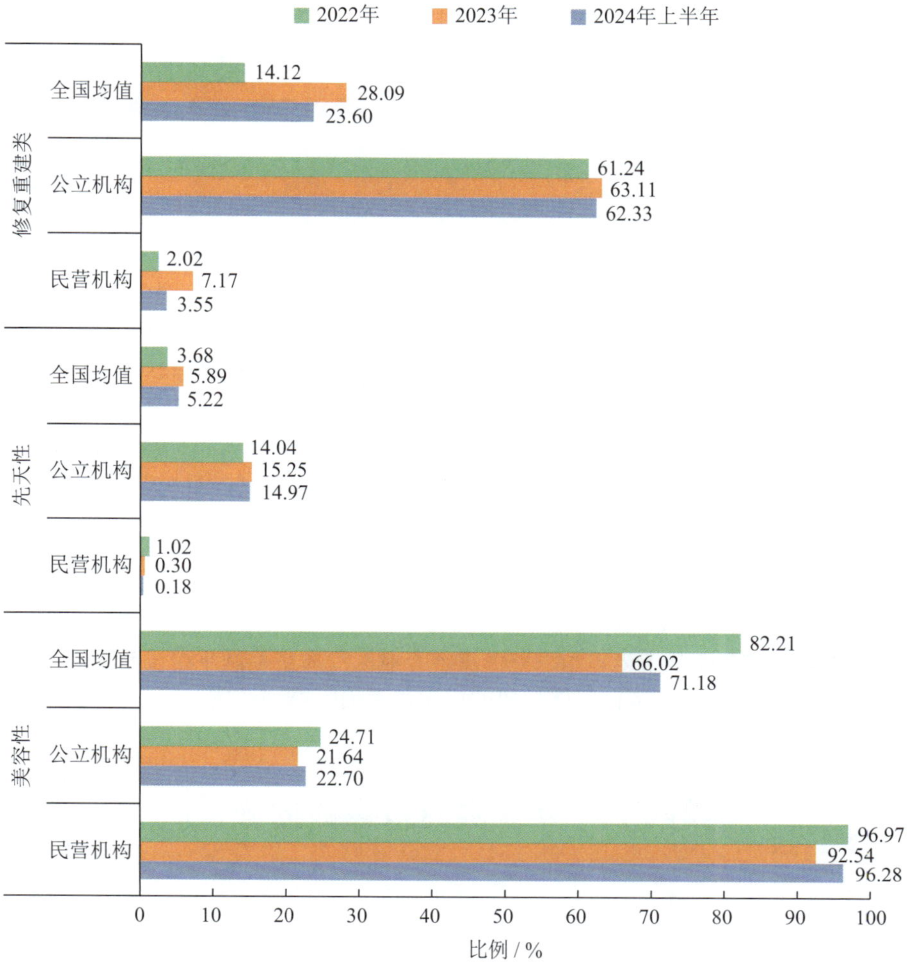

图 3-3-1 2022—2024 年上半年整形美容专业医疗质量控制平台设有整形美容专业的公立和民营医疗机构病房患者疾病类型比例

二、年门诊患者治疗类型比例

年门诊患者治疗类型比例可反映整形美容科门诊患者治疗类型的分布情况，有助于了解门诊患者的治疗实施情况。该指标自 2022 年开始统计。图 3-3-2 显示 2022—2024 年上半年国家整形美容专业医疗质量控制平台中公立医疗机构和民营医疗机构门诊患者治疗类型比例情况。

2023 年全国设有整形美容专业的医疗机构门诊总量为 13 342 454 人次，较 2022 年增加 8 052 459 人次；公立医疗机构门诊总量为 6 9874 06 人次，较 2022 年增加 4 398 230 人次；民营医疗机构门诊总量为 6 355 048 人次，较 2022 年增加 3 654 229 人次。2024 年上半年全国设有整形美容专业的医疗机构门诊总量为 7 748 842 人次，其中公立医疗机构为 4 097 406 人次，民营医疗机构为 3 651 436 人次。

由图 3-3-2 可以看出，2023 年公立和民营医疗机构的门诊手术占比较 2022 年出现了显著下降，特别是民营医疗机构，由 57.63% 下降至 15.03%。相反，光电项目的占比则升高显著，2023 年公立和民营医疗机构均超过了 50%。在注射操作方面，2023 年公立和民营医疗机构的注射操作比例均较 2022 年有所升高，其中民营医疗机构升高更明显。

国家整形美容专业医疗质量控制平台的数据同样反映出，2023 年公立和民营医疗机构门诊手术的热度均较 2022 年显著下降，但公立医疗机构的门诊手术占比仍超过 30%，考虑原因为选择门诊手术的患者 / 求美者更倾向于在公立医疗机构进行治疗。2023 年民营医疗机构门诊患者治疗类型比例较前变化较大，其主要业务转向光电项目和注射操作，门诊手术的占比已不足 20%。

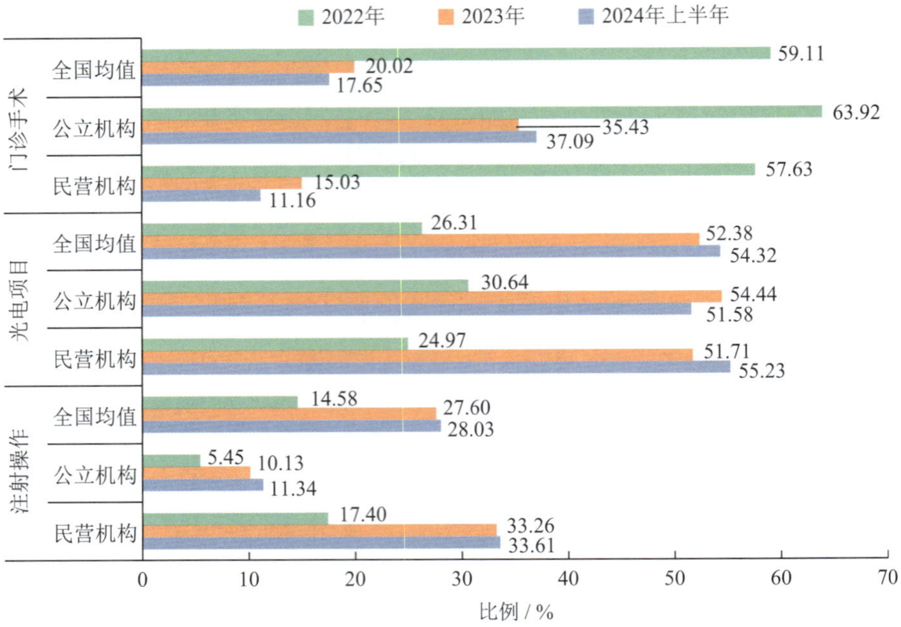

图 3-3-2 2022—2024 年上半年国家整形美容专业医疗质量控制平台设有整形美容专业的公立和民营医疗机构门诊患者治疗类型比例

第四节 专业协同指标数据分析

本节中专业协同指标包括电子病历系统应用占比和麻醉医师协助治疗量占比。

一、电子病历系统应用占比

电子病历系统是病案专业进行质量控制的重要途径，同时也是抓取医疗质量控制指标数据较为客观的手段。经过地方调研，民营医疗机构电子病历系统的应用并不广泛，通过对该指标的摸排可以了解国内设有整形美容专业的医疗机构电子病历系统应用情况。

图 3-4-1 显示 2022—2024 年上半年国家整形美容专业医疗质量控制平台中公立和民营医疗机构电子病历系统应用占比情况。从图中可以看出，虽然 2023 年参与数据填报的公立和民营医疗机构数量显著增多，但是电子病历系统应用占比较 2022 年变化不大。

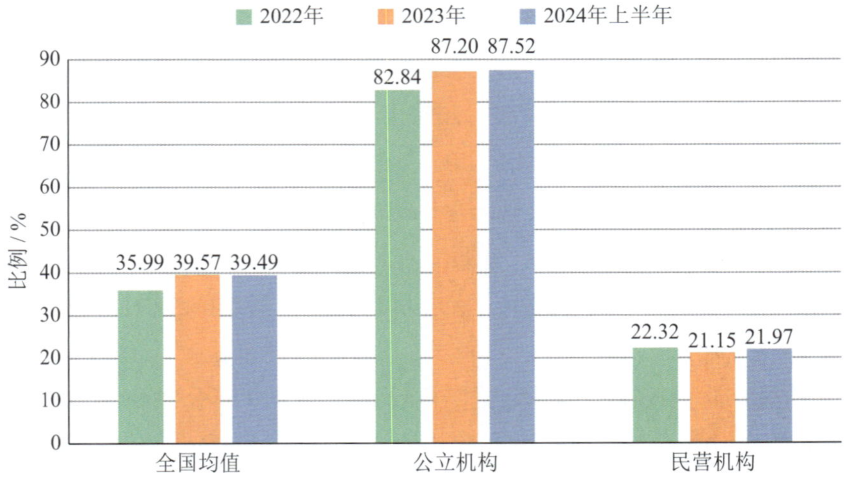

图 3-4-1 2022—2024 年上半年国家整形美容专业医疗质量控制平台设有整形美容专业的公立和民营医疗机构电子病历系统应用占比

二、麻醉医师协助治疗量占比

整形美容专业治疗项目中包括多种难度大、复杂度高的手术和操作，为了使患者有更好的治疗体验，对麻醉医师的配合需求日益增长。近年来，整形美容专业医疗安全事件多发，其中较多案例与手术麻醉相关，了解麻醉医师协助治疗量占比可以大体了解整形美容专业治疗项目对麻醉医师的需求程度。

麻醉医师协助治疗量占比的计算以整形美容专业全部治疗量为基础，包含了常规手术（门诊手术和病房手术）、注射操作与光电项目。国家整形美容专业医疗质量控制平台数据显示，2023 年全国设有整形美容专业的医疗机构治疗总量为 5 587 663 人次，麻醉医师协助治疗量为 227 107 人次，其中公立医疗机构治疗总量为 2 813 507 人次，麻醉医师协助治疗量为 96 985 人次；民营医疗机构治疗总量为 2 774 156 人次，麻醉医师协助治疗量为 130 122 人次。2024 年上半年全国设有整形美容专业的医疗机构治疗总量为 3 645 284 人次，麻醉医师协助治疗量为 133 653 人次，其中公立医疗机构治疗总量为 2 023 597 人次，麻醉医师协助治疗量为 57 196 人次；民营医疗机构治疗总量为 1 621 687 人次，麻醉医师协助治疗量为 76 457 人次。

图 3-4-2 显示 2022—2024 年上半年国家整形美容专业医疗质量控制平台中公立和民营医疗机构的麻醉医师协助治疗量占比。可以看出，公立医疗机构 2023 年麻醉医师协助治疗量占比较 2022 年有所下降，而 2024 年上半年又进一步下降，而民营医疗机构 2023 年麻醉医师协助治疗量占比较 2022 年有所升高，2024 年上半年与 2023 年较为一致。

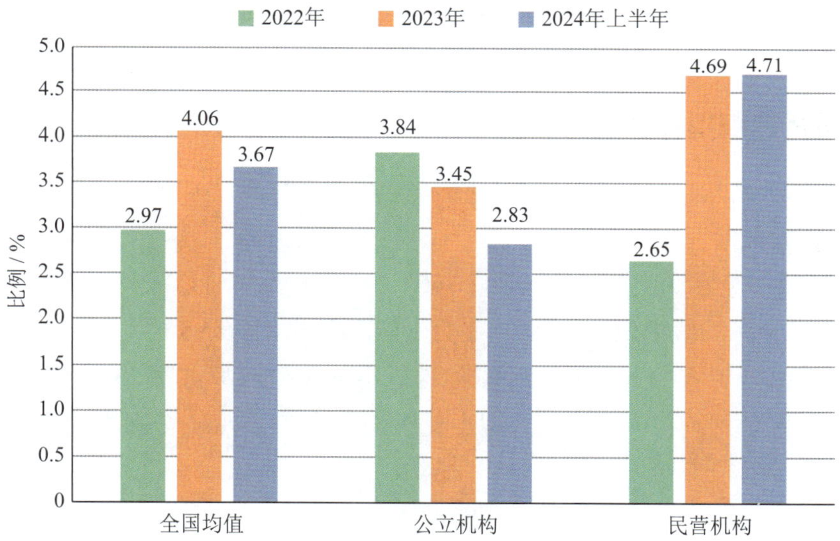

图 3-4-2　2022—2024 年上半年国家整形美容专业医疗质量控制平台设有整形美容专业的公立和民营医疗机构麻醉医师协助治疗量占比

第五节　各省级行政区医疗质量控制指标数据分析

本节展示 2023 年国家整形美容专业医疗质量控制平台中全国（不含港、澳、台地区）整形美容专业医疗质量控制指标的数据情况。2023 年河北省、湖北省、内蒙古自治区、宁夏回族自治区、山西省这 5 个省级行政区及新疆生产建设兵团未参与填报，因此本部分未列出其数据。

一、安徽省质量控制指标数据分析

安徽省共 46 家医疗机构参与 2023 年国家整形美容专业医疗质量控制平台的数据填报工作。

（一）基本信息指标数据

2023年，安徽省整形美容专业在职医师共计311人，其中美容主诊医师222人，护士共计324人，对应护医比1为1.04（全国均值1.13），护医比2为1.46（全国均值1.98）。

2023年，安徽省整形美容专业在职医师职称构成中，住院医师占比27.97%（全国均值26.41%），主治医师占比38.26%（全国均值43.10%），副主任医师占比25.40%（全国均值22.44%），主任医师占比8.36%（全国均值8.05%）。

2023年，安徽省整形美容专业在职医师专业背景构成中，整形美容专业背景占比62.38%（全国均值59.31%），其他专业背景占比37.62%（全国均值40.69%）。

2023年，安徽省整形美容专业开放床位数为504张，专业开放床位比为1.21%。

（二）病房和门诊相关指标数据

2023年，安徽省整形美容专业病房共收治患者7969人次，其中修复重建类占比71.56%（全国均值28.09%），先天性占比7.24%（全国均值5.89%），美容性占比21.19%（全国均值66.02%）。

2023年，安徽省整形美容专业门诊共接诊460 220人次，门诊患者治疗类型中，门诊手术占比30.78%（全国均值20.02%），光电项目占比46.39%（全国均值52.38%），注射操作占比22.84%（全国均值27.60%）。

（三）专业协同指标数据

安徽省参与2023年国家整形美容专业医疗质量控制平台数据填报工作的46家医疗机构中，应用电子病历系统的共计31家，电子病历系统应用占比为67.39%（全国均值39.57%）。2023年安徽省的麻醉医师协助治疗量占比为7.08%（全国均值4.06%）。

二、北京市质量控制指标数据分析

北京市共186家医疗机构参与2023年国家整形美容专业医疗质量控制平台的数据填报工作。

（一）基本信息指标数据

2023年，北京市整形美容专业在职医师共计1609人，其中美容主诊医师848人，护士共计1349人，对应护医比1为0.84（全国均值1.13），护医比2为1.59（全国均值1.98）。

2023年，北京市整形美容专业在职医师职称构成中，住院医师占比25.54%（全国均值26.41%），主治医师占比42.70%（全国均值43.10%），副主任医师占比23.12%（全国均值22.44%），主任医师占比8.64%（全国均值8.05%）。

2023年，北京市整形美容专业在职医师专业背景构成中，整形美容专业背景占比59.17%（全国均值59.31%），其他专业背景占比40.83%（全国均值40.69%）。

2023年，北京市整形美容专业开放床位数为871张，专业开放床位比为7.37%。

（二）病房和门诊相关指标数据

2023年，北京市整形美容专业病房共收治患者29 730人次，其中修复重建类占比29.83%（全国均值28.09%），先天性占比20.62%（全国均值5.89%），美容性占比49.55%（全国均值66.02%）。

2023年，北京市整形美容专业门诊共接诊803 030人次，门诊患者治疗类型中，门诊手术占比23.96%（全国均值20.02%），光电项目占比46.99%（全国均值52.38%），注射操作占比29.05%（全国均值27.60%）。

（三）专业协同指标数据

北京市参与2023年国家整形美容专业医疗质量控制平台数据填报工作的186家医疗机构中，应用电子病历系统的共计31家，电子病历系统应用占比为16.67%（全国均值39.57%）。2023年北京市的麻醉医师协助治疗量占比为 15.27%（全国均值 4.06%）。

三、重庆市质量控制指标数据分析

重庆市共 126 家医疗机构参与 2023 年国家整形美容专业医疗质量控制平台的数据填报工作。

（一）基本信息指标数据

2023 年，重庆市整形美容专业在职医师共计 1078 人，其中美容主诊医师 541 人，护士共计 1293 人，对应护医比 1 为 1.20（全国均值 1.13），护医比 2 为 2.39（全国均值 1.98）。

2023 年，重庆市整形美容专业在职医师职称构成中，住院医师占比 27.37%（全国均值 26.41%），主治医师占比 47.22%（全国均值 43.10%），副主任医师占比 21.15%（全国均值 22.44%），主任医师占比 4.27%（全国均值 8.05%）。

2023 年，重庆市整形美容专业在职医师专业背景构成中，整形美容专业背景占比 52.50%（全国均值 59.31%），其他专业背景占比 47.50%（全国均值 40.69%）。

2023 年，重庆市整形美容专业开放床位数为 7630 张，专业开放床位比为 17.62%。

（二）病房和门诊相关指标数据

2023 年，重庆市整形美容专业病房共收治患者 38 316 人次，其中修复重建类占比 9.67%（全国均值 28.09%），先天性占比 0.33%（全国均值 5.89%），美容性占比 90%（全国均值 66.02%）。

2023 年，重庆市整形美容专业门诊共接诊 1 310 738 人次，门诊患者治疗类型中，门诊手术占比 16.26%（全国均值 20.02%），光电项目占比 55.76%（全国均值 52.38%），注射操作占比 27.98%（全国均值 27.60%）。

（三）专业协同指标数据

重庆市参与 2023 年国家整形美容专业医疗质量控制平台数据填报工作的 126 家医疗机构中，应用电子病历系统的共计 52 家，电子病历系统应用占比为 41.27%（全国均值 39.57%）。2023 年重庆市的麻醉医师协助治疗量占比为 6.03%（全国均值 4.06%）。

四、福建省质量控制指标数据分析

福建省共 48 家医疗机构参与 2023 年国家整形美容专业医疗质量控制平台的数据填报工作。

（一）基本信息指标数据

2023 年，福建省整形美容专业在职医师共计 331 人，其中美容主诊医师 178 人，护士共计 379 人，对应护医比 1 为 1.15（全国均值 1.13），护医比 2 为 2.13（全国均值 1.98）。

2023 年，福建省整形美容专业在职医师职称构成中，住院医师占比 33.23%（全国均值 26.41%），主治医师占比 38.37%（全国均值 43.10%），副主任医师占比 19.94%（全国均值 22.44%），主任医师占比 8.46%（全国均值 8.05%）。

2023 年，福建省整形美容专业在职医师专业背景构成中，整形美容专业背景占比 69.79%（全国均值 59.31%），其他专业背景占比 30.21%（全国均值 40.69%）。

2023 年，福建省整形美容专业开放床位数为 378 张，专业开放床位比为 1.12%。

（二）病房和门诊相关指标数据

2023 年，福建省整形美容专业病房共收治患者 10 844 人次，其中修复重建类占比 68.98%（全国均值 28.09%），先天性占比 8.05%（全国均值 5.89%），美容性占比 22.97%（全国均值 66.02%）。

2023 年，福建省整形美容专业门诊共接诊 351 674 人次，门诊患者治疗类型中，门诊手术占比 25.47%（全国均值 20.02%），光电项目占比 48.79%（全国均值 52.38%），注射操作占比 25.74%（全国均值 27.60%）。

（三）专业协同指标数据

福建省参与 2023 年国家整形美容专业医疗质量控制平台数据填报工作的 48 家医疗机构中，应用电子病历系统的共计 31 家，电子病历系统应用占比为 64.58%（全国均值 39.57%）。2023 年福建省的麻醉医师协助治疗量占比为 10.36%（全国均值 4.06%）。

五、甘肃省质量控制指标数据分析

甘肃省共 21 家医疗机构参与 2023 年国家整形美容专业医疗质量控制平台的数据填报工作。

（一）基本信息指标数据

2023 年，甘肃省整形美容专业在职医师共计 103 人，其中美容主诊医师 44 人，护士共计 154 人，对应护医比 1 为 1.50（全国均值 1.13），护医比 2 为 3.50（全国均值 1.98）。

2023 年，甘肃省整形美容专业在职医师职称构成中，住院医师占比 33.01%（全国均值 26.41%），主治医师占比 35.92%（全国均值 43.10%），副主任医师占比 21.36%（全国均值 22.44%），主任医师占比 9.71%（全国均值 8.05%）。

2023 年，甘肃省整形美容专业在职医师专业背景构成中，整形美容专业背景占比 49.51%（全国均值 59.31%），其他专业背景占比 50.49%（全国均值 40.69%）。

2023 年，甘肃省整形美容专业开放床位数为 67 张，专业开放床位比为 6.29%。

（二）病房和门诊相关指标数据

2023 年，甘肃省整形美容专业病房共收治患者 3892 人次，其中修复重建类占比 2.57%（全国均值 28.09%），先天性占比为 0（全国均值 5.89%），美容性占比 97.43%（全国均值 66.02%）。

2023 年，甘肃省整形美容专业门诊共接诊 53 442 人次，门诊患者治疗类型中，门诊手术占比 20.48%（全国均值 20.02%），光电项目占比 23.46%（全国均值 52.38%），注射操作占比 56.07%（全国均值 27.60%）。

（三）专业协同指标数据

甘肃省参与 2023 年国家整形美容专业医疗质量控制平台数据填报工作的 21 家医疗机构中，应用电子病历系统的共计 8 家，电子病历系统应用占比为 38.10%（全国均值 39.57%）。2023 年甘肃省的麻醉医师协助治疗量占比为 5.88%（全国均值 4.06%）。

六、广东省质量控制指标数据分析

广东省共 120 家医疗机构参与 2023 年国家整形美容专业医疗质量控制平台的数据填报工作。

（一）基本信息指标数据

2023 年，广东省整形美容专业在职医师共计 798 人，其中美容主诊医师 415 人，护士共计 1106 人，对应护医比 1 为 1.39（全国均值 1.13），护医比 2 为 2.67（全国均值 1.98）。

2023 年，广东省整形美容专业在职医师职称构成中，住院医师占比 26.57%（全国均值 26.41%），主治医师占比 42.98%（全国均值 43.10%），副主任医师占比 22.68%（全国均值 22.44%），主任医师占比 7.77%（全国均值 8.05%）。

2023 年，广东省整形美容专业在职医师专业背景构成中，整形美容专业背景占比 55.39%（全国均值 59.31%），其他专业背景占比 44.61%（全国均值 40.69%）。

2023 年，广东省整形美容专业开放床位数为 869 张，专业开放床位比为 2.84%。

（二）病房和门诊相关指标数据

2023 年，广东省整形美容专业病房共收治患者 67 631 人次，其中修复重建类占比 13.57%（全国均值

28.09%），先天性占比 1.39%（全国均值 5.89%），美容性占比 85.05%（全国均值 66.02%）。

2023 年，广东省整形美容专业门诊共接诊 1 178 087 人次，门诊患者治疗类型中，门诊手术占比 35.57%（全国均值 20.02%），光电项目占比 45.19%（全国均值 52.38%），注射操作占比 19.24%（全国均值 27.60%）。

（三）专业协同指标数据

广东省参与 2023 年国家整形美容专业医疗质量控制平台数据填报工作的 120 家医疗机构中，应用电子病历系统的共计 43 家，电子病历系统应用占比为 35.83%（全国均值 39.57%）。2023 年广东省的麻醉医师协助治疗量占比为 1.03%（全国均值 4.06%）。

七、广西壮族自治区质量控制指标数据分析

广西壮族自治区共 3 家医疗机构参与 2023 年国家整形美容专业医疗质量控制平台的数据填报工作。

（一）基本信息指标数据

2023 年，广西壮族自治区整形美容专业在职医师共计 89 人，其中美容主诊医师 48 人，护士共计 91 人，对应护医比 1 为 1.02（全国均值 1.13），护医比 2 为 1.90（全国均值 1.98）。

2023 年，广西壮族自治区整形美容专业在职医师职称构成中，住院医师占比 30.34%（全国均值 26.41%），主治医师占比 33.71%（全国均值 43.10%），副主任医师占比 23.60%（全国均值 22.44%），主任医师占比 12.36%（全国均值 8.05%）。

2023 年，广西壮族自治区整形美容专业在职医师专业背景构成中，整形美容专业背景占比 74.16%（全国均值 59.31%），其他专业背景占比 25.84%（全国均值 40.69%）。

2023 年，广西壮族自治区整形美容专业开放床位数为 175 张，专业开放床位比为 4.25%。

（二）病房和门诊相关指标数据

2023 年，广西壮族自治区整形美容专业病房共收治患者 2516 人次，其中修复重建类占比 30.68%（全国均值 28.09%），先天性占比 3.58%（全国均值 5.89%），美容性占比 65.74%（全国均值 66.02%）。

2023 年，广西壮族自治区整形美容专业门诊共接诊 51 735 人次，门诊患者治疗类型中，门诊手术占比 36.62%（全国均值 20.02%），光电项目占比 53.91%（全国均值 52.38%），注射操作占比 9.46%（全国均值 27.60%）。

（三）专业协同指标数据

广西壮族自治区参与 2023 年国家整形美容专业医疗质量控制平台数据填报工作的 3 家医疗机构中，应用电子病历系统的共计 2 家，电子病历系统应用占比为 66.67%（全国均值 39.57%）。2023 年广西壮族自治区的麻醉医师协助治疗量占比为 6.17%（全国均值 4.06%）。

八、贵州省质量控制指标数据分析

贵州省共 9 家医疗机构参与 2023 年国家整形美容专业医疗质量控制平台的数据填报工作。

（一）基本信息指标数据

2023 年，贵州省整形美容专业在职医师共计 151 人，其中美容主诊医师 78 人，护士共计 85 人，对应护医比 1 为 0.56（全国均值 1.13），护医比 2 为 1.09（全国均值 1.98）。

2023 年，贵州省整形美容专业在职医师职称构成中，住院医师占比 36.42%（全国均值 26.41%），主治医师占比 44.37%（全国均值 43.10%），副主任医师占比 9.93%（全国均值 22.44%），主任医师占比 9.27%（全国均值 8.05%）。

2023 年，贵州省整形美容专业在职医师专业背景构成中，整形美容专业背景占比 84.77%（全国均值

59.31%)，其他专业背景占比 15.23%（全国均值 40.69%）。

2023 年，贵州省整形美容专业开放床位数为 330 张，专业开放床位比为 2.78%。

（二）病房和门诊相关指标数据

2023 年，贵州省整形美容专业病房共收治患者 5985 人次，其中修复重建类占比 87.90%（全国均值 28.09%），先天性占比 6.10%（全国均值 5.89%），美容性占比 6.00%（全国均值 66.02%）。

2023 年，贵州省整形美容专业门诊共接诊 103 047 人次，门诊患者治疗类型中，门诊手术占比 27.07%（全国均值 20.02%），光电项目占比 63.97%（全国均值 52.38%），注射操作占比 8.96%（全国均值 27.60%）。

（三）专业协同指标数据

贵州省参与 2023 年国家整形美容专业医疗质量控制平台数据填报工作的 9 家医疗机构中，应用电子病历系统的共计 7 家，电子病历系统应用占比为 77.78%（全国均值 39.57%）。2023 年贵州省的麻醉医师协助治疗量占比为 8.44%（全国均值 4.06%）。

九、海南省质量控制指标数据分析

海南省共 9 家医疗机构参与 2023 年国家整形美容专业医疗质量控制平台的数据填报工作。

（一）基本信息指标数据

2023 年，海南省整形美容专业在职医师共计 80 人，其中美容主诊医师 53 人，护士共计 61 人，对应护医比 1 为 0.76（全国均值 1.13），护医比 2 为 1.15（全国均值 1.98）。

2023 年，海南省整形美容专业在职医师职称构成中，住院医师占比 23.75%（全国均值 26.41%），主治医师占比 33.75%（全国均值 43.10%），副主任医师占比 28.75%（全国均值 22.44%），主任医师占比 13.75%（全国均值 8.05%）。

2023 年，海南省整形美容专业在职医师专业背景构成中，整形美容专业背景占比 56.25%（全国均值 59.31%），其他专业背景占比 43.75%（全国均值 40.69%）。

2023 年，海南省整形美容专业开放床位数为 46 张，专业开放床位比为 0.41%。

（二）病房和门诊相关指标数据

2023 年，海南省整形美容专业病房共收治患者 888 人次，其中修复重建类占比 69.14%（全国均值 28.09%），先天性占比 9.35%（全国均值 5.89%），美容性占比 21.51%（全国均值 66.02%）。

2023 年，海南省整形美容专业门诊共接诊 73 034 人次，门诊患者治疗类型中，门诊手术占比 32.59%（全国均值 20.02%），光电项目占比 62.09%（全国均值 52.38%），注射操作占比 5.32%（全国均值 27.60%）。

（三）专业协同指标数据

海南省参与 2023 年国家整形美容专业医疗质量控制平台数据填报工作的 9 家医疗机构中，应用电子病历系统的共计 8 家，电子病历系统应用占比为 88.89%（全国均值 39.57%）。2023 年海南省的麻醉医师协助治疗量占比为 1.95%（全国均值 4.06%）。

十、河南省质量控制指标数据分析

河南省共 8 家医疗机构参与 2023 年国家整形美容专业医疗质量控制平台的数据填报工作。

（一）基本信息指标数据

2023 年，河南省整形美容专业在职医师共计 62 人，其中美容主诊医师 39 人，护士共计 54 人，对应护医比 1 为 0.87（全国均值 1.13），护医比 2 为 1.38（全国均值 1.98）。

2023年，河南省整形美容专业在职医师职称构成中，住院医师占比17.74%（全国均值26.41%），主治医师占比35.48%（全国均值43.10%），副主任医师占比29.03%（全国均值22.44%），主任医师占比17.74%（全国均值8.05%）。

2023年，河南省整形美容专业在职医师专业背景构成中，整形美容专业背景占比72.58%（全国均值59.31%），其他专业背景占比27.42%（全国均值40.69%）。

2023年，河南省整形美容专业开放床位数为148张，专业开放床位比为1.07%。

（二）病房和门诊相关指标数据

2023年，河南省整形美容专业病房共收治患者3301人次，其中修复重建类占比65.56%（全国均值28.09%），先天性占比25.57%（全国均值5.89%），美容性占比8.88%（全国均值66.02%）。

2023年，河南省整形美容专业门诊共接诊67 749人次，门诊患者治疗类型中，门诊手术占比68.59%（全国均值20.02%），光电项目占比16.56%（全国均值52.38%），注射操作占比14.85%（全国均值27.60%）。

（三）专业协同指标数据

河南省参与2023年国家整形美容专业医疗质量控制平台数据填报工作的8家医疗机构中，应用电子病历系统的共计8家，电子病历系统应用占比为100%（全国均值39.57%）。2023年河南省的麻醉医师协助治疗量占比为18.84%（全国均值4.06%）。

十一、黑龙江省质量控制指标数据分析

黑龙江省共128家医疗机构参与2023年国家整形美容专业医疗质量控制平台的数据填报工作。

（一）基本信息指标数据

2023年，黑龙江省整形美容专业在职医师共计407人，其中美容主诊医师257人，护士共计408人，对应护医比1为1.00（全国均值1.13），护医比2为1.59（全国均值1.98）。

2023年，黑龙江省整形美容专业在职医师职称构成中，住院医师占比18.43%（全国均值26.41%），主治医师占比39.31%（全国均值43.10%），副主任医师占比24.82%（全国均值22.44%），主任医师占比17.44%（全国均值8.05%）。

2023年，黑龙江省整形美容专业在职医师专业背景构成中，整形美容专业背景占比61.18%（全国均值59.31%），其他专业背景占比38.82%（全国均值40.69%）。

2023年，黑龙江省整形美容专业开放床位数为358张，专业开放床位比为1.07%。

（二）病房和门诊相关指标数据

2023年，黑龙江省整形美容专业病房共收治患者4392人次，其中修复重建类占比47.45%（全国均值28.09%），先天性占比4.37%（全国均值5.89%），美容性占比48.18%（全国均值66.02%）。

2023年，黑龙江省整形美容专业门诊共接诊237 229人次，门诊患者治疗类型中，门诊手术占比29.77%（全国均值20.02%），光电项目占比38.16%（全国均值52.38%），注射操作占比32.07%（全国均值27.60%）。

（三）专业协同指标数据

黑龙江省参与2023年国家整形美容专业医疗质量控制平台数据填报工作的128家医疗机构中，应用电子病历系统的共计34家，电子病历系统应用占比为26.56%（全国均值39.57%）。2023年黑龙江省的麻醉医师协助治疗量占比为2.69%（全国均值4.06%）。

十二、湖南省质量控制指标数据分析

湖南省共22家医疗机构参与2023年国家整形美容专业医疗质量控制平台的数据填报工作。

（一）基本信息指标数据

2023年，湖南省整形美容专业在职医师共计124人，其中美容主诊医师62人，护士共计140人，对应护医比1为1.13（全国均值1.13），护医比2为2.26（全国均值1.98）。

2023年，湖南省整形美容专业在职医师职称构成中，住院医师占比28.23%（全国均值26.41%），主治医师占比33.06%（全国均值43.10%），副主任医师占比33.06%（全国均值22.44%），主任医师占比5.65%（全国均值8.05%）。

2023年，湖南省整形美容专业在职医师专业背景构成中，整形美容专业背景占比60.48%（全国均值59.31%），其他专业背景占比39.52%（全国均值40.69%）。

2023年，湖南省整形美容专业开放床位数为181张，专业开放床位比为2.35%。

（二）病房和门诊相关指标数据

2023年，湖南省整形美容专业病房共收治患者2620人次，其中修复重建类占比56.91%（全国均值28.09%），先天性占比5.34%（全国均值5.89%），美容性占比37.75%（全国均值66.02%）。

2023年，湖南省整形美容专业门诊共接诊181 824人次，门诊患者治疗类型中，门诊手术占比22.21%（全国均值20.02%），光电项目占比47.05%（全国均值52.38%），注射操作占比30.74%（全国均值27.60%）。

（三）专业协同指标数据

湖南省参与2023年国家整形美容专业医疗质量控制平台数据填报工作的22家医疗机构中，应用电子病历系统的共计11家，电子病历系统应用占比为50.00%（全国均值39.57%）。2023年湖南省的麻醉医师协助治疗量占比为3.07%（全国均值4.06%）。

十三、吉林省质量控制指标数据分析

吉林省共120家医疗机构参与2023年国家整形美容专业医疗质量控制平台的数据填报工作。

（一）基本信息指标数据

2023年，吉林省整形美容专业在职医师共计482人，其中美容主诊医师274人，护士共计534人，对应护医比1为1.11（全国均值1.13），护医比2为1.95（全国均值1.98）。

2023年，吉林省整形美容专业在职医师职称构成中，住院医师占比23.03%（全国均值26.41%），主治医师占比39.00%（全国均值43.10%），副主任医师占比24.48%（全国均值22.44%），主任医师占比13.49%（全国均值8.05%）。

2023年，吉林省整形美容专业在职医师专业背景构成中，整形美容专业背景占比67.01%（全国均值59.31%），其他专业背景占比32.99%（全国均值40.69%）。

2023年，吉林省整形美容专业开放床位数为268张，专业开放床位比为1.79%。

（二）病房和门诊相关指标数据

2023年，吉林省整形美容专业病房共收治患者5820人次，其中修复重建类占比20.22%（全国均值28.09%），先天性占比4.97%（全国均值5.89%），美容性占比74.81%（全国均值66.02%）。

2023年，吉林省整形美容专业门诊共接诊123 693人次，门诊患者治疗类型中，门诊手术占比36.83%（全国均值20.02%），光电项目占比35.38%（全国均值52.38%），注射操作占比27.80%（全国均值27.60%）。

（三）专业协同指标数据

吉林省参与 2023 年国家整形美容专业医疗质量控制平台数据填报工作的 120 家医疗机构中，应用电子病历系统的共计 16 家，电子病历系统应用占比为 13.33%（全国均值 39.57%）。2023 年吉林省的麻醉医师协助治疗量占比为 4.21%（全国均值 4.06%）。

十四、江苏省质量控制指标数据分析

江苏省共 126 家医疗机构参与 2023 年国家整形美容专业医疗质量控制平台的数据填报工作。

（一）基本信息指标数据

2023 年，江苏省整形美容专业在职医师共计 1449 人，其中美容主诊医师 799 人，护士共计 1941 人，对应护医比 1 为 1.34（全国均值 1.13），护医比 2 为 2.43（全国均值 1.98）。

2023 年，江苏省整形美容专业在职医师职称构成中，住院医师占比 30.09%（全国均值 26.41%），主治医师占比 34.09%（全国均值 43.10%），副主任医师占比 26.22%（全国均值 22.44%），主任医师占比 9.59%（全国均值 8.05%）。

2023 年，江苏省整形美容专业在职医师专业背景构成中，整形美容专业背景占比 60.39%（全国均值 59.31%），其他专业背景占比 39.61%（全国均值 40.69%）。

2023 年，江苏省整形美容专业开放床位数为 1999 张，专业开放床位比为 1.64%。

（二）病房和门诊相关指标数据

2023 年，江苏省整形美容专业病房共收治患者 72 735 人次，其中修复重建类占比 33.81%（全国均值 28.09%），先天性占比 4.55%（全国均值 5.89%），美容性占比 61.64%（全国均值 66.02%）。

2023 年，江苏省整形美容专业门诊共接诊 1 761 741 人次，门诊患者治疗类型中，门诊手术占比 19.52%（全国均值 20.02%），光电项目占比 53.34%（全国均值 52.38%），注射操作占比 27.14%（全国均值 27.60%）。

（三）专业协同指标数据

江苏省参与 2023 年国家整形美容专业医疗质量控制平台数据填报工作的 126 家医疗机构中，应用电子病历系统的共计 93 家，电子病历系统应用占比为 73.81%（全国均值 39.57%）。2023 年江苏省的麻醉医师协助治疗量占比为 5.14%（全国均值 4.06%）。

十五、江西省质量控制指标数据分析

江西省共 48 家医疗机构参与 2023 年国家整形美容专业医疗质量控制平台的数据填报工作。

（一）基本信息指标数据

2023 年，江西省整形美容专业在职医师共计 303 人，其中美容主诊医师 185 人，护士共计 331 人，对应护医比 1 为 1.09（全国均值 1.13），护医比 2 为 1.79（全国均值 1.98）。

2023 年，江西省整形美容专业在职医师职称构成中，住院医师占比 22.77%（全国均值 26.41%），主治医师占比 49.83%（全国均值 43.10%），副主任医师占比 18.81%（全国均值 22.44%），主任医师占比 8.58%（全国均值 8.05%）。

2023 年，江西省整形美容专业在职医师专业背景构成中，整形美容专业背景占比 60.73%（全国均值 59.31%），其他专业背景占比 39.27%（全国均值 40.69%）。

2023 年，江西省整形美容专业开放床位数为 346 张，专业开放床位比为 1.08%。

（二）病房和门诊相关指标数据

2023 年，江西省整形美容专业病房共收治患者 18 586 人次，其中修复重建类占比 60.87%（全国均值

28.09%），先天性占比 12.08%（全国均值 5.89%），美容性占比 27.04%（全国均值 66.02%）。

2023 年，江西省整形美容专业门诊共接诊 364 320 人次，门诊患者治疗类型中，门诊手术占比 21.07%（全国均值 20.02%），光电项目占比 69.28%（全国均值 52.38%），注射操作占比 9.66%（全国均值 27.60%）。

（三）专业协同指标数据

江西省参与 2023 年国家整形美容专业医疗质量控制平台数据填报工作的 48 家医疗机构中，应用电子病历系统的共计 29 家，电子病历系统应用占比为 60.42%（全国均值 39.57%）。2023 年江西省的麻醉医师协助治疗量占比为 3.78%（全国均值 4.06%）。

十六、辽宁省质量控制指标数据分析

辽宁省共 13 家医疗机构参与 2023 年国家整形美容专业医疗质量控制平台的数据填报工作。

（一）基本信息指标数据

2023 年，辽宁省整形美容专业在职医师共计 83 人，其中美容主诊医师 36 人，护士共计 98 人，对应护医比 1 为 1.18（全国均值 1.13），护医比 2 为 2.72（全国均值 1.98）。

2023 年，辽宁省整形美容专业在职医师职称构成中，住院医师占比 16.87%（全国均值 26.41%），主治医师占比 56.63%（全国均值 43.10%），副主任医师占比 19.28%（全国均值 22.44%），主任医师占比 7.23%（全国均值 8.05%）。

2023 年，辽宁省整形美容专业在职医师专业背景构成中，整形美容专业背景占比 67.47%（全国均值 59.31%），其他专业背景占比 32.53%（全国均值 40.69%）。

2023 年，辽宁省整形美容专业开放床位数为 55 张，专业开放床位比为 10.44%。

（二）病房和门诊相关指标数据

2023 年，辽宁省整形美容专业病房共收治患者 633 人次，其中修复重建类占比 0.47%（全国均值 28.09%），先天性占比 1.74%（全国均值 5.89%），美容性占比 97.79%（全国均值 66.02%）。

2023 年，辽宁省整形美容专业门诊共接诊 24 795 人次，门诊患者治疗类型中，门诊手术占比 5.03%（全国均值 20.02%），光电项目占比 63.43%（全国均值 52.38%），注射操作占比 31.54%（全国均值 27.60%）。

（三）专业协同指标数据

辽宁省参与 2023 年国家整形美容专业医疗质量控制平台数据填报工作的 13 家医疗机构中，应用电子病历系统的共计 2 家，电子病历系统应用占比为 15.38%（全国均值 39.57%）。2023 年辽宁省的麻醉医师协助治疗量占比为 2.68%（全国均值 4.06%）。

十七、青海省质量控制指标数据分析

青海省共 8 家医疗机构参与 2023 年国家整形美容专业医疗质量控制平台的数据填报工作。

（一）基本信息指标数据

2023 年，青海省整形美容专业在职医师共计 38 人，其中美容主诊医师 28 人，护士共计 47 人，对应护医比 1 为 1.24（全国均值 1.13），护医比 2 为 1.68（全国均值 1.98）。

2023 年，青海省整形美容专业在职医师职称构成中，住院医师占比 18.42%（全国均值 26.41%），主治医师占比 44.74%（全国均值 43.10%），副主任医师占比 21.05%（全国均值 22.44%），主任医师占比 15.79%（全国均值 8.05%）。

2023 年，青海省整形美容专业在职医师专业背景构成中，整形美容专业背景占比 31.58%（全国均值

59.31%），其他专业背景占比 68.42%（全国均值 40.69%）。

2023 年，青海省整形美容专业开放床位数为 89 张，专业开放床位比为 2.18%。

（二）病房和门诊相关指标数据

2023 年，青海省整形美容专业病房共收治患者 7040 人次，其中修复重建类占比 15.34%（全国均值 28.09%），先天性占比 15.06%（全国均值 5.89%），美容性占比 69.60%（全国均值 66.02%）。

2023 年，青海省整形美容专业门诊共接诊 30 460 人次，门诊患者治疗类型中，门诊手术占比 9.14%（全国均值 20.02%），光电项目占比 60.16%（全国均值 52.38%），注射操作占比 30.70%（全国均值 27.60%）。

（三）专业协同指标数据

青海省参与 2023 年国家整形美容专业医疗质量控制平台数据填报工作的 8 家医疗机构中，应用电子病历系统的共计 2 家，电子病历系统应用占比为 25.00%（全国均值 39.57%）。2023 年青海省的麻醉医师协助治疗量占比为 5.43%（全国均值 4.06%）。

十八、山东省质量控制指标数据分析

山东省共 11 家医疗机构参与 2023 年国家整形美容专业医疗质量控制平台的数据填报工作。

（一）基本信息指标数据

2023 年，山东省整形美容专业在职医师共计 111 人，其中美容主诊医师 73 人，护士共计 123 人，对应护医比 1 为 1.11（全国均值 1.13），护医比 2 为 1.68（全国均值 1.98）。

2023 年，山东省整形美容专业在职医师职称构成中，住院医师占比 18.92%（全国均值 26.41%），主治医师占比 39.64%（全国均值 43.10%），副主任医师占比 19.82%（全国均值 22.44%），主任医师占比 21.62%（全国均值 8.05%）。

2023 年，山东省整形美容专业在职医师专业背景构成中，整形美容专业背景占比 74.77%（全国均值 59.31%），其他专业背景占比 25.23%（全国均值 40.69%）。

2023 年，山东省整形美容专业开放床位数为 244 张，专业开放床位比为 0.92%。

（二）病房和门诊相关指标数据

2023 年，山东省整形美容专业病房共收治患者 9449 人次，其中修复重建类占比 66.94%（全国均值 28.09%），先天性占比 15.86%（全国均值 5.89%），美容性占比 17.20%（全国均值 66.02%）。

2023 年，山东省整形美容专业门诊共接诊 249 427 人次，门诊患者治疗类型中，门诊手术占比 26.16%（全国均值 20.02%），光电项目占比 69.01%（全国均值 52.38%），注射操作占比 4.83%（全国均值 27.60%）。

（三）专业协同指标数据

山东省参与 2023 年国家整形美容专业医疗质量控制平台数据填报工作的 11 家医疗机构中，应用电子病历系统的共计 11 家，电子病历系统应用占比为 100%（全国均值 39.57%）。2023 年山东省的麻醉医师协助治疗量占比为 6.24%（全国均值 4.06%）。

十九、陕西省质量控制指标数据分析

陕西省共 12 家医疗机构参与 2023 年国家整形美容专业医疗质量控制平台的数据填报工作。

（一）基本信息指标数据

2023 年，陕西省整形美容专业在职医师共计 83 人，其中美容主诊医师 40 人，护士共计 120 人，对应护医比 1 为 1.45（全国均值 1.13），护医比 2 为 3.00（全国均值 1.98）。

2023 年，陕西省整形美容专业在职医师职称构成中，住院医师占比 31.33%（全国均值 26.41%），主治医师占比 42.17%（全国均值 43.10%），副主任医师占比 21.69%（全国均值 22.44%），主任医师占比 4.82%（全国均值 8.05%）。

2023 年，陕西省整形美容专业在职医师专业背景构成中，整形美容专业背景占比 54.22%（全国均值 59.31%），其他专业背景占比 45.78%（全国均值 40.69%）。

2023 年，陕西省整形美容专业开放床位数为 157 张，专业开放床位比为 2.64%。

（二）病房和门诊相关指标数据

2023 年，陕西省整形美容专业病房共收治患者 2081 人次，其中修复重建类占比 20.95%（全国均值 28.09%），先天性占比 5.19%（全国均值 5.89%），美容性占比 73.86%（全国均值 66.02%）。

2023 年，陕西省整形美容专业门诊共接诊 141 830 人次，门诊患者治疗类型中，门诊手术占比 6.09%（全国均值 20.02%），光电项目占比 57.93%（全国均值 52.38%），注射操作占比 35.98%（全国均值 27.60%）。

（三）专业协同指标数据

陕西省参与 2023 年国家整形美容专业医疗质量控制平台数据填报工作的 12 家医疗机构中，应用电子病历系统的共计 9 家，电子病历系统应用占比为 75.00%（全国均值 39.57%）。2023 年陕西省的麻醉医师协助治疗量占比为 9.27%（全国均值 4.06%）。

二十、上海市质量控制指标数据分析

上海市共 172 家医疗机构参与 2023 年国家整形美容专业医疗质量控制平台的数据填报工作。

（一）基本信息指标数据

2023 年，上海市整形美容专业在职医师共计 1717 人，其中美容主诊医师 1034 人，护士共计 2046 人，对应护医比 1 为 1.19（全国均值 1.13），护医比 2 为 1.98（全国均值 1.98）。

2023 年，上海市整形美容专业在职医师职称构成中，住院医师占比 23.12%（全国均值 26.41%），主治医师占比 49.68%（全国均值 43.10%），副主任医师占比 21.37%（全国均值 22.44%），主任医师占比 5.82%（全国均值 8.05%）。

2023 年，上海市整形美容专业在职医师专业背景构成中，整形美容专业背景占比 65.87%（全国均值 59.31%），其他专业背景占比 34.13%（全国均值 40.69%）。

2023 年，上海市整形美容专业开放床位数为 638 张，专业开放床位比为 10.92%。

（二）病房和门诊相关指标数据

2023 年，上海市整形美容专业病房共收治患者 35 061 人次，其中修复重建类占比 22.98%（全国均值 28.09%），先天性占比 14.27%（全国均值 5.89%），美容性占比 62.75%（全国均值 66.02%）。

2023 年，上海市整形美容专业门诊共接诊 1 251 876 人次，门诊患者治疗类型中，门诊手术占比 13.08%（全国均值 20.02%），光电项目占比 52.90%（全国均值 52.38%），注射操作占比 34.02%（全国均值 27.60%）。

（三）专业协同指标数据

上海市参与 2023 年国家整形美容专业医疗质量控制平台数据填报工作的 172 家医疗机构中，应用电子病历系统的共计 45 家，电子病历系统应用占比为 26.16%（全国均值 39.57%）。2023 年上海市的麻醉医师协助治疗量占比为 12.36%（全国均值 4.06%）。

二十一、四川省质量控制指标数据分析

四川省共 294 家医疗机构参与 2023 年国家整形美容专业医疗质量控制平台的数据填报工作。

（一）基本信息指标数据

2023 年，四川省整形美容专业在职医师共计 1624 人，其中美容主诊医师 1074 人，护士共计 1966 人，对应护医比 1 为 1.21（全国均值 1.13），护医比 2 为 1.83（全国均值 1.98）。

2023 年，四川省整形美容专业在职医师职称构成中，住院医师占比 26.17%（全国均值 26.41%），主治医师占比 47.60%（全国均值 43.10%），副主任医师占比 21.00%（全国均值 22.44%），主任医师占比 5.23%（全国均值 8.05%）。

2023 年，四川省整形美容专业在职医师专业背景构成中，整形美容专业背景占比 53.08%（全国均值 59.31%），其他专业背景占比 46.92%（全国均值 40.69%）。

2023 年，四川省整形美容专业开放床位数为 1339 张，专业开放床位比为 1.89%。

（二）病房和门诊相关指标数据

2023 年，四川省整形美容专业病房共收治患者 63 556 人次，其中修复重建类占比 20.79%（全国均值 28.09%），先天性占比 2.40%（全国均值 5.89%），美容性占比 76.81%（全国均值 66.02%）。

2023 年，四川省整形美容专业门诊共接诊 2 200 294 人次，门诊患者治疗类型中，门诊手术占比 13.09%（全国均值 20.02%），光电项目占比 53.80%（全国均值 52.38%），注射操作占比 33.11%（全国均值 27.60%）。

（三）专业协同指标数据

四川省参与 2023 年国家整形美容专业医疗质量控制平台数据填报工作的 294 家医疗机构中，应用电子病历系统的共计 82 家，电子病历系统应用占比为 27.89%（全国均值 39.57%）。2023 年四川省的麻醉医师协助治疗量占比为 7.02%（全国均值 4.06%）。

二十二、天津市质量控制指标数据分析

天津市共 70 家医疗机构参与 2023 年国家整形美容专业医疗质量控制平台的数据填报工作。

（一）基本信息指标数据

2023 年，天津市整形美容专业在职医师共计 340 人，其中美容主诊医师 216 人，护士共计 395 人，对应护医比 1 为 1.16（全国均值 1.13），护医比 2 为 1.83（全国均值 1.98）。

2023 年，天津市整形美容专业在职医师职称构成中，住院医师占比 17.35%（全国均值 26.41%），主治医师占比 51.18%（全国均值 43.10%），副主任医师占比 22.94%（全国均值 22.44%），主任医师占比 8.53%（全国均值 8.05%）。

2023 年，天津市整形美容专业在职医师专业背景构成中，整形美容专业背景占比 57.94%（全国均值 59.31%），其他专业背景占比 42.06%（全国均值 40.69%）。

2023 年，天津市整形美容专业开放床位数为 200 张，专业开放床位比为 1.73%。

（二）病房和门诊相关指标数据

2023 年，天津市整形美容专业病房共收治患者 2170 人次，其中修复重建类占比 25.44%（全国均值 28.09%），先天性占比 3.59%（全国均值 5.89%），美容性占比 70.97%（全国均值 66.02%）。

2023 年，天津市整形美容专业门诊共接诊 244 169 人次，门诊患者治疗类型中，门诊手术占比 17.20%（全国均值 20.02%），光电项目占比 48.71%（全国均值 52.38%），注射操作占比 34.09%（全国均值 27.60%）。

（三）专业协同指标数据

天津市参与2023年国家整形美容专业医疗质量控制平台数据填报工作的70家医疗机构中，应用电子病历系统的共计21家，电子病历系统应用占比为30.00%（全国均值39.57%）。2023年天津市的麻醉医师协助治疗量占比为10.36%（全国均值4.06%）。

二十三、西藏自治区质量控制指标数据分析

根据国家整形美容专业医疗质量控制平台的反馈结果，西藏自治区仅有1家设立整形美容专业的医疗机构提供有效数据，不足以反映西藏自治区整形美容专业的整体情况，同时可能涉及该医疗机构的具体信息，因此不予展示，但仍对该医疗机构参与数据填报工作表示感谢！

二十四、新疆维吾尔自治区质量控制指标数据分析

新疆维吾尔自治区共9家医疗机构参与2023年国家整形美容专业医疗质量控制平台的数据填报工作。

（一）基本信息指标数据

2023年，新疆维吾尔自治区整形美容专业在职医师共计87人，其中美容主诊医师23人，护士共计83人，对应护医比1为0.95（全国均值1.13），护医比2为3.61（全国均值1.98）。

2023年，新疆维吾尔自治区整形美容专业在职医师职称构成中，住院医师占比39.08%（全国均值26.41%），主治医师占比40.23%（全国均值43.10%），副主任医师占比12.64%（全国均值22.44%），主任医师占比8.05%（全国均值8.05%）。

2023年，新疆维吾尔自治区整形美容专业在职医师专业背景构成中，整形美容专业背景占比64.37%（全国均值59.31%），其他专业背景占比35.63%（全国均值40.69%）。

2023年，新疆维吾尔自治区整形美容专业开放床位数为102张，专业开放床位比为1.46%。

（二）病房和门诊相关指标数据

2023年，新疆维吾尔自治区整形美容专业病房共收治患者5008人次，其中修复重建类占比70.29%（全国均值28.09%），先天性占比3.81%（全国均值5.89%），美容性占比25.90%（全国均值66.02%）。

2023年，新疆维吾尔自治区整形美容专业门诊共接诊73 381人次，门诊患者治疗类型中，门诊手术占比16.22%（全国均值20.02%），光电项目占比53.74%（全国均值52.38%），注射操作占比30.03%（全国均值27.60%）。

（三）专业协同指标数据

新疆维吾尔自治区参与2023年国家整形美容专业医疗质量控制平台数据填报工作的9家医疗机构中，应用电子病历系统的共计6家，电子病历系统应用占比为66.67%（全国均值39.57%）。2023年新疆维吾尔自治区的麻醉医师协助治疗量占比为15.65%（全国均值4.06%）。

二十五、云南省质量控制指标数据分析

云南省共5家医疗机构参与2023年国家整形美容专业医疗质量控制平台的数据填报工作。

（一）基本信息指标数据

2023年，云南省整形美容专业在职医师共计34人，其中美容主诊医师20人，护士共计13人，对应护医比1为0.38（全国均值1.13），护医比2为0.65（全国均值1.98）。

2023年，云南省整形美容专业在职医师职称构成中，住院医师占比38.24%（全国均值26.41%），主治医师占比38.24%（全国均值43.10%），副主任医师占比14.71%（全国均值22.44%），主任医师占比8.82%（全国均值8.05%）。

2023 年，云南省整形美容专业在职医师专业背景构成中，整形美容专业背景占比 29.41%（全国均值 59.31%），其他专业背景占比 70.59%（全国均值 40.69%）。

2023 年，云南省整形美容专业开放床位数为 50 张，专业开放床位比为 1.24%。

（二）病房和门诊相关指标数据

2023 年，云南省整形美容专业病房共收治患者 135 人次，其中修复重建类占比 100%（全国均值 28.09%）。

2023 年，云南省整形美容专业门诊共接诊 122 522 人次，门诊患者治疗类型中，门诊手术占比 61.87%（全国均值 20.02%），光电项目占比 36.12%（全国均值 52.38%），注射操作占比 2.01%（全国均值 27.60%）。

（三）专业协同指标数据

云南省参与 2023 年国家整形美容专业医疗质量控制平台数据填报工作的 5 家医疗机构中，应用电子病历系统的共计 5 家，电子病历系统应用占比为 100%（全国均值 39.57%）。2023 年云南省的麻醉医师协助治疗量占比为 0.19%（全国均值 4.06%）。

二十六、浙江省质量控制指标数据分析

浙江省共 149 家医疗机构参与 2023 年国家整形美容专业医疗质量控制平台的数据填报工作。

（一）基本信息指标数据

2023 年，浙江省整形美容专业在职医师共计 1219 人，其中美容主诊医师 690 人，护士共计 1279 人，对应护医比 1 为 1.05（全国均值 1.13），护医比 2 为 1.85（全国均值 1.98）。

2023 年，浙江省整形美容专业在职医师职称构成中，住院医师占比 30.60%（全国均值 26.41%），主治医师占比 39.95%（全国均值 43.10%），副主任医师占比 21.74%（全国均值 22.44%），主任医师占比 7.71%（全国均值 8.05%）。

2023 年，浙江省整形美容专业在职医师专业背景构成中，整形美容专业背景占比 54.22%（全国均值 59.31%），其他专业背景占比 45.78%（全国均值 40.69%）。

2023 年，浙江省整形美容专业开放床位数为 828 张，专业开放床位比为 1.54%。

（二）病房和门诊相关指标数据

2023 年，浙江省整形美容专业病房共收治患者 48 041 人次，其中修复重建类占比 16.90%（全国均值 28.09%），先天性占比 1.50%（全国均值 5.89%），美容性占比 81.60%（全国均值 66.02%）。

2023 年，浙江省整形美容专业门诊共接诊 1 880 867 人次，门诊患者治疗类型中，门诊手术占比 17.06%（全国均值 20.02%），光电项目占比 56.63%（全国均值 52.38%），注射操作占比 26.31%（全国均值 27.60%）。

（三）专业协同指标数据

浙江省参与 2023 年国家整形美容专业医疗质量控制平台数据填报工作的 149 家医疗机构中，应用电子病历系统的共计 110 家，电子病历系统应用占比为 73.83%（全国均值 39.57%）。2023 年浙江省的麻醉医师协助治疗量占比为 1.63%（全国均值 4.06%）。

第四章

基于医院质量监测系统的整形美容专业医疗质量数据分析

第一节　全国数据情况

一、住院患者基本情况

HQMS 数据收集时间范围为 2023 年 1 月 1 日—2023 年 12 月 31 日。根据 HQMS 数据反馈，2023 年全国（不含港、澳、台地区）整形美容专业住院患者共计 270 196 人次（2022 年为 208 591 人次），其中公立医疗机构住院患者占比为 91.23%（2022 年为 88.00%），民营医疗机构住院患者占比为 8.77%（2022 年为 12.00%）。在全部住院患者中，日间病房住院患者占比为 11.30%（2022 年为 10.47%）。

对 HQMS 住院患者的性别数据分析显示，2023 年全国整形美容专业住院患者中女性占比为 51.79%（2022 年为 50.87%），男性占比为 48.21%（2022 年为 49.13%）。2023 年整形美容专业住院患者的平均年龄为 40.5 岁（2022 年为 36.9 岁），平均住院时长为 8.1 d（2022 年为 8.5 d）。

2023 年 HQMS 中的整形美容专业住院患者有 4 种入院途径：门诊、急诊、其他医疗机构转入和其他途径。图 4-1-1 显示 2023 年整形美容专业不同入院途径的患者占比情况。

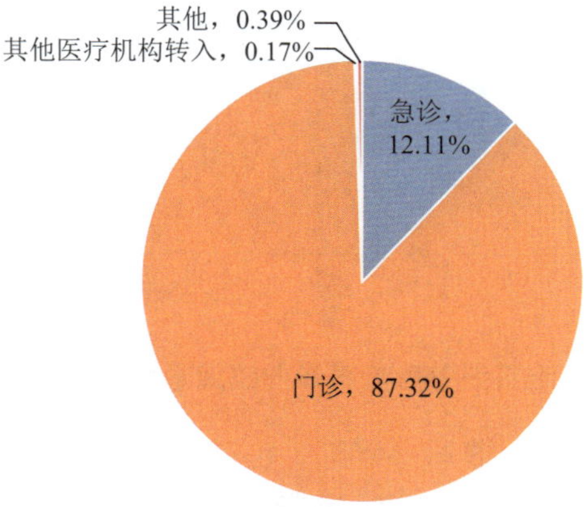

图 4-1-1　2023 年医院质量监测系统整形美容专业住院患者不同入院途径占比

2023 年 HQMS 中整形美容专业住院患者的平均住院费用为 14 479.55 元，其中平均自付费用为 8991.40 元，占比 62.10%。

二、住院患者手术情况

2023 年 HQMS 中整形美容专业住院患者的不同手术级别占比见图 4-1-2，可见三级手术占比最高，达到了 39.98%，二级手术占比较三级手术略低，为 35.76%，四级手术占比最低，为 10.03%。

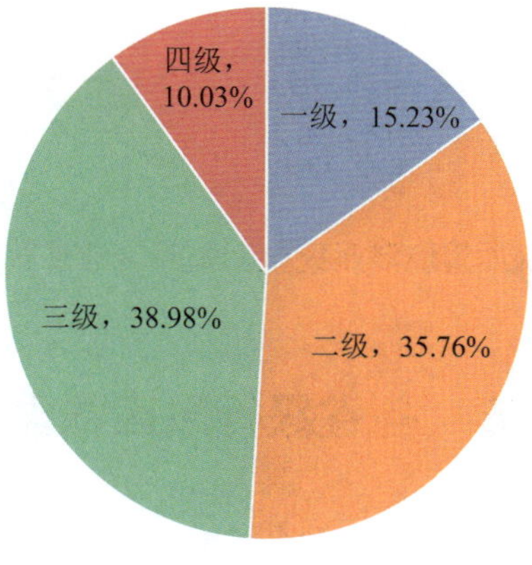

图 4-1-2　2023 年医院质量监测系统整形美容专业住院患者不同手术级别占比

2023 年 HQMS 中的整形美容专业住院患者不同手术切口愈合等级占比见图 4-1-3，可见整形美容专业住院患者手术切口愈合等级以Ⅰ/甲愈合占比最高，达到了 47.14%，其次是Ⅱ/甲愈合（23.26%），再次是Ⅲ/甲愈合（6.96%）。

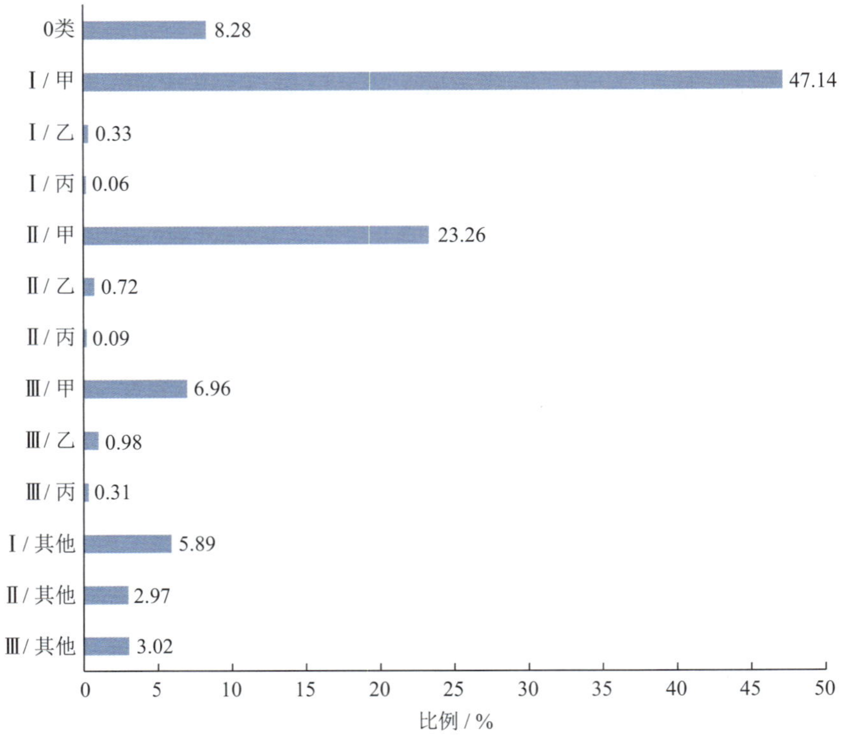

图 4-1-3　2023 年医院质量监测系统整形美容专业住院患者不同手术切口愈合等级占比

本报告将麻醉方式统一分为局部麻醉和非局部麻醉（包括全身麻醉、臂丛阻滞及上肢神经阻滞、静脉麻醉、复合麻醉、静吸复合麻醉、椎管内麻醉等）两类。2023 年 HQMS 中整形美容专业住院患者的手术麻醉方式占比见图 4-1-4，可见整形美容专业住院患者的手术治疗以非局部麻醉为主，占比达到了 66.81%。

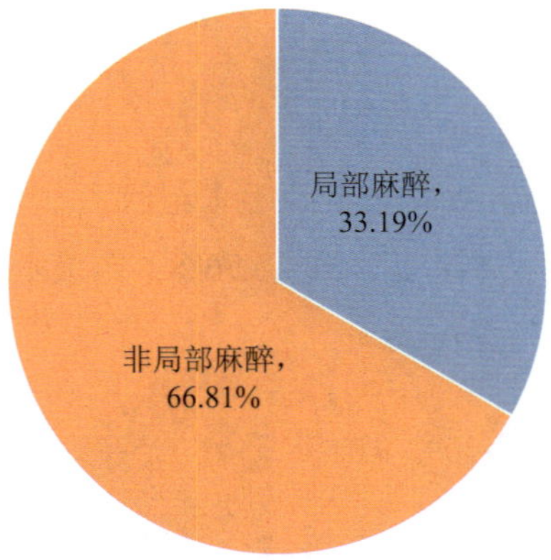

图 4-1-4　2023 年医院质量监测系统整形美容专业住院患者不同麻醉方式占比

第二节　各省级行政区数据概览

本节展示 2023 年 HQMS 全国各省级行政区（不含港、澳、台地区）整形美容专业的数据情况，其中西藏自治区无相应数据，青海省在 HQMS 中仅抓取到 1 例患者的数据，因此相关指标可能出现极端值。

图 4-2-1～图 4-2-4 分别展示 2023 年 HQMS 中各省级行政区整形美容专业住院患者数量的全国占比、性别分布、日间病房住院患者比例以及住院患者的平均住院时长情况；图 4-2-5 和图 4-2-6 展示 2023 年 HQMS 中各省级行政区整形美容专业住院患者的手术情况；图 4-2-7 展示 HQMS 中各省级行政区整形美容专业住院患者的自付费用情况。

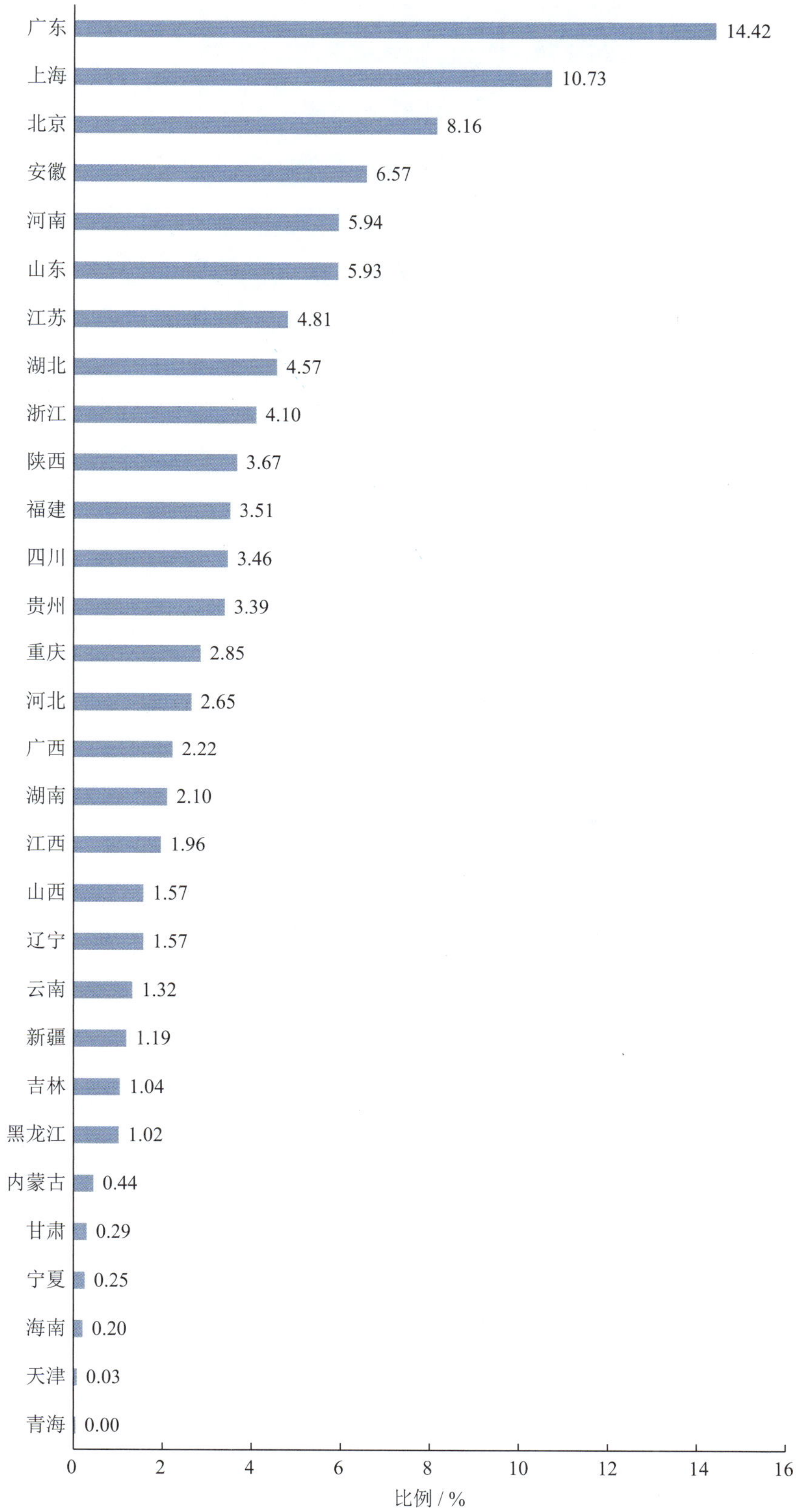

图 4-2-1　2023 年医院质量监测系统各省级行政区整形美容专业住院患者数量全国占比

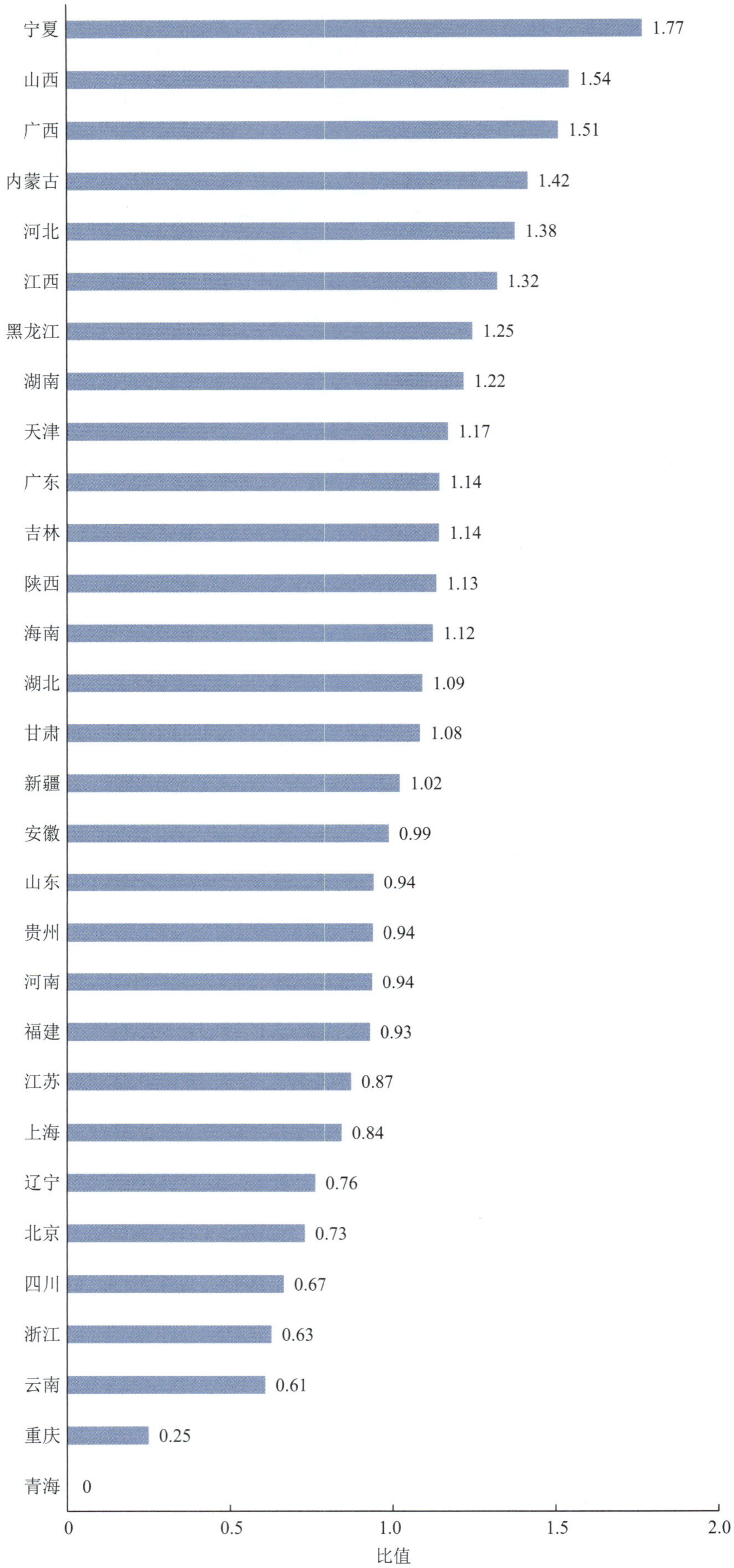

图 4-2-2 2023 年医院质量监测系统各省级行政区整形美容专业住院患者性别比例（男 / 女）

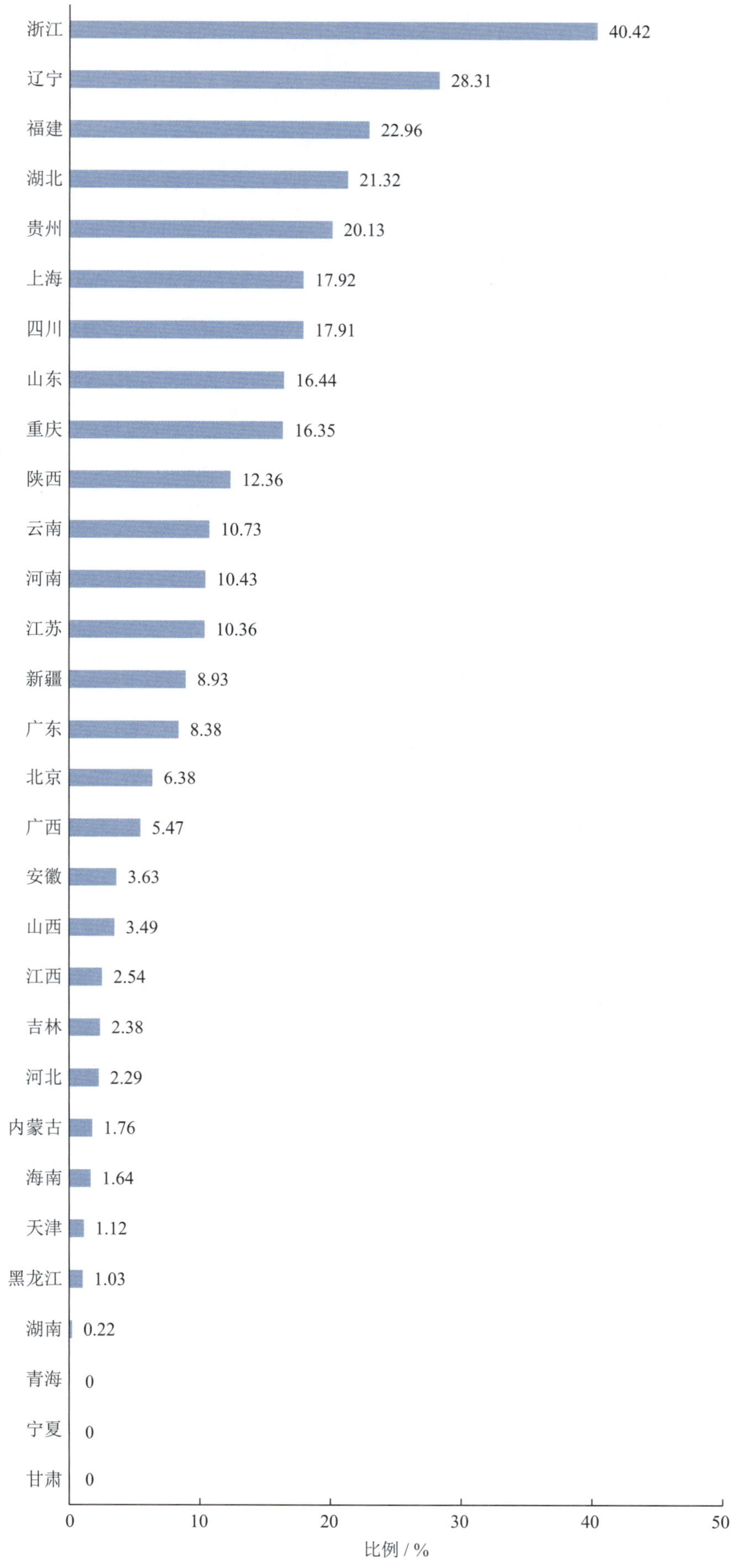

图 4-2-3　2023 年医院质量监测系统各省级行政区整形美容专业日间病房住院患者比例

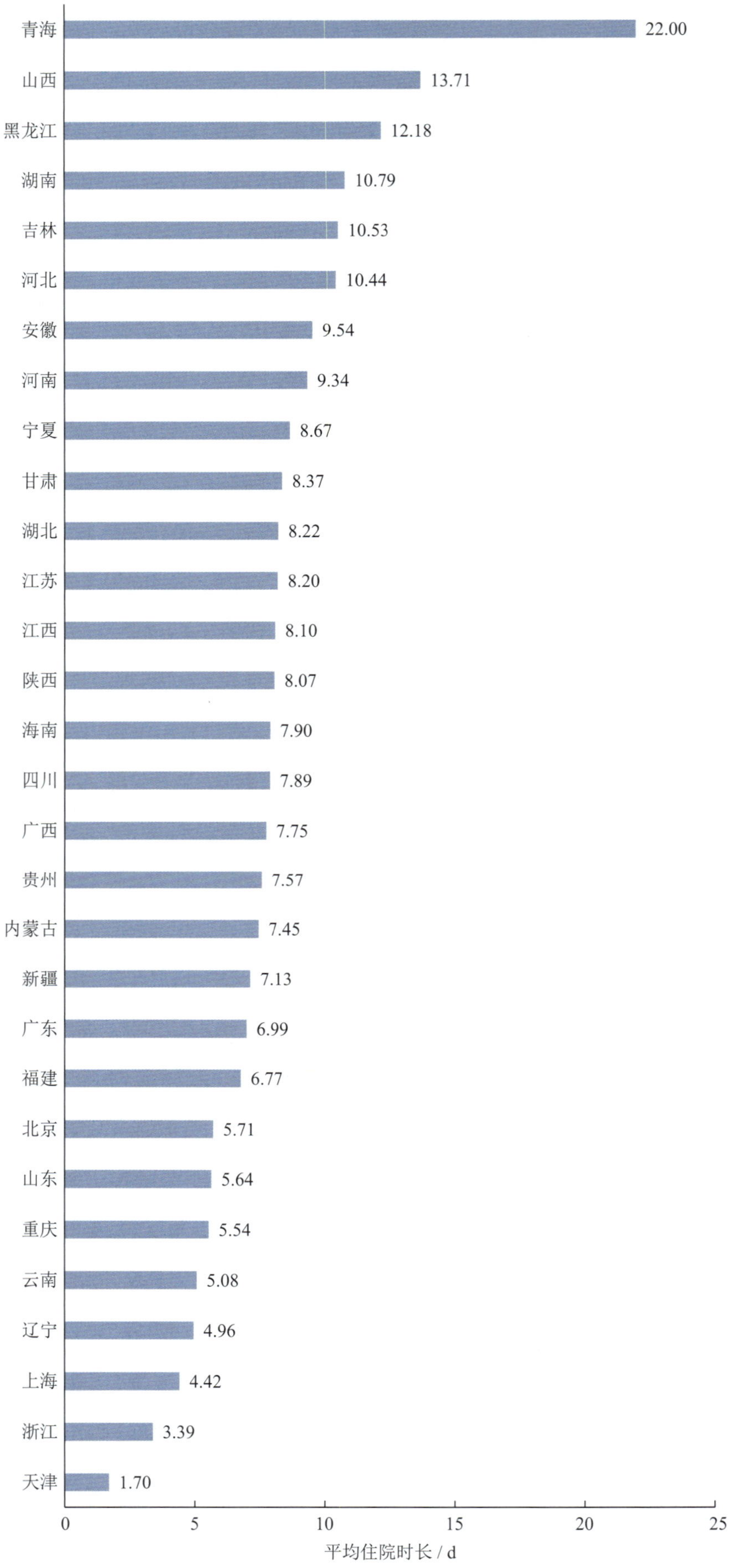

图 4-2-4　2023 年医院质量监测系统各省级行政区整形美容专业住院患者平均住院时长

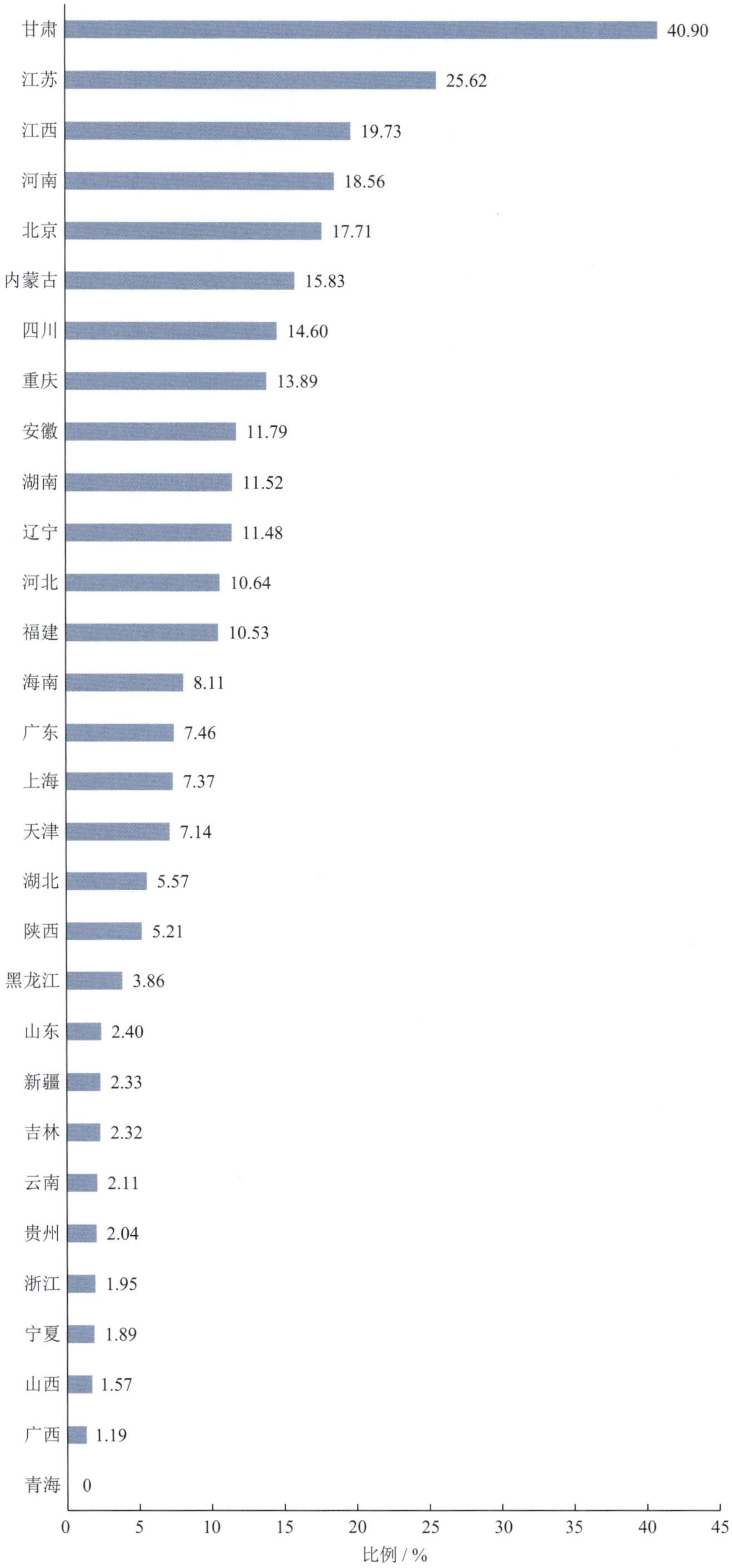

图 4-2-5　2023 年医院质量监测系统各省级行政区整形美容专业四级手术占比

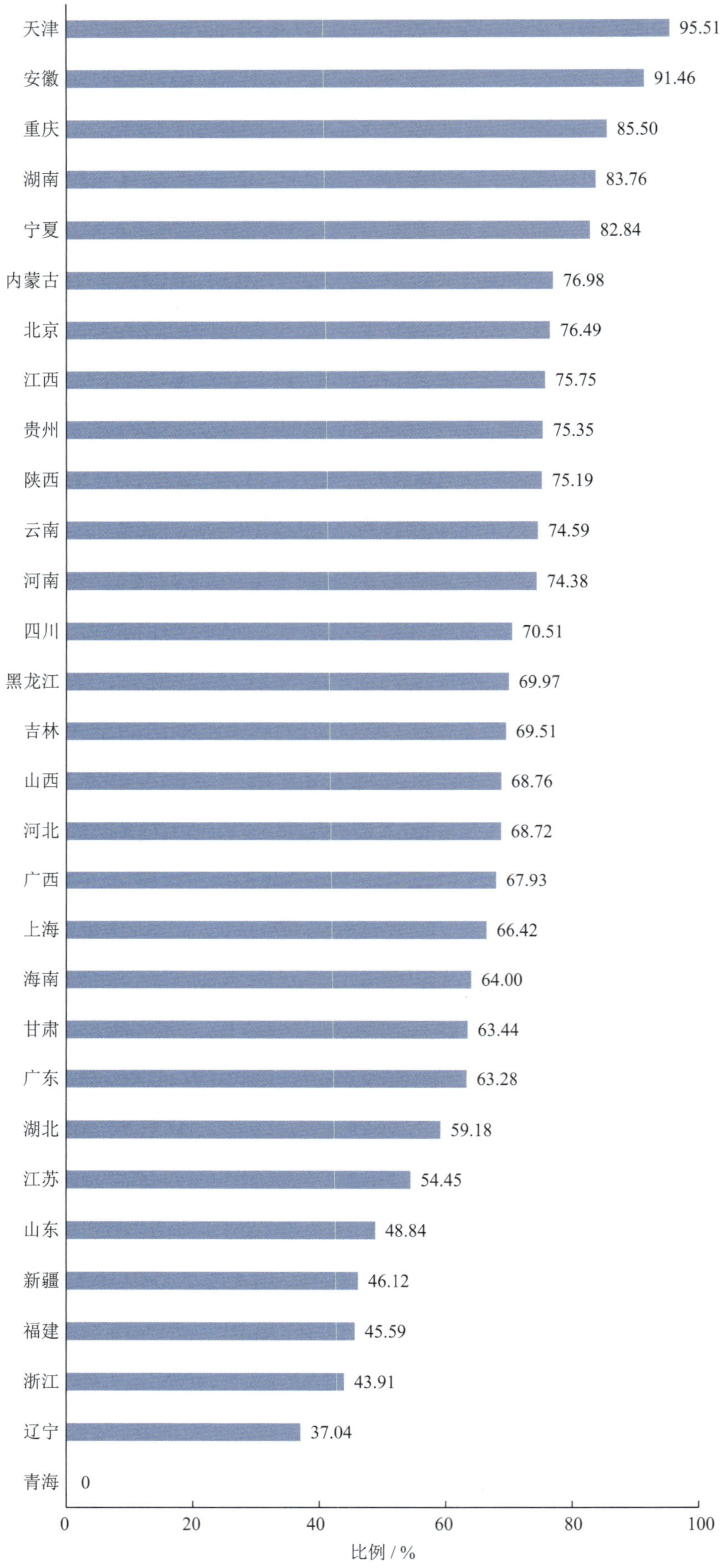

图 4-2-6 2023 年医院质量监测系统各省级行政区整形美容专业非局部麻醉手术占比

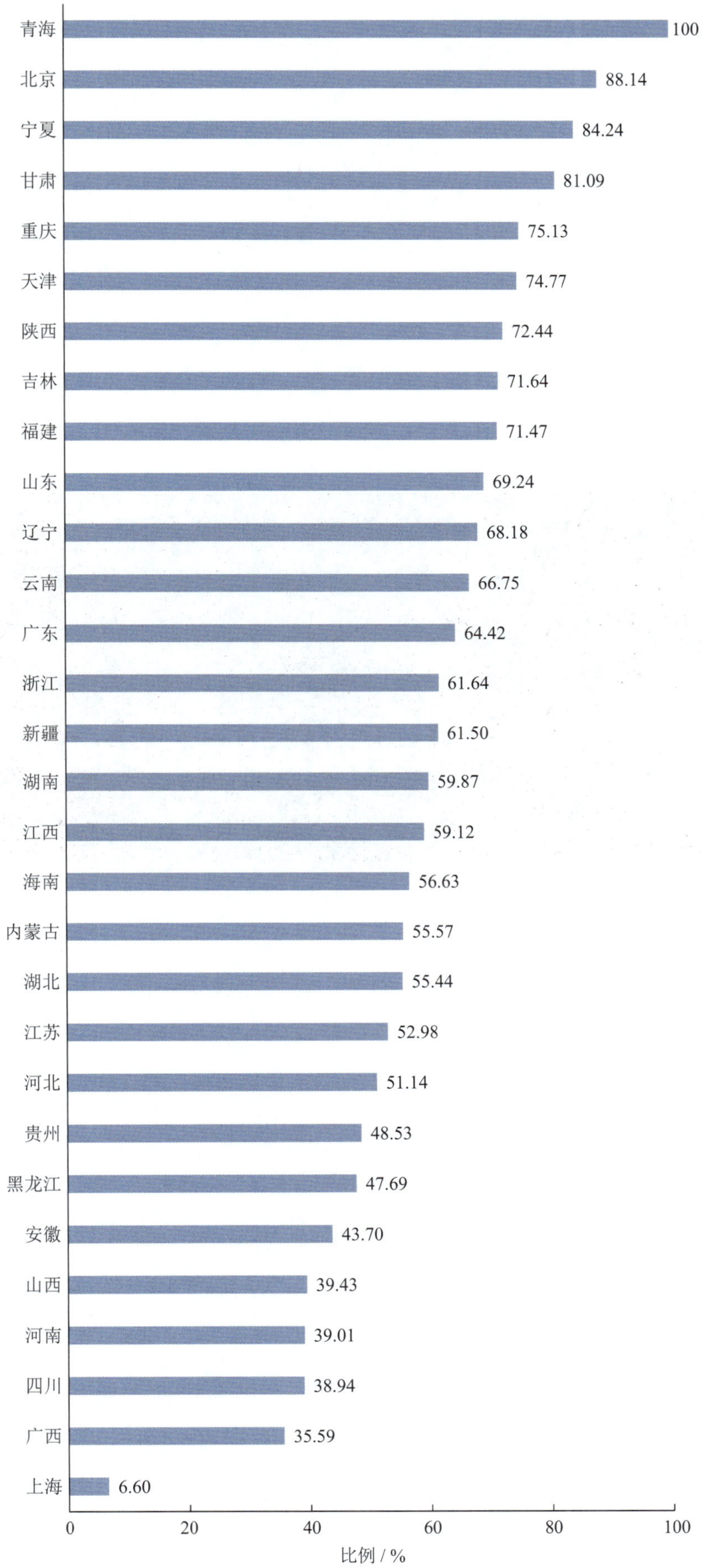

图 4-2-7 2023 年医院质量监测系统各省级行政区整形美容专业平均自费占比

第五章

整形美容专业年度改进目标数据分析

第一节　整形美容专业年度改进目标简介

专业年度改进目标是国家卫生健康委员会医疗安全质量控制工作的重点内容，旨在改进各专业范围内最为突出的医疗安全问题。2022—2024 年整形美容专业年度改进目标均为“降低注射美容并发症发生率”。

注射美容是目前整形美容专业最为流行、普适性最高的医美项目，经初步统计，每年至少有 100 万人次进行注射美容。注射美容的主要生物学材料为透明质酸、胶原蛋白、肉毒毒素等，主要的不良反应有局部红斑和肉芽肿，严重的不良反应有中毒反应和血管栓塞，近些年来也有脑梗死，甚至死亡的病例报道。这些并发症的产生与医师对患者 / 求美者的评估、注射技术、药物剂量选择等因素密切相关，积极地干预可以有效降低其发生率，保障患者 / 求美者的医疗安全。

为了获取较为客观的专业年度改进目标数据，本章在数据收集过程中，以医疗机构注射美容并发症接诊率进行数据上报，该数据不代表医疗机构自身发生的并发症情况。

第二节　整形美容专业年度改进目标的改进策略

整形美容专业国家级医疗质量控制中心于 2024 年初召开全国质量控制会议，在会议上发布了 2024 年整形美容专业年度改进目标，并组织专家委员会、质量控制工作组对各地区质量控制相关单位、质量控制相关人员进行宣教，并制定和发布改进策略。

注射美容并发症的影响因素主要有生物材料的合法性、注射环境是否符合医疗要求、注射医师是否具有相关资质等。改进策略如下：①医疗机构应成立由医务、临床科室、院内感染、药剂等部门组成的专项工作小组，加强对注射美容治疗的管理。②医疗机构应制定急危重症注射美容并发症的救治预案及操作流程，畅通机构内部或综合医院急诊科的绿色转运救治通道。③医疗机构应定期开展督导，保证操作人员、医疗行为、用药方式记录详实，上报数据真实准确，注射药品来源、注射美容室细菌环境符合规范。④医疗机构应开展监测评估工作，明确注射美容并发症发生率等质量控制指标数据的采集方法和数据内部验证程序，并按季度进行数据分析和反馈。⑤各级医疗质量控制中心应积极组织开展行业培训，提高各医疗机构医务人员对注射美容并发症的认知水平和诊疗处理能力，并指导各医疗机构制定机构内部注射美容操作人员的准入、培训及考核制度。

第三节　整形美容专业年度改进目标数据分析

一、国家医疗质量管理与控制信息网来源的数据反馈

本部分将 2022 年注射美容并发症接诊率的整体水平（数据收集时间范围为 2022 年 1 月 1 日—2022 年 12 月 31 日）作为年度改进目标的基线值，将 2023 年的整体水平（数据收集时间范围为 2023 年 1 月 1 日—2023 年 12 月 31 日）作为改进后数值，以此评估改进策略的实施成效。

经统计，2022 年 NCIS 系统中注射美容并发症接诊率的全国基线值为 1.87%，公立医院为 2.65%，民营医院为 0.35%。

整形美容专业国家级医疗质量控制中心积极施行年度改进目标的改进策略，组织多次线上和线下会议，邀请业内知名专家、教授，就注射美容相关医疗安全问题进行宣教和培训。

经统计，2023 年 NCIS 系统中注射美容并发症接诊率的全国改进后数值为 1.73%，公立医院为 2.53%，

民营医院为 0.38%。表 5-3-1 显示 NCIS 系统来源的年度改进目标改进效果。图 5-3-1 显示 2023 年不同省级行政区（不含港、澳、台地区）及新疆生产建设兵团注射美容并发症的接诊率情况。

表 5-3-1 国家医疗质量管理与控制信息网整形美容专业年度改进目标改进效果 单位：%

	2022 年基线值	2023 年改进后数值
注射美容并发症总接诊率	1.87	1.73
公立医院注射美容并发症接诊率	2.65	2.53
民营医院注射美容并发症接诊率	0.35	0.38

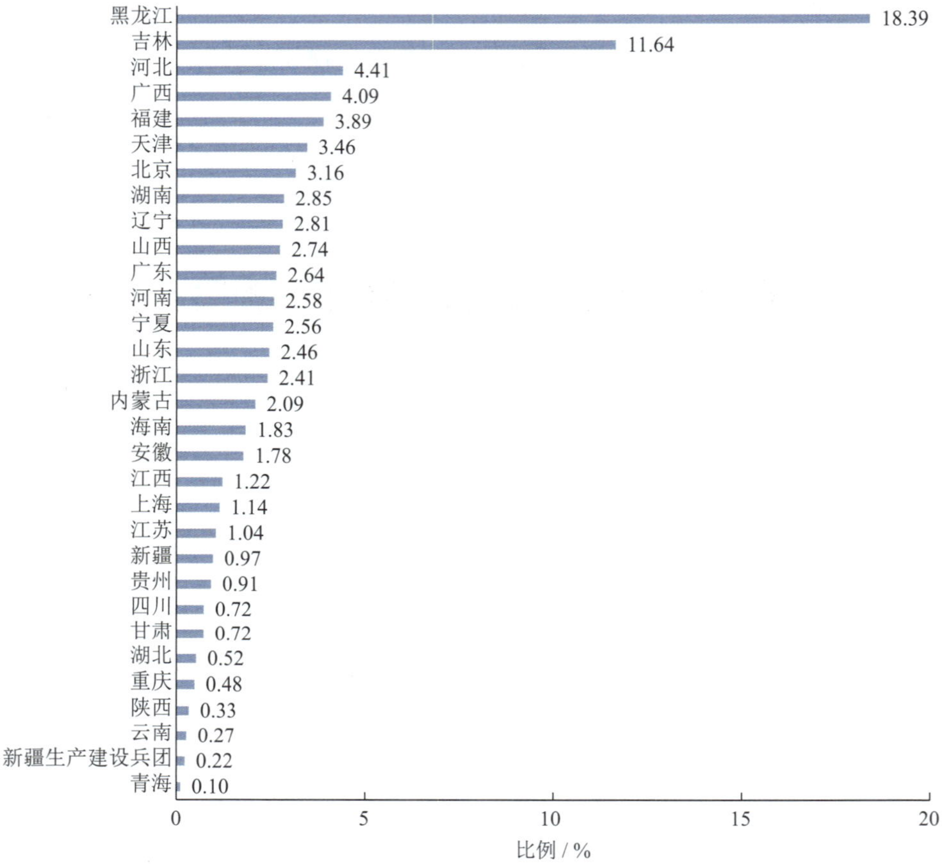

西藏自治区注射美容治疗量为 0，因此未列出。

图 5-3-1 2023 年国家医疗质量管理与控制信息网各省级行政区及新疆生产建设兵团注射美容并发症接诊率

二、国家整形美容专业医疗质量控制平台来源的数据反馈

本部分将 2022 年注射美容并发症接诊率的整体水平（数据收集时间范围为 2022 年 1 月 1 日—2022 年 12 月 31 日）作为年度改进目标的基线值，将 2023 年的整体水平（数据收集时间范围为 2023 年 1 月 1 日—2023 年 12 月 31 日）作为改进后数值，将 2024 年上半年的水平（数据收集时间范围为 2024 年 1 月 1 日—2024 年 6 月 30 日）作为 2024 年上半年改进后数值，以此评估改进策略的实施成效。

经统计，2022 年国家整形美容专业医疗质量控制平台中注射美容并发症接诊率的全国基线值为 1.50%，公立医疗机构为 1.89%，民营医疗机构为 1.47%。

经统计，2023 年国家整形美容专业医疗质量控制平台中注射美容并发症接诊率的全国改进后数值为 2.31%，公立医疗机构为 2.92%，民营医疗机构为 2.24%。

经统计，2024 上半年国家整形美容专业医疗质量控制平台中注射美容并发症接诊率的全国改进后数

值为 0.66%，公立医疗机构为 2.76%，民营医疗机构为 0.43%。表 5-3-2 显示国家整形美容专业医疗质量控制平台来源的年度改进目标改进效果。图 5-3-2 显示 2023 年不同省级行政区（不含港、澳、台地区以及未上报数据的河北省、湖北省、山西省、内蒙古自治区、宁夏回族自治区和新疆生产建设兵团）注射美容并发症的接诊率情况。

表 5-3-2 国家整形美容专业医疗质量控制平台整形美容专业年度改进目标改进效果 单位：%

	2022 年基线值	2023 年改进后数值	2024 上半年改进后数值
注射美容并发症总接诊率	1.50	2.31	0.66
公立医疗机构注射美容并发症接诊率	1.89	2.92	2.76
民营医疗机构注射美容并发症接诊率	1.47	2.24	0.43

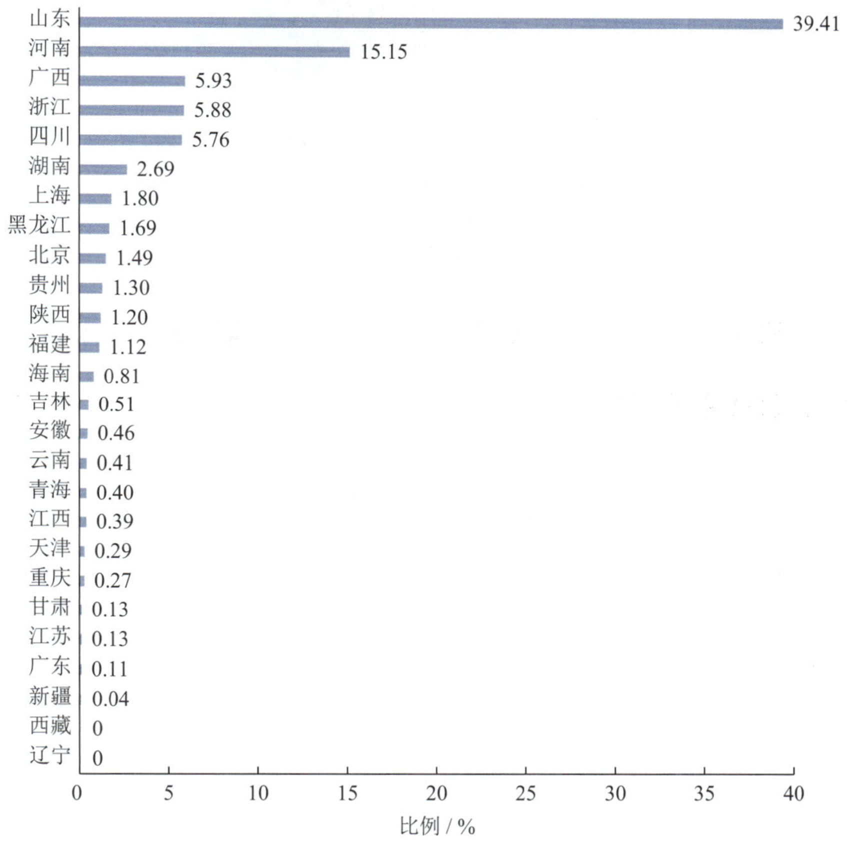

河北省、湖北省、内蒙古自治区、宁夏回族自治区、山西省及新疆生产建设兵团未参与填报，因此未列出。

图 5-3-2 2023 年国家整形美容专业医疗质量控制平台各省级行政区注射美容并发症接诊率

就上述两个系统反馈的数据来看，经过制定、发布和实施改进策略，注射美容并发症情况整体有所改善。国家整形美容专业医疗质量控制平台 2023 年参与数据填报的医疗机构数量明显增多，且绝大多数医疗机构均开展注射美容相关项目，这可能是 2023 年数据水平升高的原因。需要说明的是，参与 NCIS 系统填报的医院以公立医院居多，而参与国家整形美容专业医疗质量控制平台数据填报的医疗机构以民营医疗机构居多，因此，这两个系统的数据在全国水平上可能存在一定的偏倚。在后续的数据分析中，对两个系统互补分析将有助于改善偏倚水平，从而获得较为客观、均衡的全国均值数据。

三、医院质量监测系统来源的其他相关数据反馈

2023 年度首次基于 HQMS 对注射美容并发症数据进行收集（数据收集时间范围为 2023 年 1 月 1 日—

2023 年 12 月 31 日）。2023 年 HQMS 共收集整形美容专业住院患者 270 196 人次，其中注射美容并发症相关住院患者共计 154 人。并发症类型分别为视网膜动脉栓塞（4 人）、动脉栓塞（20 人）、肺栓塞（0 人）、肉芽肿（16 人）、皮肤坏死（9 人）、药物不良反应（11 人）、肌无力（1 人）、感染（37 人）、其他并发症（56 人）。

图 5-3-3 显示 2023 年 HQMS 来源的不同注射美容并发症占比情况，可见其他并发症占比最高（36.36%），其次是感染，占比达到了 24.03%，血管栓塞相关并发症（含视网膜动脉栓塞和动脉栓塞）占比达到了 15.58%。

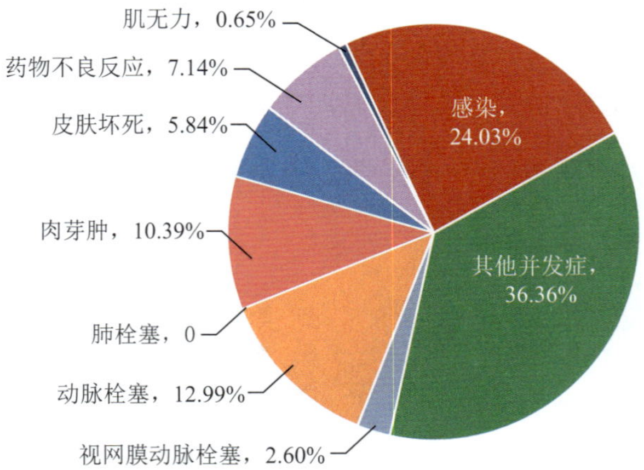

图 5-3-3　2023 年医院质量监测系统不同注射美容并发症占比

四、耳部注射美容的数据反馈

近年来耳部注射美容尤为火爆，特别是通过对耳部注射大剂量的透明质酸以达到“精灵耳”效果的项目。这类项目由于用药剂量较大，故有较多并发症相关报道。相关并发症数据来源于国家整形美容专业医疗质量控制平台，数据收集时间范围为 2023 年 1 月 1 日—2023 年 12 月 31 日。

2023 年共有 4723 例求美者进行了耳部注射美容，其中 42 例出现相关并发症，发生率为 0.89%。相关并发症包括血肿（8 人）、面瘫（11 人），失明（0 人）、皮肤坏死（8 人）、鼓膜穿孔（0 人）、疼痛（14 人）、形态不佳（1 人）。图 5-3-4 显示 2023 年国家整形美容专业医疗质量控制平台来源的耳部注射美容不同并发症占比情况，其中约 1/3 为疼痛，另外，面瘫的比例也相对较高，达到了 26.19%。

虽然数据统计中失明人数为 0 人，但经不完全统计，近年来仍有 2 例耳部注射美容导致失明的新闻报道。

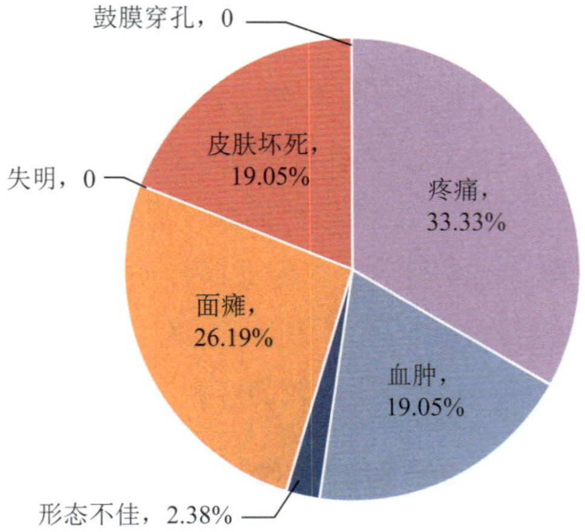

图 5-3-4　2023 年国家整形美容专业医疗质量控制平台耳部注射美容不同并发症占比

第六章

整形美容专业单病种指标数据分析

第一节 整形美容专业单病种指标简介

单病种质量管理是规范临床诊疗行为，改进与完善医疗质量体系，提高医疗服务水平的重要措施，也是三级综合医院质量评价的重要指标之一。2009 年，原国家卫生部发布的《卫生部办公厅关于开展单病种质量管理控制工作有关问题的通知》（卫办医政函〔2009〕757 号）将单病种质量管理纳入质量控制工作要求。为了进一步评估专业内单病种情况，整形美容专业国家级医疗质量控制中心根据国家卫生健康委员会医疗安全质量控制工作要求，在专家委员会的指导下，于 2023 年制定了单病种质量控制指标，即“乳腺癌术后乳房再造”相关指标。

乳腺癌术后患者由于乳房缺如，生活质量受到影响。因此，随着乳腺癌患者对生活质量追求的提高和整形修复技术的进步，越来越多的乳腺癌患者选择 I 期乳房再造以修复自身乳房形态，重塑生活自信。但是由于乳房再造往往需要进行乳房硅凝胶假体或组织扩张器等人体异物植入，手术部位并发症发生率相对较高，尤其是手术部位感染，一旦发生，可能需要进行清创、异物取出等手术操作，进而对乳腺癌患者造成二次损伤。因此，加强单病种“乳腺癌术后乳房再造”的质量控制工作，可以规范手术操作流程，降低并发症发生率，从而保障患者的医疗安全。

整形美容专业 2024 年单病种“乳腺癌术后乳房再造”共有 2 个指标，分别是过程指标——年乳腺癌术后 I 期乳房再造围手术期抗生素使用率和结果指标——年乳腺癌术后 I 期乳房再造手术部位感染率。

第二节 整形美容专业单病种指标数据分析

一、国家医疗质量管理与控制信息网来源的数据反馈

NCIS 系统关于“乳腺癌术后乳房再造”单病种指标数据收集的时间范围是 2023 年 1 月 1 日—2023 年 12 月 31 日。

经统计，2023 年全年乳腺癌术后 I 期乳房再造总治疗量为 1844 例（公立医院 1832 例，民营医院 12 例），较 2022 年减少 125 例。在这 1844 例接受乳腺癌术后 I 期乳房再造的患者中，1573 例在围手术期使用了抗生素（公立医院 1568 例，民营医院 5 例），占比 85.30%（公立医院占比 85.59%，民营医院占比 41.67%）；41 例患者发生了手术部位感染（公立医院 41 例，民营医院 0 例），占比 2.22%（公立医院占比 2.24%，民营医院占比为 0）。图 6-2-1 显示 2022—2023 年 NCIS 系统来源的整形美容专业单病种指标数据情况。

结合图 6-2-1 分析，乳腺癌术后 I 期乳房再造手术以公立医院开展为主，考虑原因为公立医院，特别是综合性公立医院可同时设立乳腺外科和整形美容科，因此有条件完成乳腺癌手术同期的乳房再造手术。公立医院在进行乳腺癌术后 I 期乳房再造时，围手术期抗生素使用率较高，达到了 85% 以上，手术部位感染率较 2022 年略有升高。而民营医院的数据显示 2022—2023 年围手术期抗生素使用率有所降低，手术部位感染率下降显著，考虑主要原因为民营医院开展该类手术较少，因此数据波动性较大。未来仍需进一步引导民营医院开展修复重建类手术，加强公益导向，提升其为人民群众健康服务的能力。

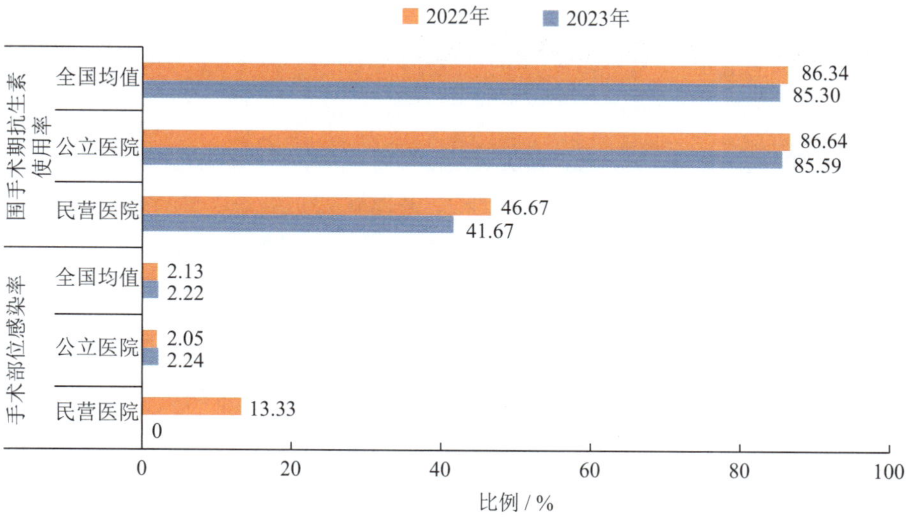

图 6-2-1　2022—2023 年国家医疗质量管理与控制信息网整形美容专业单病种指标数据

二、国家整形美容专业医疗质量控制平台来源的数据反馈

国家整形美容专业医疗质量控制平台关于“乳腺癌术后乳房再造”单病种指标数据收集的时间范围是 2023 年 1 月 1 日—2023 年 12 月 31 日。

经统计，2023 年全年乳腺癌术后 I 期乳房再造总治疗量为 924 例（公立医疗机构 871 例，民营医疗机构 53 例），较 2022 年增加 487 例。在这 924 例接受乳腺癌术后 I 期乳房再造的患者中，808 例在围手术期使用了抗生素（公立医疗机构 758 例，民营医疗机构 50 例），占比 87.45%（公立医疗机构占比 87.03%，民营医疗机构占比 94.34%）；33 例患者发生了手术部位感染（公立医疗机构 33 例，民营医疗机构 0 例），占比 3.57%（公立医疗机构占比 3.79%，民营医疗机构占比为 0）。图 6-2-2 显示 2022—2023 年国家整形美容专业医疗质量控制平台来源的单病种指标数据情况。

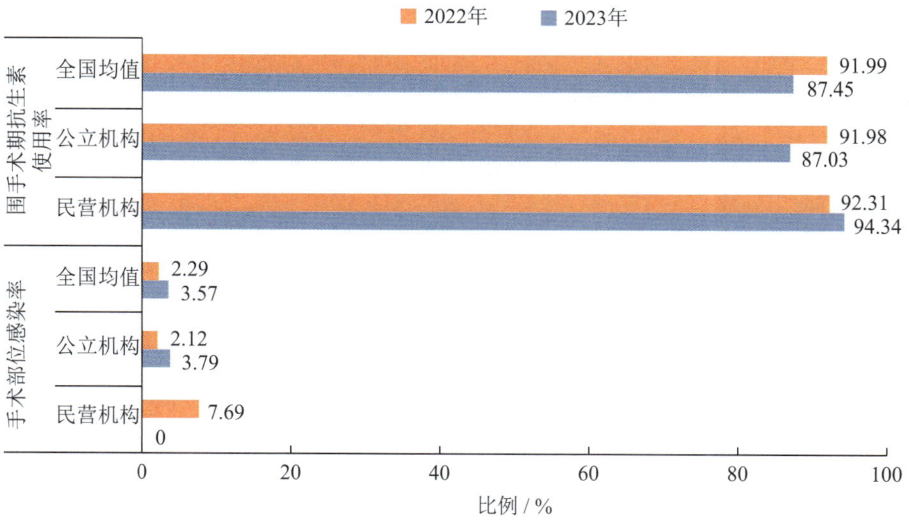

图 6-2-2　2022—2023 年国家整形美容专业医疗质量控制平台整形美容专业单病种指标数据

结合图 6-2-2 分析，乳腺癌术后 I 期乳房再造手术同样以公立医疗机构开展较为广泛，公立和民营医疗机构的围手术期抗生素使用率均在 85% 以上，2023 年公立医疗机构的手术部位感染率有所升高，而民营医疗机构的有所下降。由于乳腺癌术后 I 期乳房再造手术以公立医疗机构开展为主，因此全国均值更接近公立医疗机构水平。

三、医院质量监测系统来源的其他相关数据反馈

2024 年首次基于 HQMS 对乳腺癌术后乳房再造手术方面的信息进行了数据收集（数据收集时间范围为 2023 年 1 月 1 日—2023 年 12 月 31 日）。2023 年在 HQMS 中，共 15 个省级行政区开展了乳腺癌术后乳房再造手术，全年共收集乳腺癌术后乳房再造手术患者 490 例，患者平均住院费用为 53 695.47 元。

手术分类方面：保乳手术 29 例，应用背阔肌肌皮瓣再造 76 例，应用腹壁下动脉穿支皮瓣再造 106 例，应用横行腹直肌肌皮瓣再造 15 例，应用游离胸大肌肌皮瓣再造 5 例，应用腹壁浅动脉皮瓣再造 1 例，应用臀动脉穿支皮瓣再造 9 例。

移植物应用方面：应用乳房硅凝胶假体再造 152 例，应用皮肤软组织扩张器再造 127 例，应用脱细胞异体真皮再造 174 例。

围手术期输血治疗方面：共 13 例患者进行了围手术期输血治疗，红细胞总输注量为 48 U，血浆总输注量为 4920 mL，血小板总输注量为 2 个治疗量。

并发症方面：气胸 0 例，血肿 2 例，血清肿 0 例，包膜挛缩 0 例，皮瓣坏死 1 例，假体取出 4 例（提取信息中未明确标记原因），手术部位感染 38 例（切口感染 19 例、假体感染 9 例、扩张器感染 10 例，感染假体及扩张器均行取出手术），扩张器破裂 3 例（均行取出手术）。手术部位感染率为 7.76%。

第七章

整形美容专业医疗质量控制指标数据分析

第一节 整形美容专业医疗质量控制指标简介

整形美容专业医疗质量控制指标是国家卫生健康委员会针对不同专业特点，组织相应专业国家级医疗质量控制中心根据专业质量控制工作需求制定的，具有专业特点并兼顾专业重要医疗安全问题改进方向的质量控制指标。

整形美容专业市场分布不均且亚专业繁多，医疗质量控制指标一方面需要兼顾公立医疗机构和民营医疗机构各自的诊疗特点，另一方面还需要考虑到亚专业较为突出的医疗安全问题。结合上述背景，整形美容专业国家级医疗质量控制中心结合亚专业工作组提交的改进目标，根据专家委员会意见进行反复增减和修正，拟定了“整形美容专业医疗质量控制指标（2023 年版）”，该指标体系经过国家卫生健康委员会审核后正式发布。

第二节 整形美容专业医疗质量控制指标数据分析

为了获取整形美容专业医疗质量控制指标数据水平，了解现有整形美容专业医疗质量控制指标的分布状态，本报告借助 NCIS 系统、国家整形美容专业医疗质量控制平台、HQMS 获取了相应的医疗质量控制指标数据。数据收集的时间范围是 2023 年 1 月 1 日—2023 年 12 月 31 日。

一、整形美容手术Ⅰ类切口围手术期预防性抗生素使用率

指标定义：整形美容手术Ⅰ类切口围手术期预防性抗生素使用患者例数占同期整形美容手术Ⅰ类切口患者总例数的比例。该指标反映整形美容手术患者Ⅰ类切口预防性抗生素使用情况。

指标说明：本指标中统计的Ⅰ类切口手术包括重睑术、睑袋成形术、脂肪抽吸术、吸脂填充术、面部提拉术、假体隆乳术、乳房再造术、体表良恶性肿瘤切除术、瘢痕修整术、毛发移植术（下同）；本指标统计的抗生素使用方式包括口服、肌肉注射、静脉滴注、静脉注射等全身给药方式。

整形美容手术Ⅰ类切口围手术期预防性抗生素使用率数据来源于国家整形美容专业医疗质量控制平台。2023 年，全国整形美容手术Ⅰ类切口围手术期预防性抗生素使用率为 30.62%，公立医疗机构为 23.08%，民营医疗机构为 39.73%（图 7-2-1）。

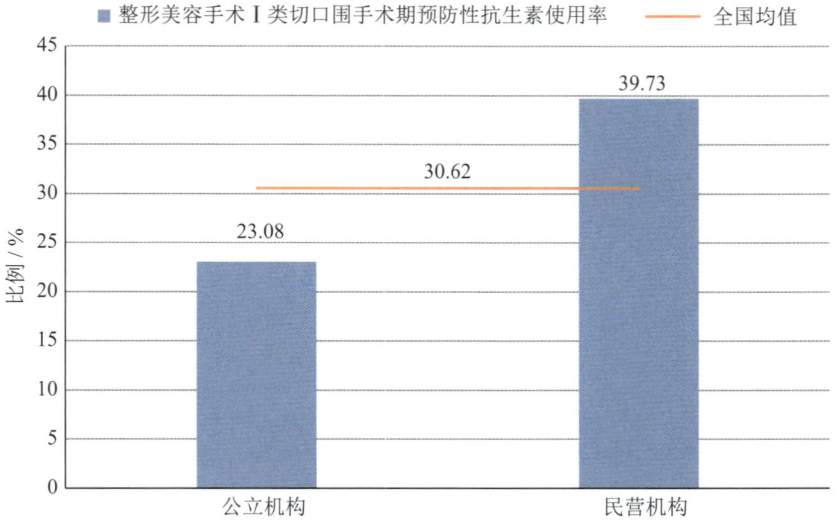

图 7-2-1 国家整形美容专业医疗质量控制平台 2023 年整形美容手术Ⅰ类切口围手术期预防性抗生素使用率

二、整形美容手术切口甲级愈合率

指标定义：整形美容手术切口甲级愈合患者例数占同期整形美容手术患者总例数的比例。该指标反映整形美容手术患者切口愈合情况。

整形美容手术切口甲级愈合率数据来源于国家整形美容专业医疗质量控制平台和 HQMS。2023 年国家整形美容专业医疗质量控制平台的数据显示，全国整形美容手术切口甲级愈合率为 91.44%，公立医疗机构为 94.72%，民营医疗机构为 87.98%（图 7-2-2）。2023 年 HQMS 数据显示，全国整形美容手术切口甲级愈合率为 84.34%。

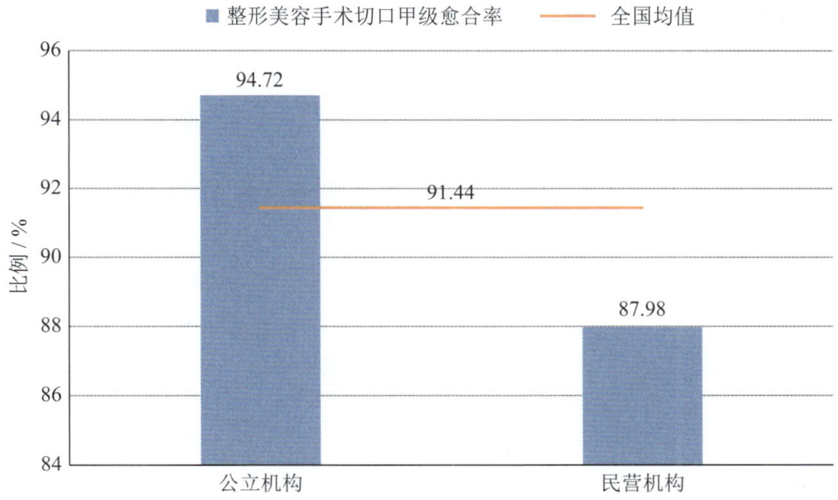

图 7-2-2　国家整形美容专业医疗质量控制平台 2023 年整形美容手术切口甲级愈合率

三、假体植入手术早期手术部位感染发生率

指标定义：行假体植入手术后 30 d 内发生手术部位感染的患者例数占同期行假体植入手术患者总例数的比例。该指标反映整形美容专业假体植入手术质量安全情况。

指标说明：患者住院、随访、复诊中发现的手术部位感染均纳入统计；本指标中假体植入手术包括乳腺癌术后扩张器乳房再造术、乳腺癌术后假体乳房再造术、假体隆乳术、假体隆鼻术、假体隆鼻基底术、假体隆颏术、具有金属植入体的骨性轮廓重塑术。

假体植入手术早期手术部位感染发生率数据来源于国家整形美容专业医疗质量控制平台和 HQMS。2023 年国家整形美容专业医疗质量控制平台的数据显示，全国假体植入手术早期手术部位感染发生率为 0.33%。2023 年 HQMS 数据显示，全国假体植入手术早期手术部位感染发生率为 2.60%。

四、毛发移植术后早期毛囊炎发生率

指标定义：行毛发移植术后发生早期毛囊炎的患者例数占同期行毛发移植术患者总例数的比例。该指标反映毛发移植术医疗质量情况。

指标说明：患者住院、随访、复诊中发现的早期毛囊炎均纳入统计；本指标中早期毛囊炎是指术后 10 d 内发生且数量≥10 个毛囊单位的毛囊炎。

毛发移植术后早期毛囊炎发生率数据来源于国家整形美容专业医疗质量控制平台和 HQMS。2023 年国家整形美容专业医疗质量控制平台的数据显示，全国毛发移植术后早期毛囊炎发生率为 1.63%。2023 年 HQMS 数据显示，全国毛发移植术后早期毛囊炎发生率为 0。

五、重睑术二次手术率

指标定义：行重睑术后二次手术修复的患者例数占同期行重睑术患者总例数的比例。该指标反映重睑术手术质量情况。

指标说明：本指标中二次手术修复是指重睑术后因患者不满意、并发症等原因再次行手术修复。

重睑术二次手术率数据来源于 NCIS 系统、国家整形美容专业医疗质量控制平台和 HQMS。2023 年 NCIS 系统数据显示，全国重睑术二次手术率为 10.99%。2023 年国家整形美容专业医疗质量控制平台的数据显示，全国重睑术二次手术率为 7.82%。2023 年 HQMS 数据显示，全国重睑术二次手术率为 4.96%。

六、阴道紧缩术直肠损伤发生率

指标定义：行阴道紧缩术后发生直肠损伤的患者例数占同期行阴道紧缩术患者总例数的比例。该指标反映医疗机构阴道紧缩术的安全性情况。

指标说明：本指标中阴道紧缩术直肠损伤是指阴道紧缩术导致的直肠破裂、直肠阴道瘘、直肠出血等直肠组织损伤。

阴道紧缩术直肠损伤发生率数据来源于 NCIS 系统、国家整形美容专业医疗质量控制平台和 HQMS。2023 年 NCIS 系统数据显示，全国阴道紧缩术直肠损伤发生率为 1.05%。2023 年国家整形美容专业医疗质量控制平台的数据显示，全国阴道紧缩术直肠损伤发生率为 0.02%。2023 年 HQMS 数据显示，全国阴道紧缩术直肠损伤发生率为 0.80%。

七、皮瓣血管危象早期识别率

指标定义：皮瓣移植术后 48 h 内准确识别皮瓣血管危象的例数占同期行皮瓣移植术后皮瓣发生血管危象患者总例数的比例。该指标反映皮瓣移植术后皮瓣血管危象早期识别的情况。

指标说明：本指标中统计的手术包括游离皮瓣移植术、带蒂皮瓣移植术；本指标中皮瓣血管危象是指术后出现动脉痉挛、堵塞或静脉堵塞。

皮瓣血管危象早期识别率数据来源于国家整形美容专业医疗质量控制平台和 HQMS。2023 年国家整形美容专业医疗质量控制平台的数据显示，全国皮瓣血管危象早期识别率为 78.64%，公立医疗机构为 79.05%，民营医疗机构为 68.42%。2023 年 HQMS 数据显示，全国皮瓣血管危象早期识别率为 81.48%。

八、皮瓣血管危象发生率

指标定义：行皮瓣移植术后发生皮瓣血管危象的患者例数占同期行皮瓣移植术患者总例数的比例。该指标反映皮瓣移植术的手术质量情况。

皮瓣血管危象发生率数据来源于国家整形美容专业医疗质量控制平台和 HQMS。2023 年国家整形美容专业医疗质量控制平台的数据显示，全国皮瓣血管危象发生率为 0.91%，公立医疗机构为 0.88%，民营医疗机构为 3.23%。2023 年 HQMS 数据显示，全国皮瓣血管危象发生率为 3.08%。

第三节 整形美容专业医疗质量控制指标各省级行政区数据概览

本节主要展示国家整形美容专业医疗质量控制平台全国各省级行政区（不含港、澳、台地区）整形美容专业医疗质量控制指标的数据情况（部分指标也展示 NCIS 系统的数据情况）。2023 年国家整形美容专业医疗质量控制平台全国（不含港、澳、台地区）共有 5 个省级行政区（河北省、宁夏回族自治区、山西省未成立省级医疗质量控制中心，湖北省、内蒙古自治区未填报）及新疆生产建设兵团未参与填报，因此本节不列出上述6个地区的数据。

一、整形美容手术Ⅰ类切口围手术期预防性抗生素使用率

2023年国家整形美容专业医疗质量控制平台中各省级行政区整形美容手术Ⅰ类切口围手术期预防性抗生素使用率见图7-3-1，其中新疆维吾尔自治区、上海市、黑龙江省的抗生素使用率均超过50%。

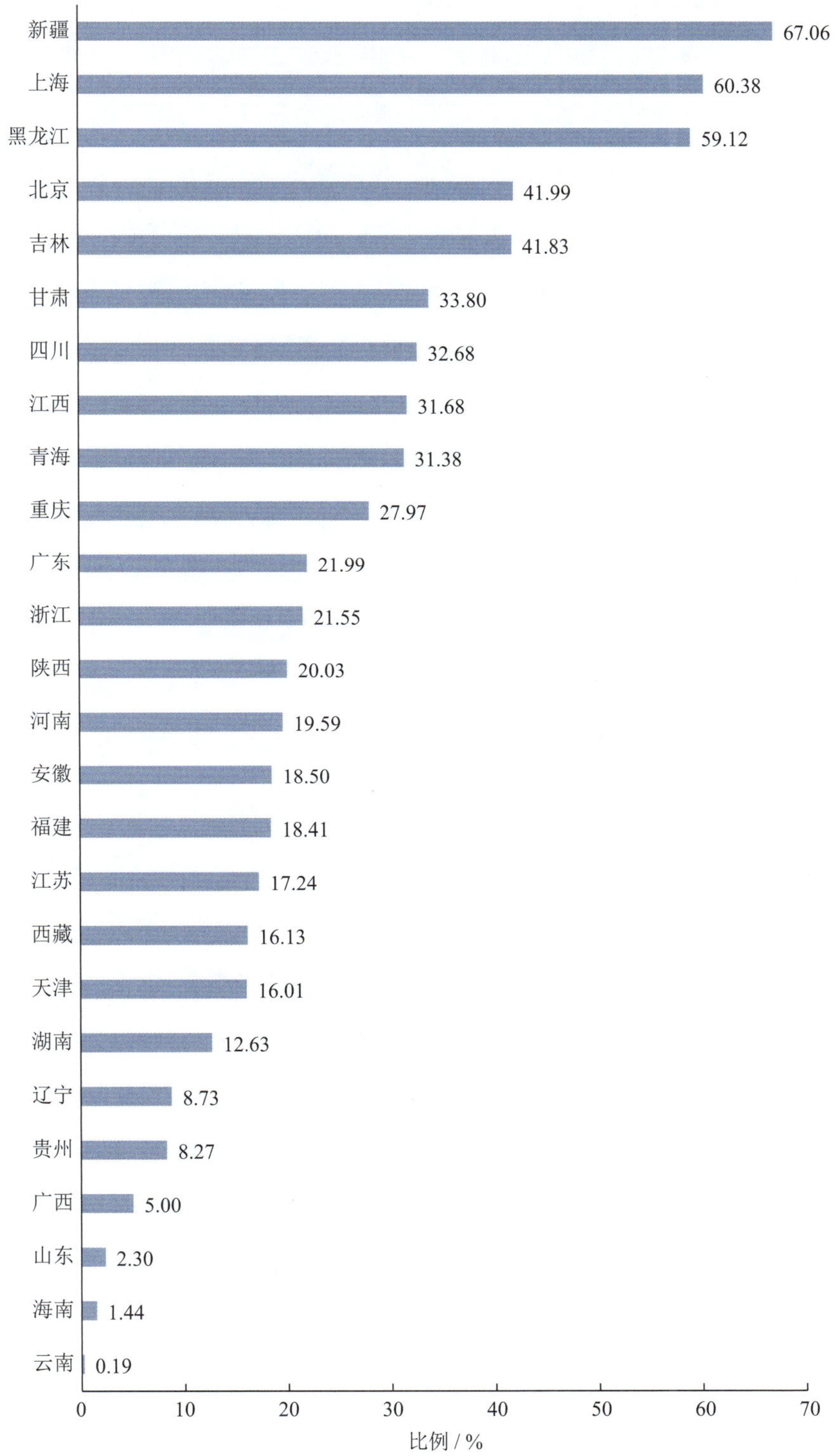

图7-3-1 2023年国家整形美容专业医疗质量控制平台各省级行政区整形美容手术Ⅰ类切口围手术期预防性抗生素使用率

二、整形美容手术切口甲级愈合率

2023 年国家整形美容专业医疗质量控制平台中各省级行政区整形美容手术切口甲级愈合率见图 7-3-2，其中西藏自治区、青海省和辽宁省的整形美容手术切口甲级愈合率达到了 100%。

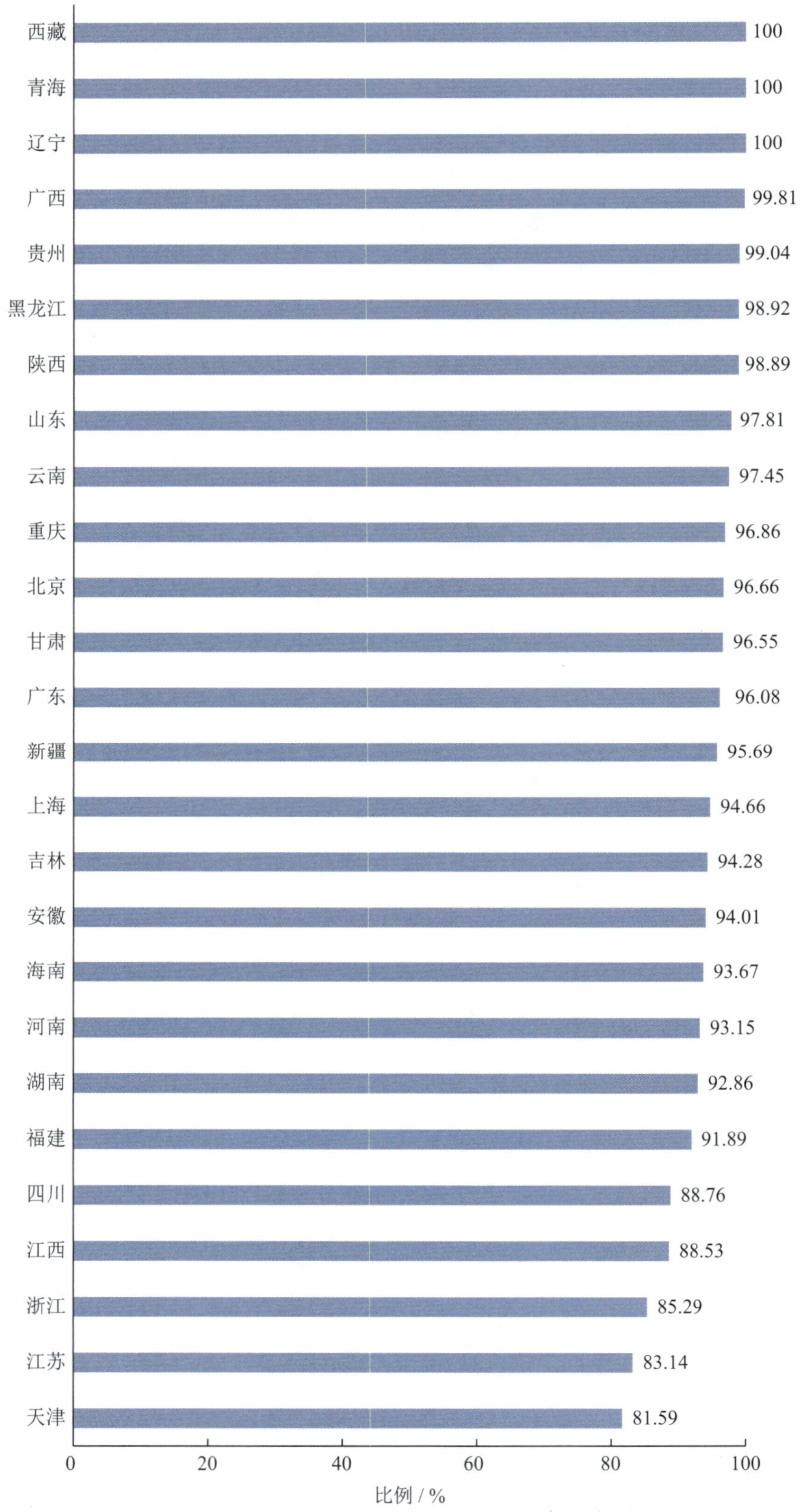

图 7-3-2　2023 年国家整形美容专业医疗质量控制平台各省级行政区整形美容手术切口甲级愈合率

三、假体植入手术早期手术部位感染发生率

2023 年国家整形美容专业医疗质量控制平台中各省级行政区假体植入手术早期手术部位感染发生率见图 7–3–3，其中甘肃省的感染发生率最高，为 5.88%，其他省级行政区的感染发生率均在 1.5% 以下。

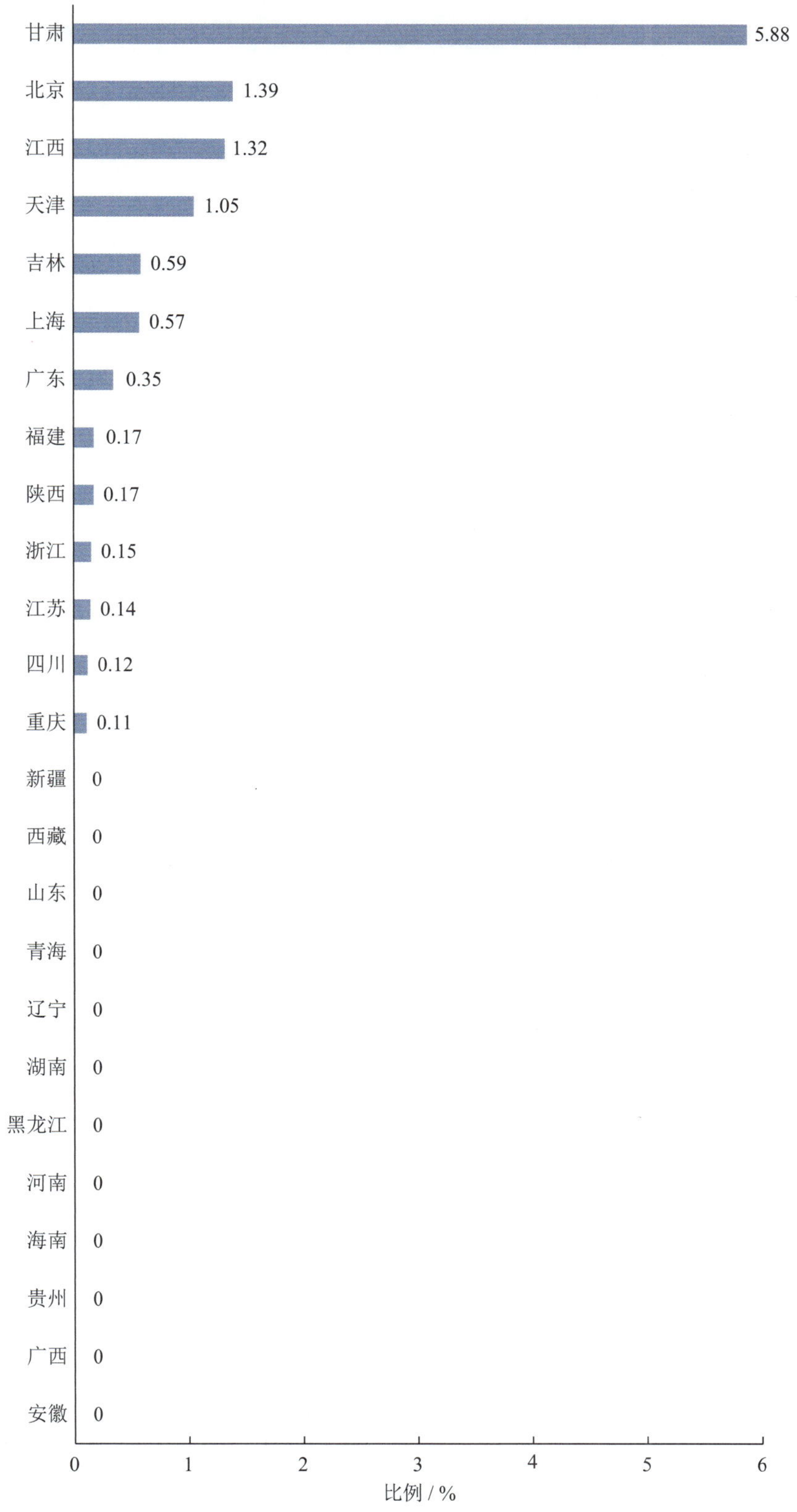

云南省 2023 年假体植入手术总量为 0，因此未列出。

图 7–3–3　2023 年国家整形美容专业医疗质量控制平台各省级行政区假体植入手术早期手术部位感染发生率

四、毛发移植术后早期毛囊炎发生率

2023 年国家整形美容专业医疗质量控制平台中各省级行政区毛发移植术后早期毛囊炎发生率见图 7-3-4，其中海南省的发生率最高，为 65.04%，其他省级行政区的发生率均在 15% 以下。

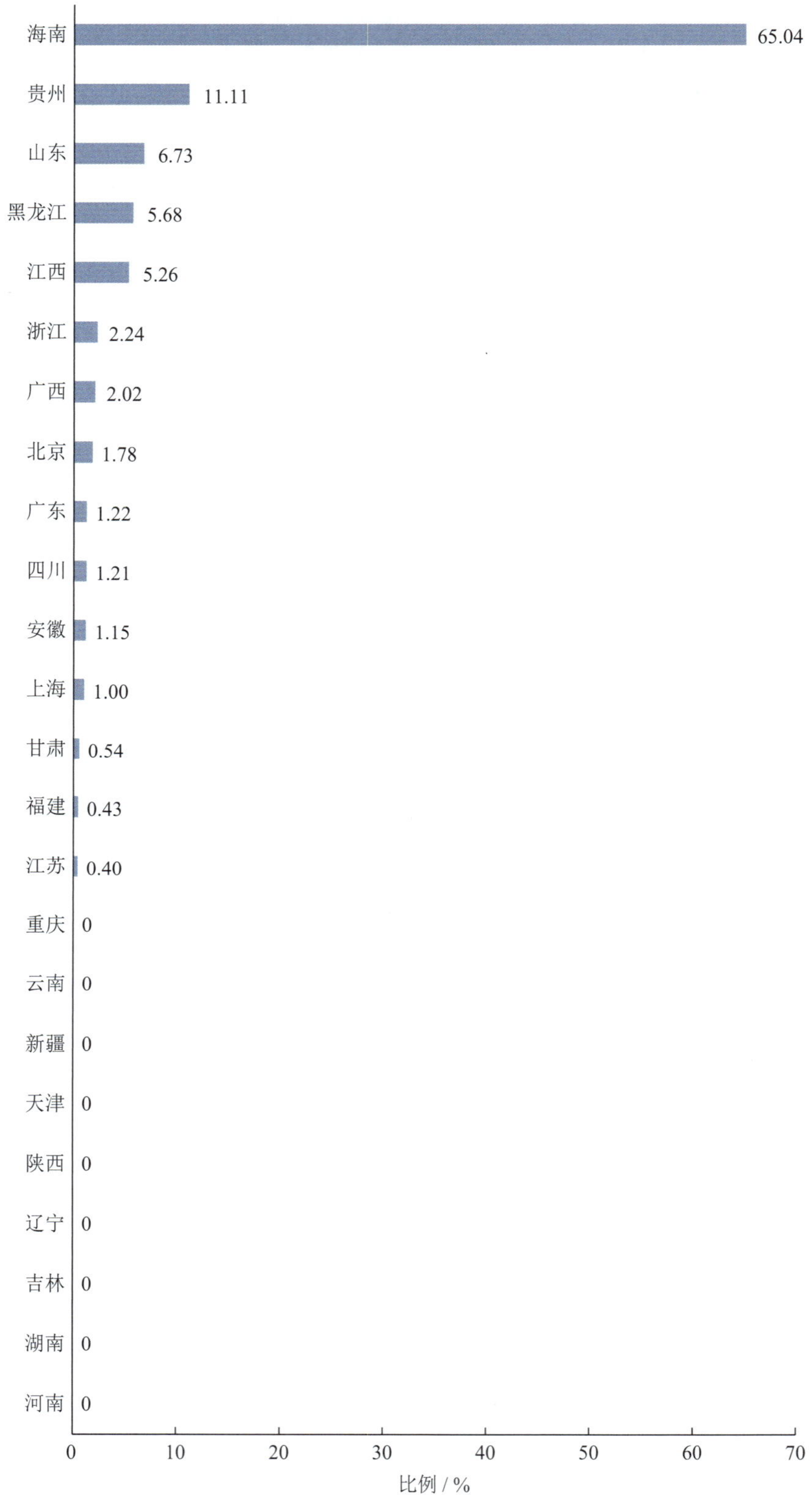

青海省和西藏自治区 2023 年毛发移植术总量为 0，因此未列出。

图 7-3-4 2023 年国家整形美容专业医疗质量控制平台各省级行政区毛发移植术后早期毛囊炎发生率

五、重睑术二次手术率

2023 年国家整形美容专业医疗质量控制平台中各省级行政区重睑术二次手术率见图 7-3-5；2023 年 NCIS 系统各省级行政区重睑术二次手术率见图 7-3-6。

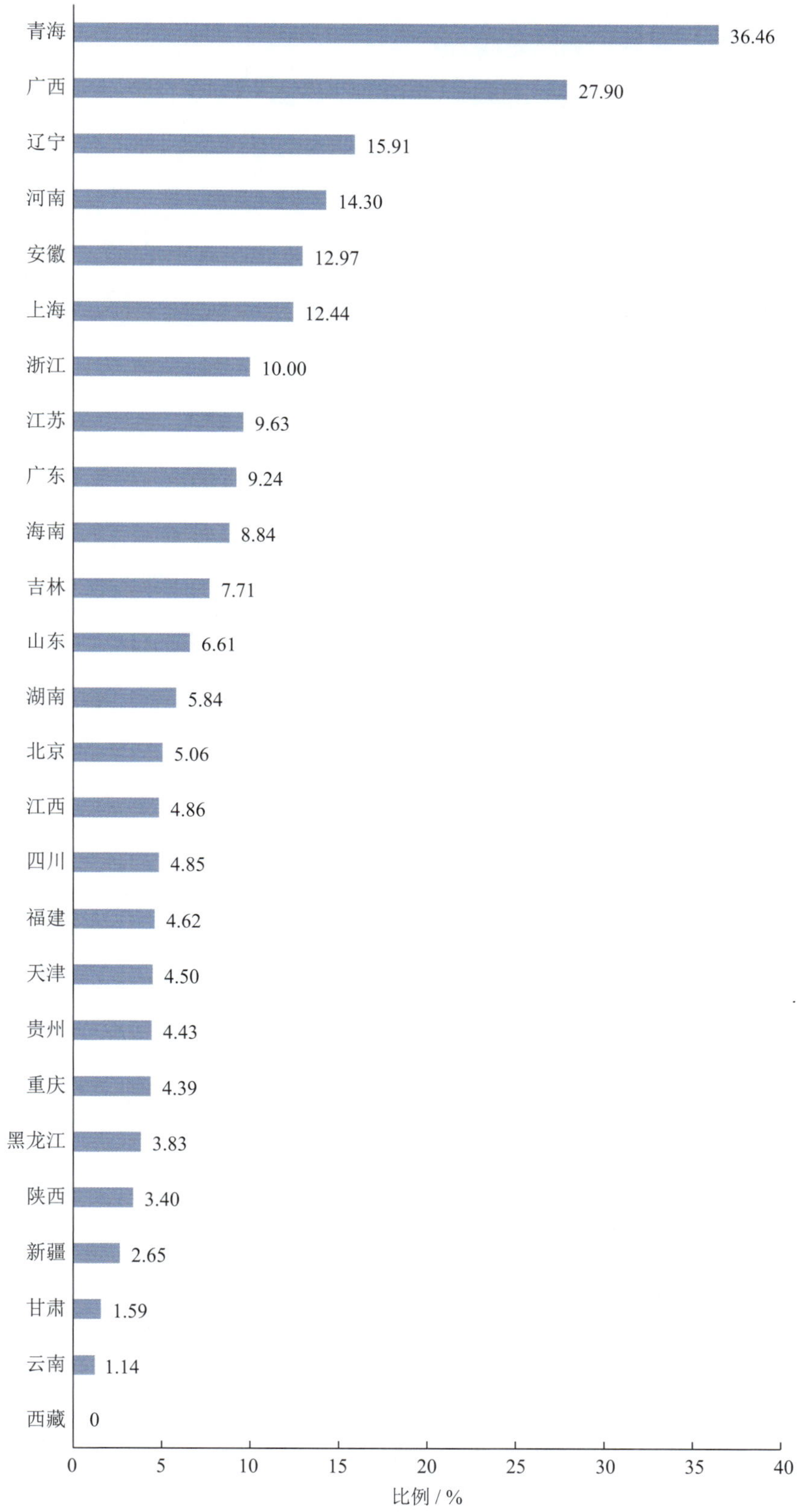

图 7-3-5　2023 年国家整形美容专业医疗质量控制平台各省级行政区重睑术二次手术率

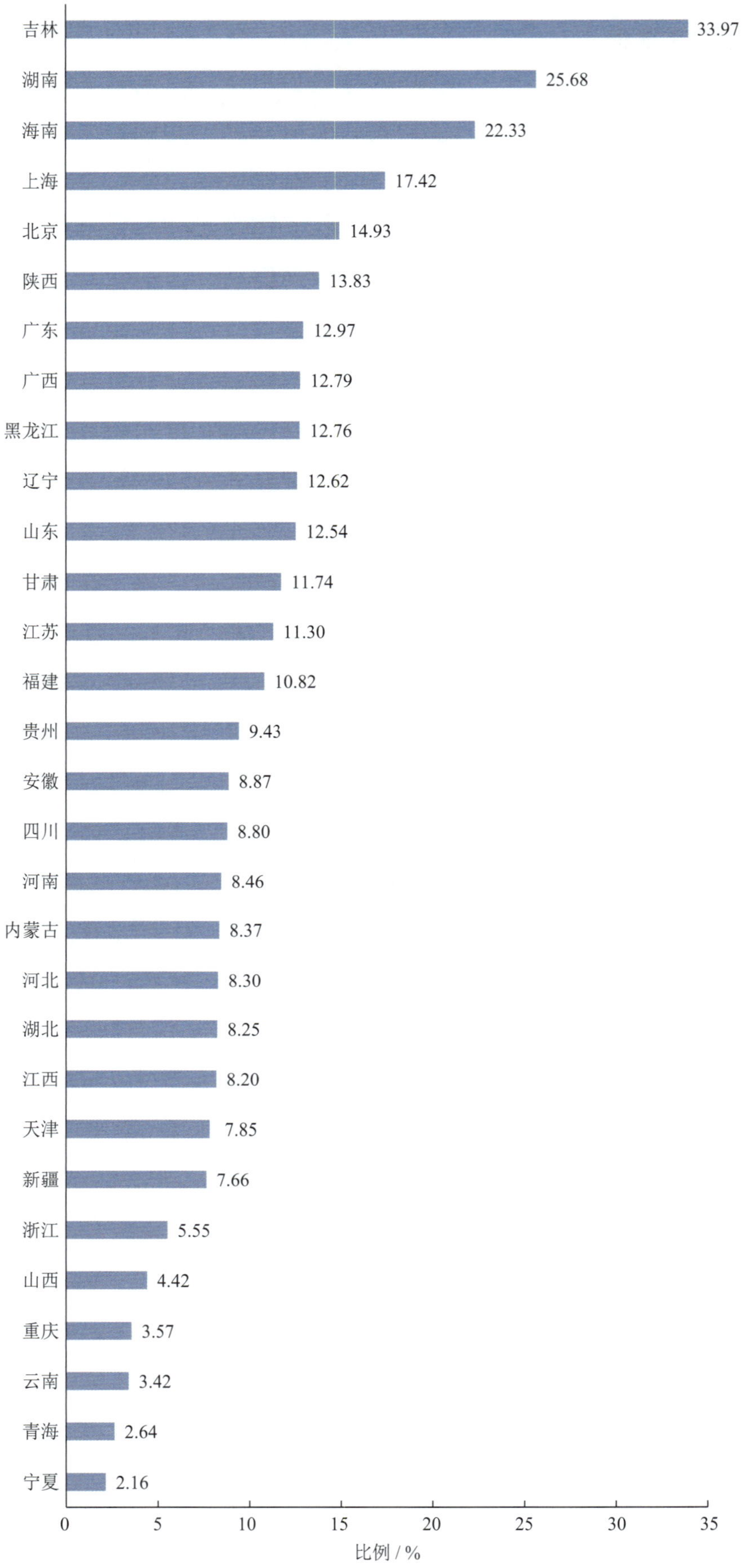

西藏自治区 2023 年重睑术总量为 0，因此未列出。

图 7-3-6　2023 年国家医疗质量管理与控制信息网各省级行政区重睑术二次手术率

六、阴道紧缩术直肠损伤发生率

2023 年国家整形美容专业医疗质量控制平台中各省级行政区阴道紧缩术直肠损伤发生率见图 7-3-7；2023 年 NCIS 系统各省级行政区阴道紧缩术直肠损伤发生率见图 7-3-8。

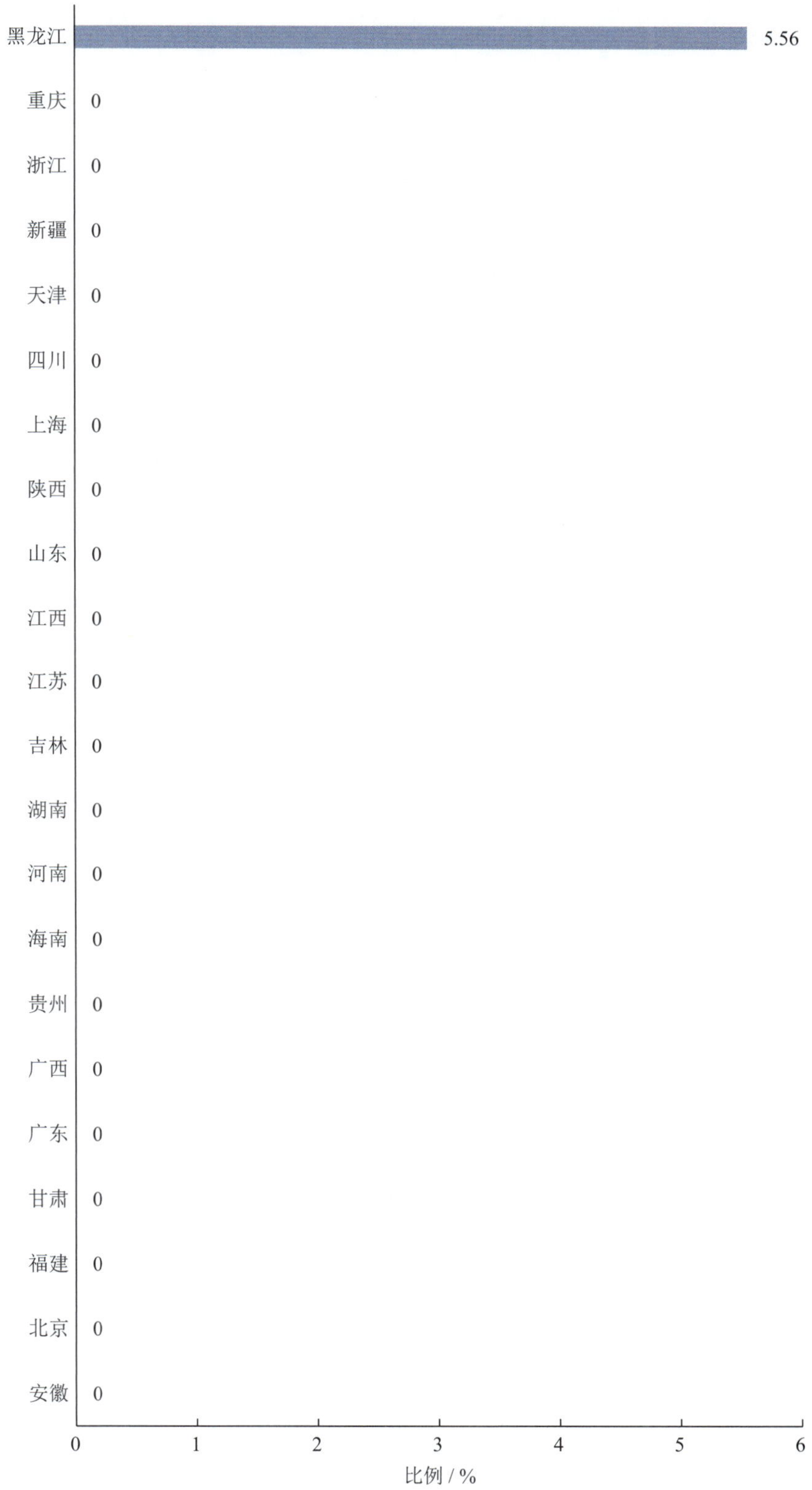

辽宁省、青海省、西藏自治区、云南省 2023 年阴道紧缩术总量为 0，因此未列出。

图 7-3-7　2023 年国家整形美容专业医疗质量控制平台各省级行政区阴道紧缩术直肠损伤发生率

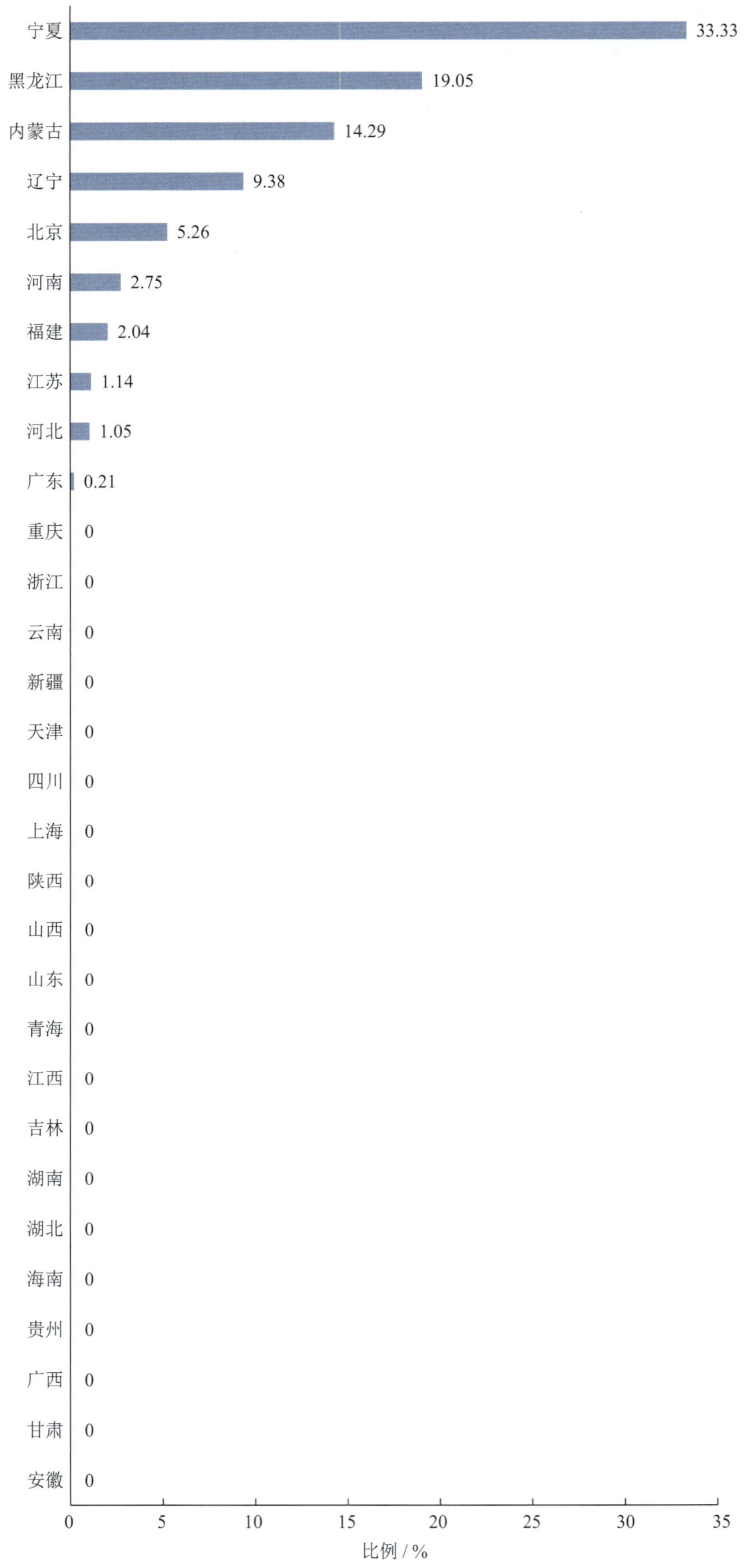

西藏自治区 2023 年阴道紧缩术总量为 0，因此未列出。

图 7-3-8　2023 年国家医疗质量管理与控制信息网各省级行政区阴道紧缩术直肠损伤发生率

七、皮瓣血管危象早期识别率

2023 年国家整形美容专业医疗质量控制平台中各省级行政区皮瓣移植术后皮瓣血管危象早期识别率见图 7-3-9，其中有 10 个省级行政区的皮瓣血管危象早期识别率达到了 100%。

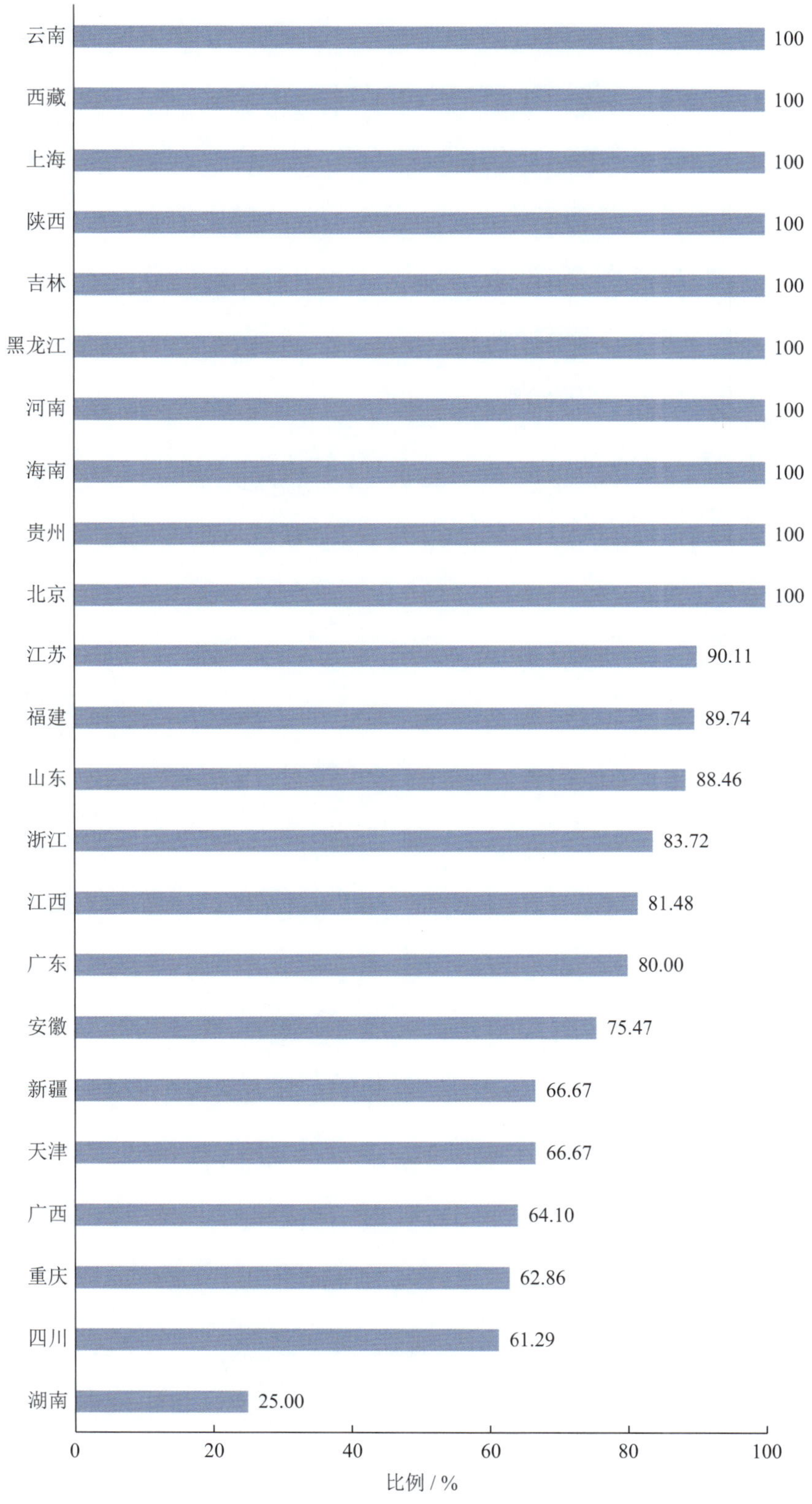

甘肃省、辽宁省 2023 年皮瓣移植术总量为 0，因此未列出；青海省 2023 年皮瓣血管危象总量为 0，因此未列出。

图 7-3-9　2023 年国家整形美容专业医疗质量控制平台各省级行政区皮瓣血管危象早期识别率

八、皮瓣血管危象发生率

2023 年国家整形美容专业医疗质量控制平台中各省级行政区皮瓣移植术后皮瓣血管危象发生率见图 7-3-10，其中陕西省、天津市的发生率相对较高。

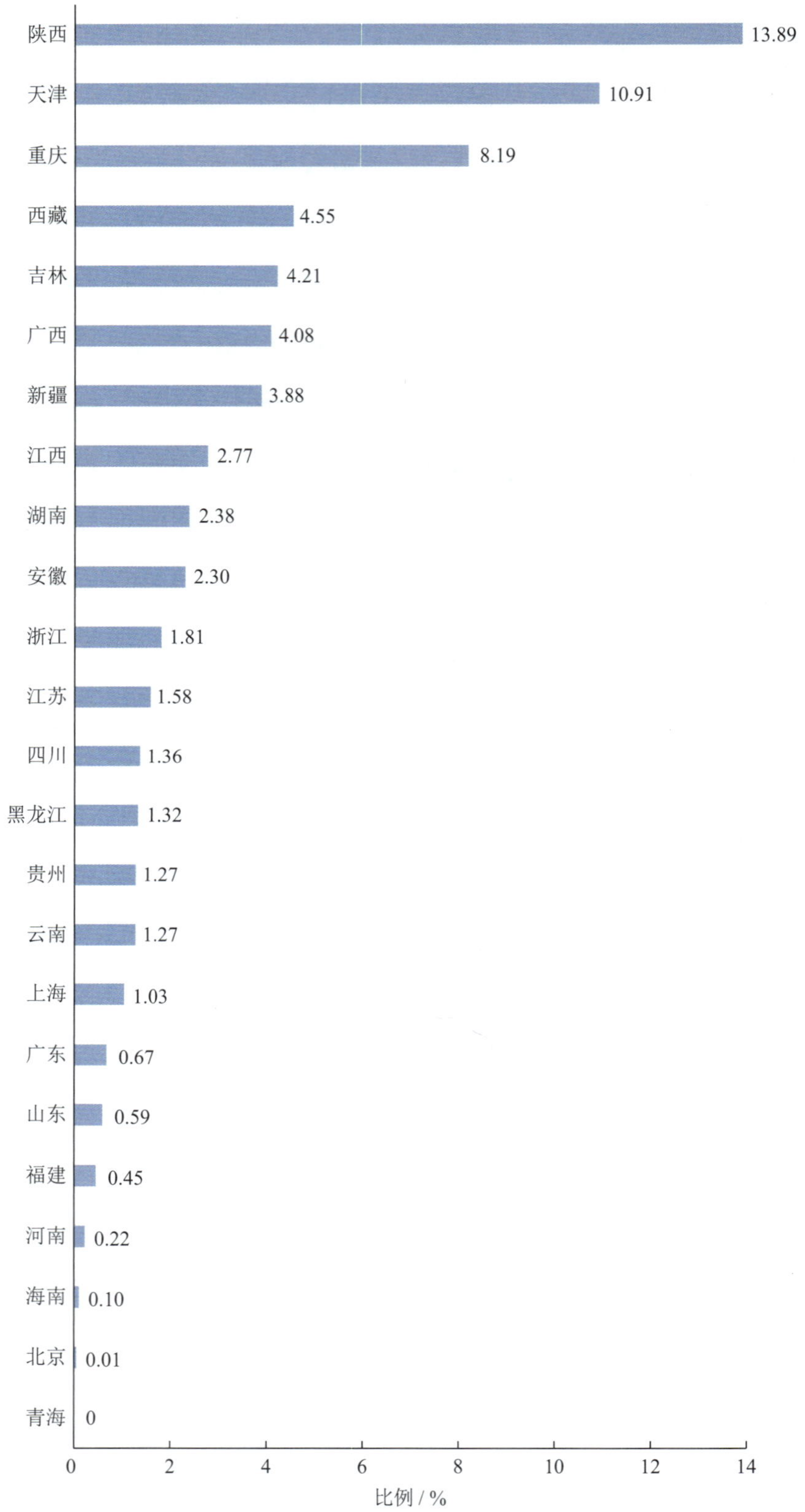

甘肃省、辽宁省 2023 年皮瓣移植术总量为 0，因此未列出。

图 7-3-10 2023 年国家整形美容专业医疗质量控制平台各省级行政区皮瓣血管危象发生率

第八章

整形美容专业亚专业指标数据分析

第一节 整形美容专业亚专业指标简介

整形美容专业受众群体多，患者 / 求美者需求多样。近年来，整形美容专业发展迅速，根据患者 / 求美者的不同需求，整形美容专业衍生出诸多亚专业以进一步服务患者 / 求美者。与此同时，亚专业内部也逐渐暴露出相关的医疗安全问题。为更加全面地贯彻落实国家卫生健康委员会医疗安全质量控制工作，整形美容专业国家级医疗质量控制中心联合业内专家，成立了国家整形美容专业亚专业工作组，针对亚专业发展情况，制定亚专业相关医疗安全质量控制指标。

国家整形美容专业亚专业工作组于 2023 年 3 月成立，目前共组建了毛发移植、眼整形、会阴整形、乳房整形、脂肪整形以及注射美容共计 6 个亚专业工作组。每个亚专业工作组设立亚专业组组长和亚专业组秘书，亚专业组组长由国内亚专业领域内的专家担任，组内成员共同根据亚专业现状制定相应的亚专业质量控制指标，并由整形美容专业国家级医疗质量控制中心审核，最终通过国家整形美容专业医疗质量控制平台进行数据收集。

第二节 整形美容专业亚专业指标数据分析

整形美容专业亚专业指标数据来源于国家整形美容专业医疗质量控制平台，数据收集的时间范围是 2023 年 1 月 1 日—2023 年 12 月 31 日。

一、毛发移植亚专业指标数据分析

（一）数据填报情况

2023 年国家整形美容专业医疗质量控制平台数据填报工作中，共有 272 家医疗机构提供了毛发移植亚专业的有效数据（2022 年为 133 家），其中公立医疗机构 87 家（2022 年为 38 家），民营医疗机构 185 家（2022 年为 95 家）。

（二）床位设置

272 家医疗机构共设有毛发移植亚专业床位 546 张（2022 年为 303 张），其中公立医疗机构 280 张（2022 年为 62 张），民营医疗机构 266 张（2022 年为 241 张）。

（三）医师情况

272 家医疗机构中获得注册资格并主刀或参与毛发移植手术操作的医师共 835 人（2022 年为 395 人），其中主诊医师 454 人（2022 年为 180 人），占比 54.37%（2022 年为 45.57%）。在 835 名医师中，公立医疗机构 422 人（其中主诊医师 241 人，占比 57.11%），民营医疗机构 413 人（其中主诊医师 213 人，占比 51.57%）。图 8-2-1 显示 2022—2023 年设有毛发移植亚专业医疗机构的医师职称构成情况。

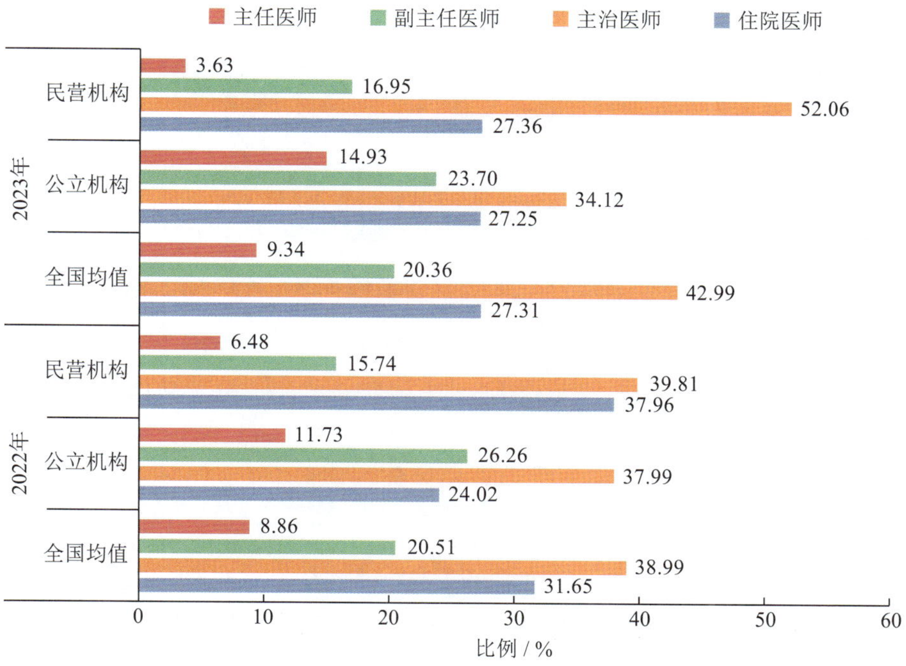

图 8-2-1 2022—2023 年国家整形美容专业医疗质量控制平台设有毛发移植亚专业的医疗机构医师职称构成

（四）护士情况

272 家医疗机构中配合毛发移植手术的注册护士共有 1107 人（2022 年为 647 人），其中公立医疗机构 364 人（2022 年为 145 人），民营医疗机构 743 人（2022 年为 502 人）。图 8-2-2 显示 2022—2023 年设有毛发移植亚专业医疗机构的护士职称构成情况。

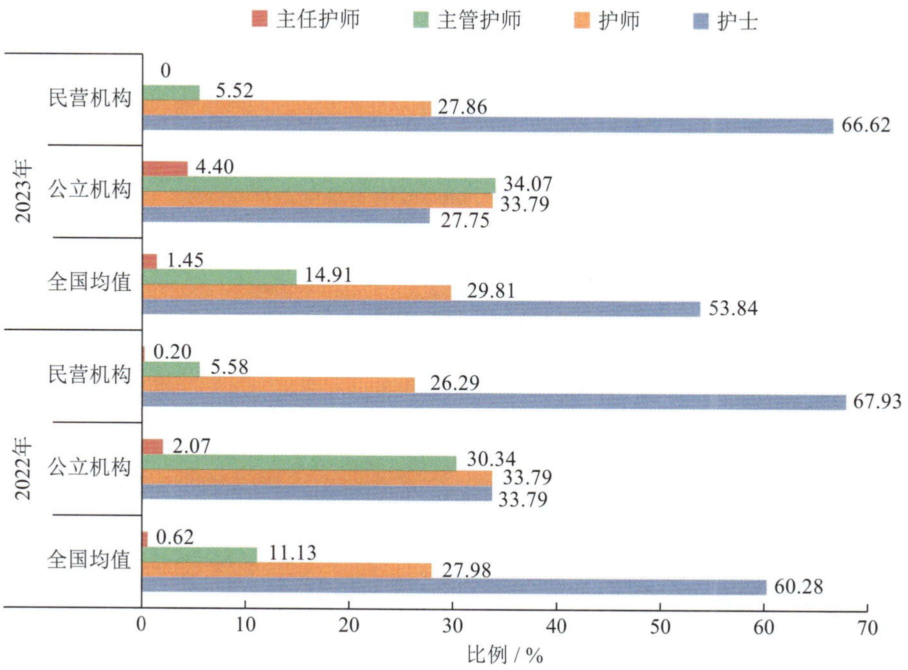

图 8-2-2 2022—2023 年国家整形美容专业医疗质量控制平台设有毛发移植亚专业的医疗机构护士职称构成

（五）毛发移植手术情况

国家整形美容专业医疗质量控制平台 2023 年的数据显示，医疗机构全年实施毛发移植手术共计 23 591 人次（2022 年为 11 569 人次），其中公立医疗机构实施 2764 人次（2022 年为 1021 人次），民营医疗机构实施 20 827 人次（2022 年为 10 548 人次）。

1. 手术患者性别分布

国家整形美容专业医疗质量控制平台 2022—2023 年的数据显示，毛发移植手术患者以男性为主。图 8-2-3 显示毛发移植手术患者的性别分布情况。

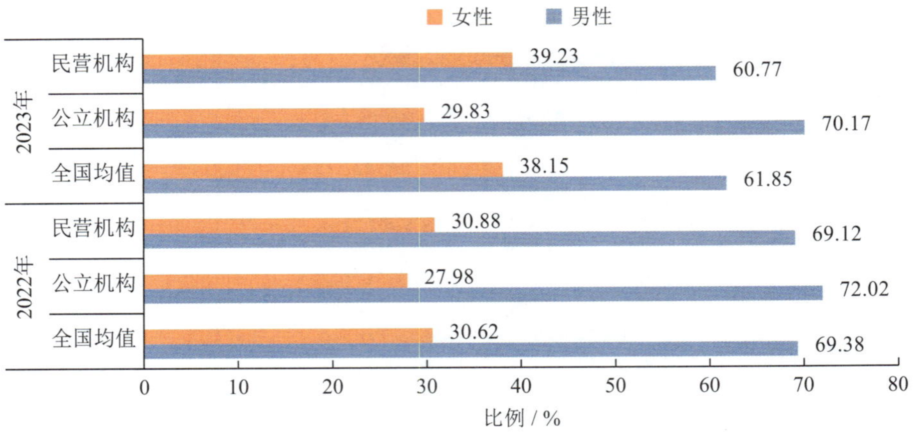

图 8-2-3 2022—2023 年国家整形美容专业医疗质量控制平台毛发移植手术患者性别分布

2. 手术分类情况

毛发移植手术包括雄激素性脱发、单纯发际线、眉毛、胡须、瘢痕性脱发以及其他共计 6 种手术分类。图 8-2-4 显示不同毛发移植手术的占比情况。

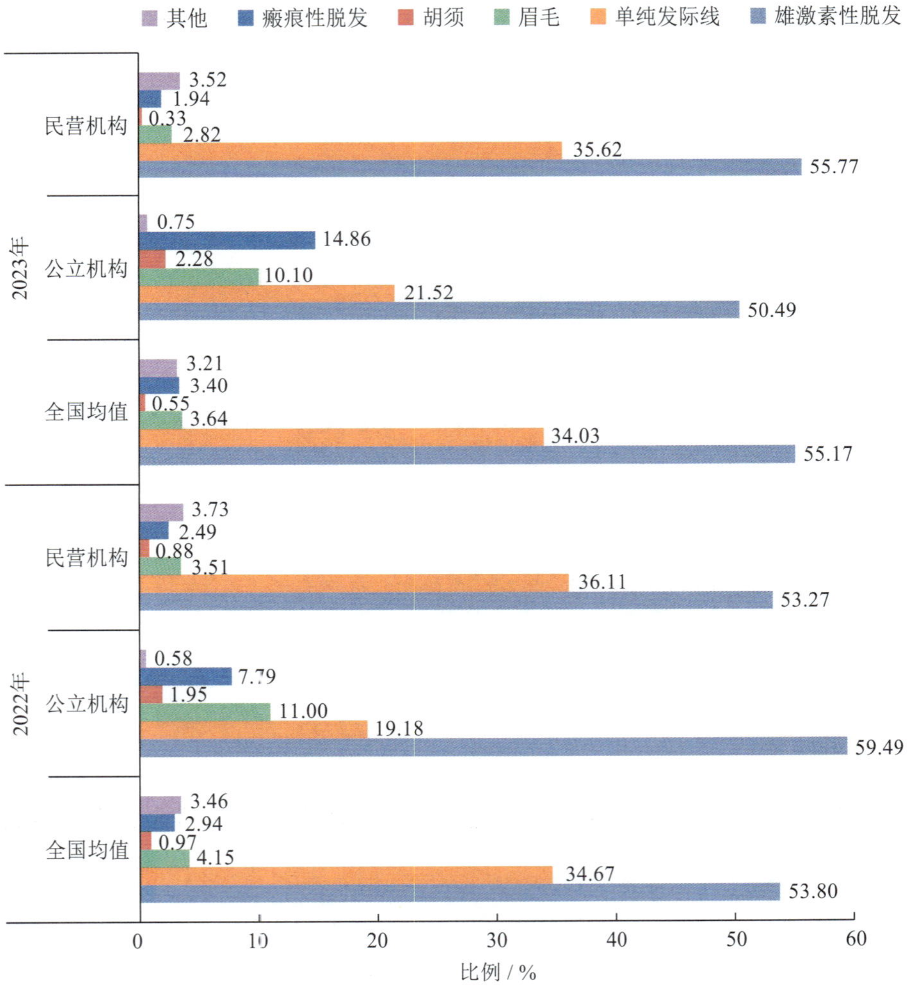

图 8-2-4 2022—2023 年国家整形美容专业医疗质量控制平台不同毛发移植手术占比

3. 毛囊提取方式情况

毛囊提取方式包括毛囊单位提取剃发、毛囊单位提取不剃发、毛囊单位移植以及机器人辅助共计 4 种。图 8-2-5 显示不同毛囊提取方式的占比情况。

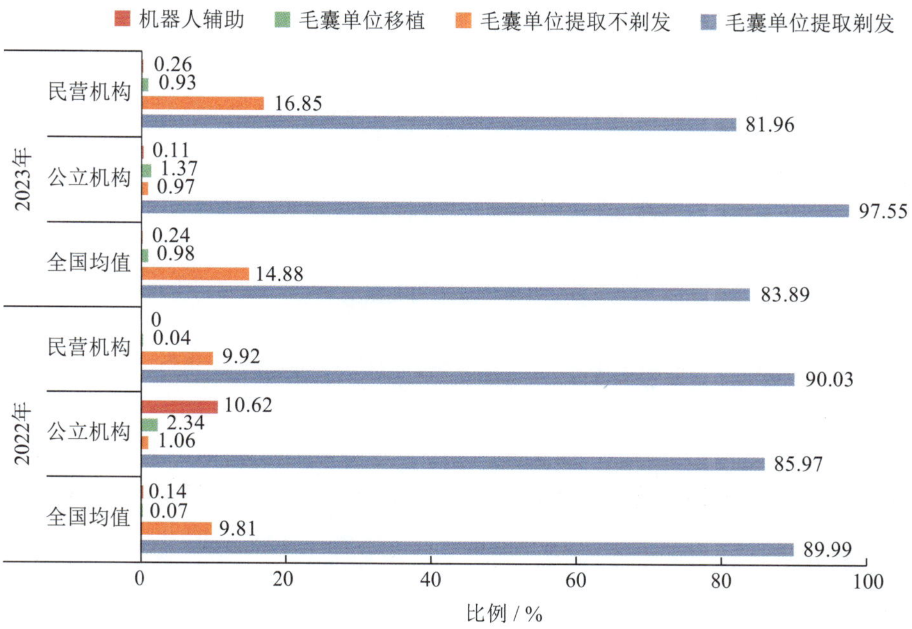

图 8-2-5 2022—2023 年国家整形美容专业医疗质量控制平台不同毛囊提取方式占比

4. 毛囊种植方式情况

毛囊种植方式包括扩孔种植、即插即种、种植笔种植和混合方式种植共计 4 种。图 8-2-6 显示不同毛囊种植方式的占比情况。

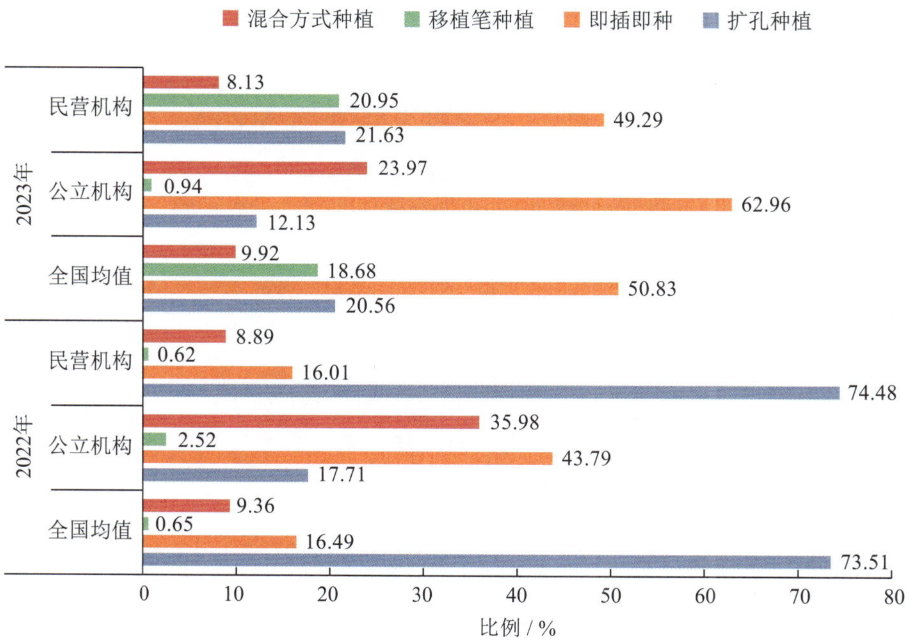

图 8-2-6 2022—2023 年国家整形美容专业医疗质量控制平台不同毛囊种植方式占比

5. 毛囊种植量情况

毛囊种植量根据单次毛囊种植数量，以 2000 个毛囊单位为递增量进行计数。图 8-2-7 显示不同毛囊种植量的占比情况。

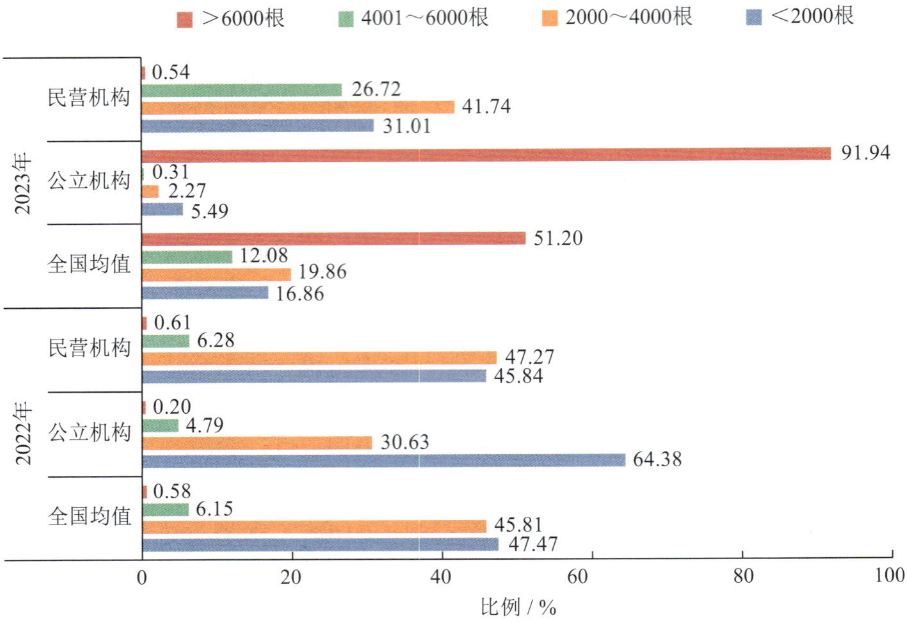

图 8-2-7 2022—2023 年国家整形美容专业医疗质量控制平台不同毛囊种植量占比

6. 二次补种情况

2023 年毛发移植实施二次补种共计 704 人次（2022 年为 275 人次），其中公立医疗机构实施 71 人次（2022 年为 45 人次），民营医疗机构实施 633 人次（2022 年为 230 人次）。

7. 手术并发症情况

毛发移植手术并发症包括毛囊炎持续＞1 个月、头皮坏死、成活率＜70%、感觉异常＞3 个月、术区疼痛＞1 个月以及其他共计 6 种。国家整形美容专业医疗质量控制平台 2023 年的数据显示，医疗机构全年毛发移植手术并发症数量为 2079 人次（2022 年为 1030 人次），其中公立医疗机构 271 人次（2022 年为 279 人次），民营医疗机构 1808 人次（2022 年为 751 人次）。图 8-2-8 显示毛发移植手术不同并发症的占比情况。

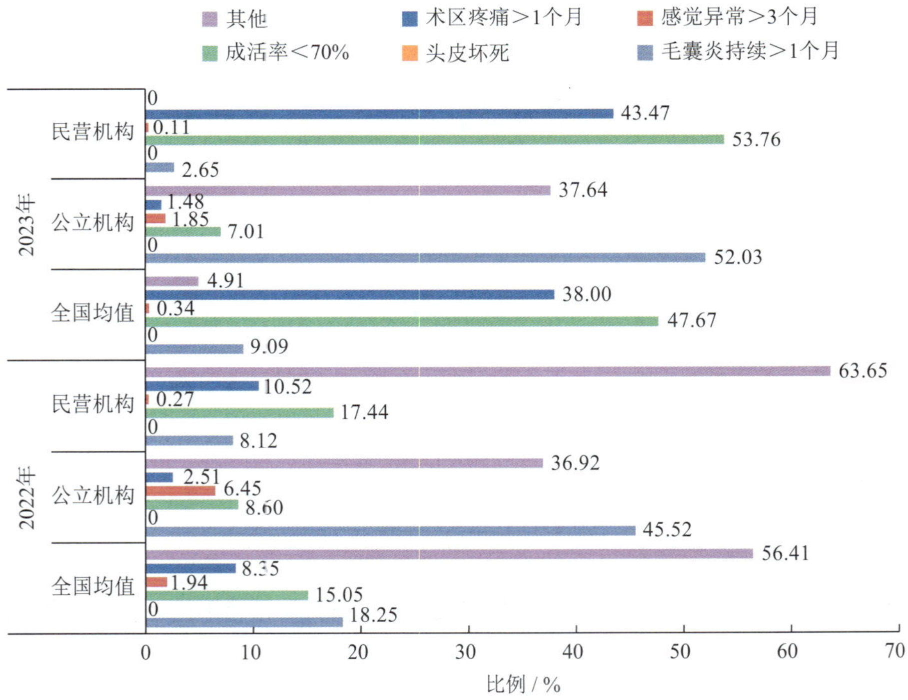

图 8-2-8 2022—2023 年国家整形美容专业医疗质量控制平台毛发移植手术不同并发症占比

二、眼整形亚专业指标数据分析

（一）数据填报情况

2023 年国家整形美容专业医疗质量控制平台数据填报工作中，共有 1149 家医疗机构提供了眼整形亚专业的有效数据（2022 年为 567 家），其中公立医疗机构 324 家（2022 年为 134 家），民营医疗机构 825 家（2022 年为 433 家）。

（二）床位设置

1149 家医疗机构共设有眼整形亚专业床位 2857 张（2022 年为 1350 张），其中公立医疗机构 1044 张（2022 年为 432 张），民营医疗机构 1813 张（2022 年为 918 张）。

（三）医师情况

1149 家医疗机构获得注册资格并主刀或参与眼整形手术操作的医师共 6223 人（2022 年为 2105 人），其中主诊医师 3062 人（2022 年为 1114 人），占比 49.20%（2022 年为 52.92%）。在 6223 名医师中，公立医疗机构 1941 人（其中主诊医师 1414 人，占比 72.89%），民营医疗机构 4282 人（其中主诊医师 1648 人，占比 38.49%）。图 8-2-9 显示 2022—2023 年设有眼整形亚专业医疗机构的医师职称构成情况。

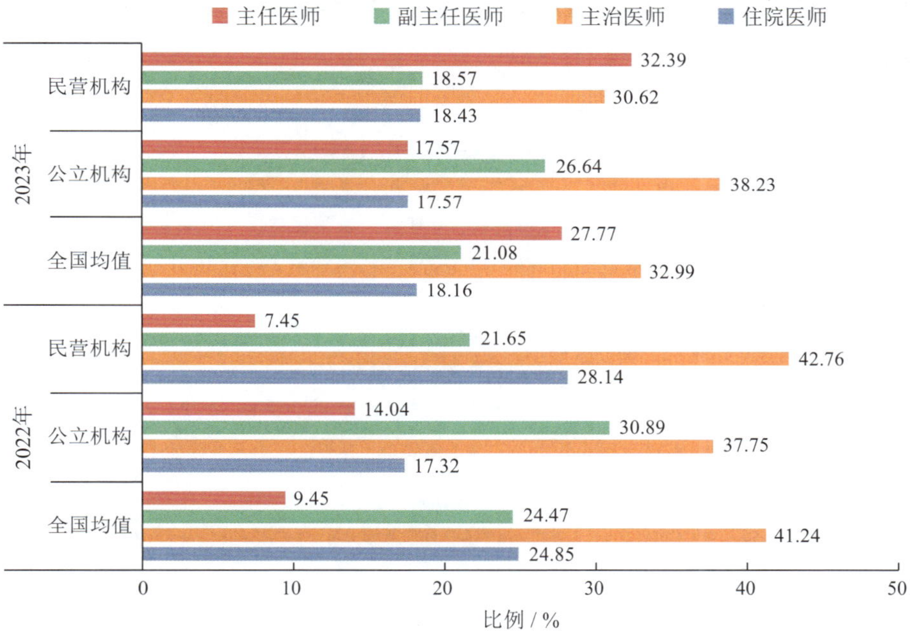

图 8-2-9　2022—2023 年国家整形美容专业医疗质量控制平台设有眼整形亚专业的医疗机构医师职称构成

（四）眼整形手术情况

国家整形美容专业医疗质量控制平台 2023 年的数据显示，医疗机构全年实施眼整形手术共计 253 003 人次（2022 年为 228 970 人次），其中公立医疗机构实施 62 853 人次（2022 年为 35 892 人次），民营医疗机构实施 190 150 人次（2022 年为 193 078 人次）。

1. 手术患者性别分布

国家整形美容专业医疗质量控制平台 2023 年数据显示，80% 以上的眼整形手术患者为女性。图 8-2-10 显示 2022—2023 年眼整形手术患者的性别分布情况。

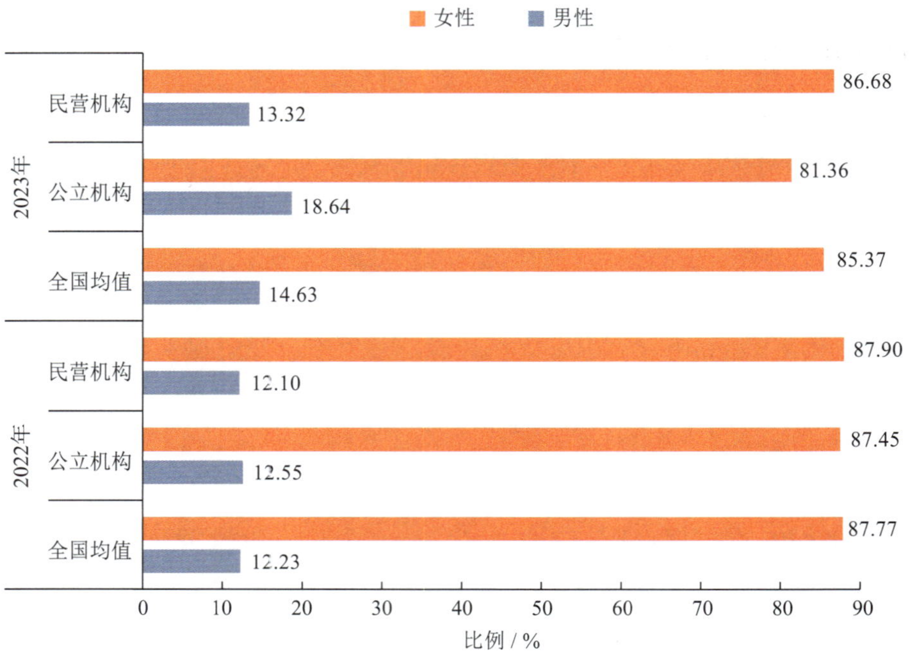

图 8-2-10 2022—2023 年国家整形美容专业医疗质量控制平台眼整形手术患者性别分布

2. 病因分类情况

眼整形手术包括单睑、上睑皮肤松弛、睑袋、上睑下垂、内眦赘皮、眼整形术后修复和其他共计 7 种类型。图 8-2-11 显示 2022—2023 年眼整形手术不同病因分类的占比情况。

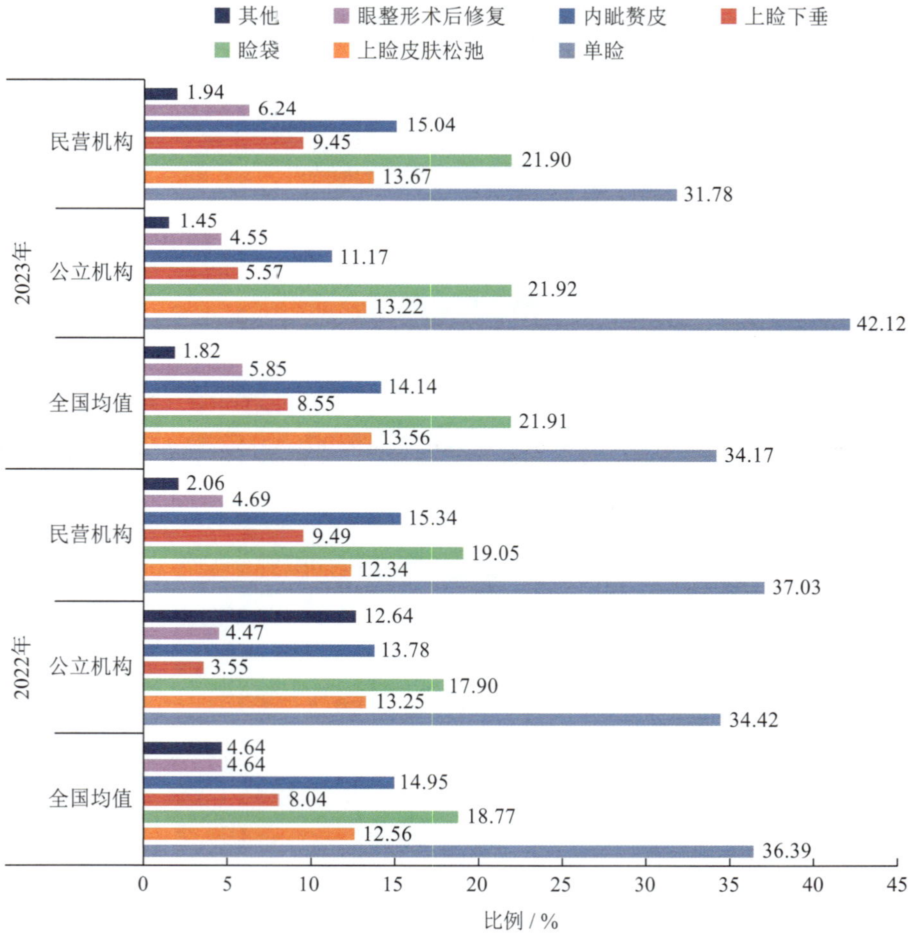

图 8-2-11 2022—2023 年国家整形美容专业医疗质量控制平台眼整形手术不同病因分类占比

3. 手术方式情况

眼整形手术包括切开法重睑术、小切口法重睑术、缝线法重睑术、结膜入路睑袋手术、皮肤入路睑袋手术、上睑下垂矫正术、内眦赘皮矫正术、切 / 提眉术、重睑术后修复、睑袋术后修复、上睑下垂术后修复以及其他共计 12 种手术方式。图 8-2-12 显示 2022—2023 年眼整形不同手术方式的占比情况。

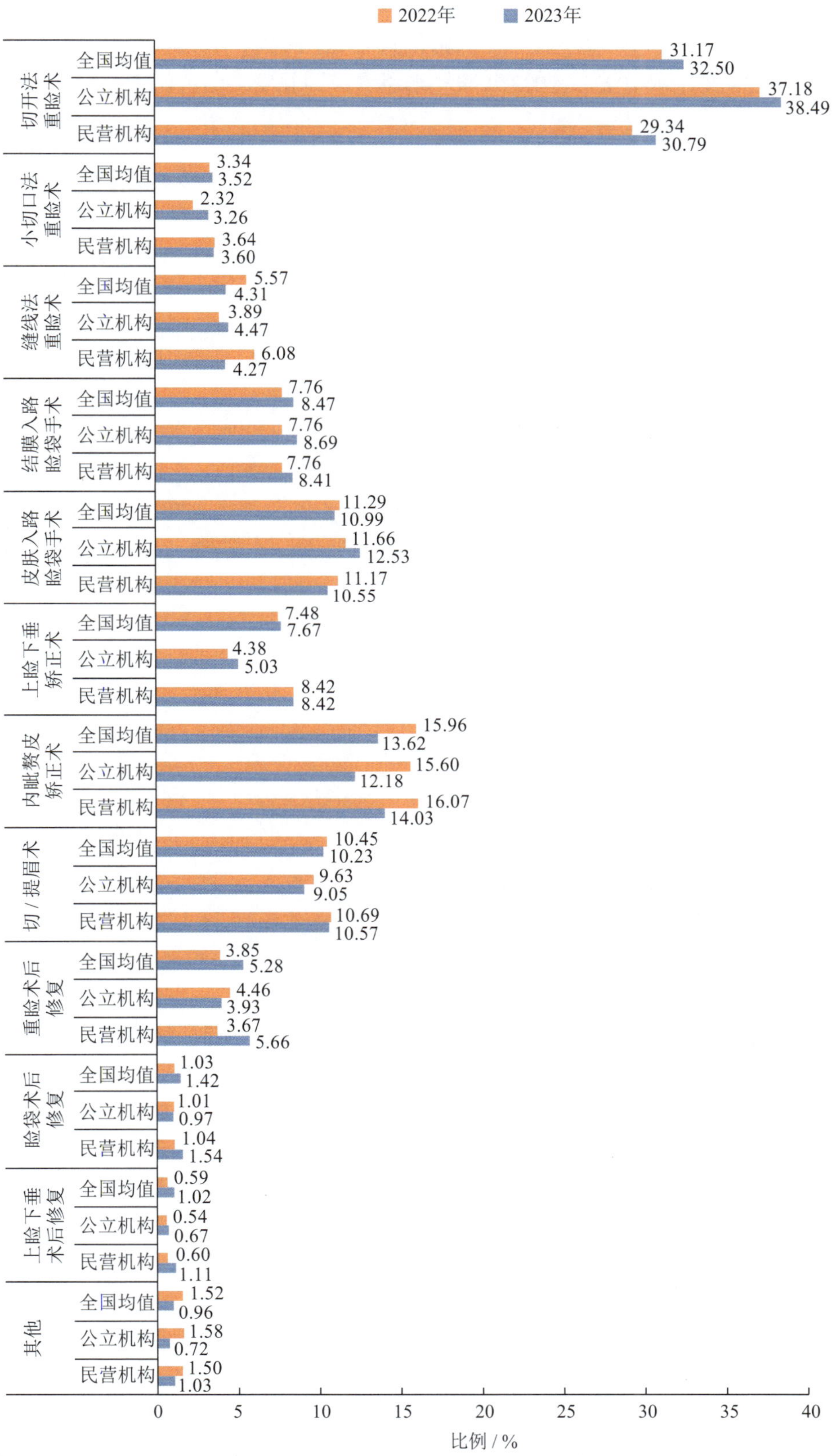

图 8-2-12　2022—2023 年国家整形美容专业医疗质量控制平台眼整形不同手术方式占比

4. 手术并发症情况

眼整形手术并发症包括重睑线变浅、重睑线不对称、重睑过高过深粘连、重睑术后上睑凹陷、重睑术后上睑下垂（2023 年新增，2022 年无对应数据）、重睑术后上睑退缩（2023 年新增，2022 年无对应数据）、上睑下垂矫正不足、上睑下垂矫正过度、睑外翻、角膜 / 巩膜损伤以及其他共计 11 种。国家整形美容专业医疗质量控制平台 2023 年的数据显示，医疗机构全年眼整形手术并发症数量为 6312 人次（2022 年为 2327 人次），其中公立医疗机构 2521 人次（2022 年为 822 人次），民营医疗机构 3791 人次（2022 年为 1505 人次）。图 8-2-13 显示 2022—2023 年眼整形手术不同并发症的占比情况。

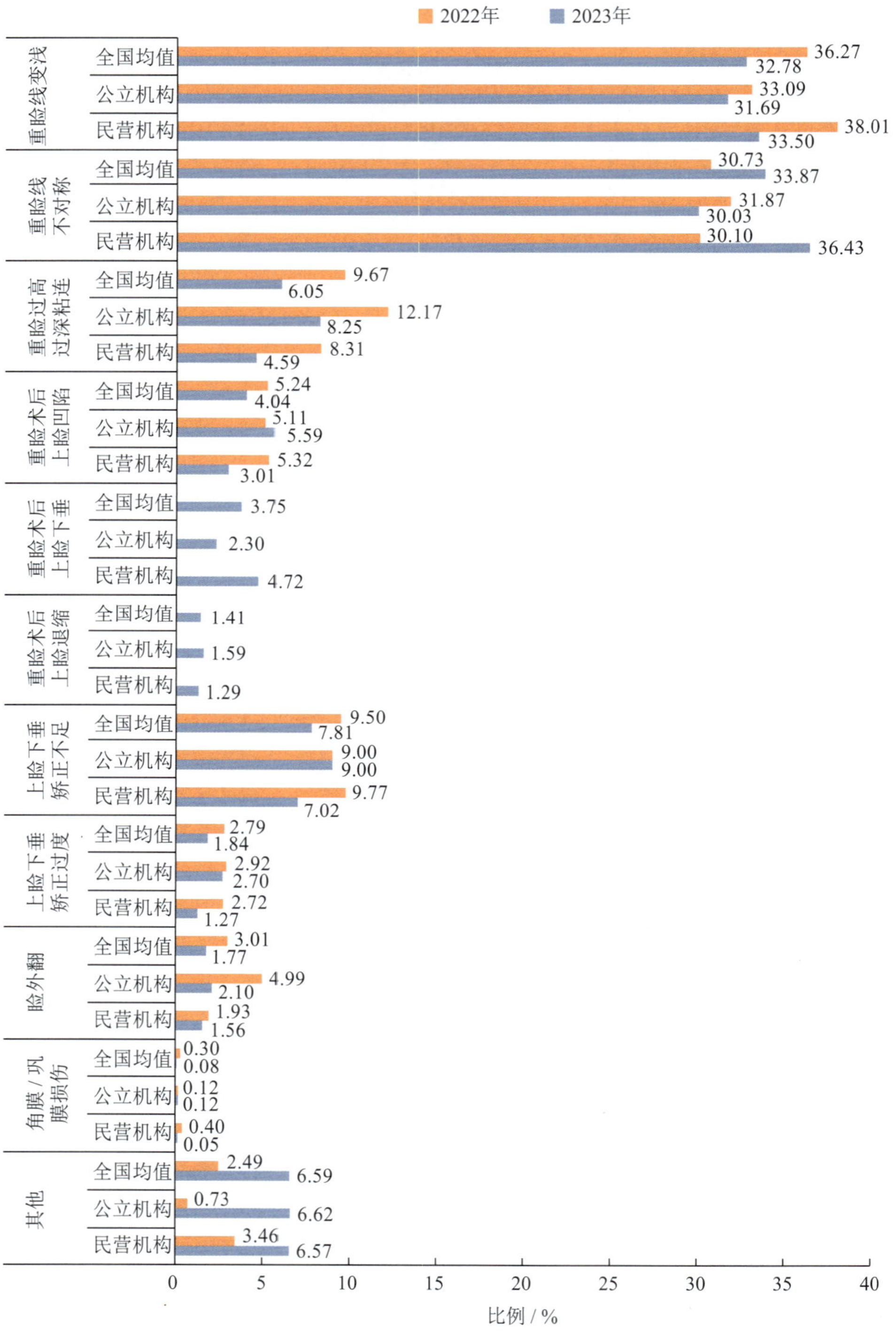

重睑术后上睑下垂、重睑术后上睑退缩为 2023 年新增，无 2022 年数据。

图 8-2-13　2022—2023 年国家整形美容专业医疗质量控制平台眼整形手术不同并发症占比

三、会阴整形亚专业指标数据分析

（一）数据填报情况

2023 年国家整形美容专业医疗质量控制平台数据填报工作中，共有 368 家医疗机构提供了会阴整形亚专业的有效数据（2022 年为 168 家），其中公立医疗机构 158 家（2022 年为 53 家），民营医疗机构为 210 家（2022 年为 115 家）。

（二）床位设置

368 家医疗机构共设有会阴整形亚专业床位 1112 张（2022 年为 415 张），其中公立医疗机构 582 张（2022 年为 118 张），民营医疗机构 530 张（2022 年为 297 张）。

（三）医师情况

368 家医疗机构中获得注册资格并主刀或参与会阴整形手术操作的医师共 1576 人（2022 年为 583 人），其中主诊医师 953 人（2022 年为 333 人），占比 60.47%（2022 年为 57.12%）。在 1576 名医师中，公立医疗机构 875 人（其中主诊医师 590 人，占比 67.43%），民营医疗机构 701 人（其中主诊医师 363 人，占比 51.78%）。图 8-2-14 显示 2022—2023 年设有会阴整形亚专业医疗机构的医师职称构成情况。

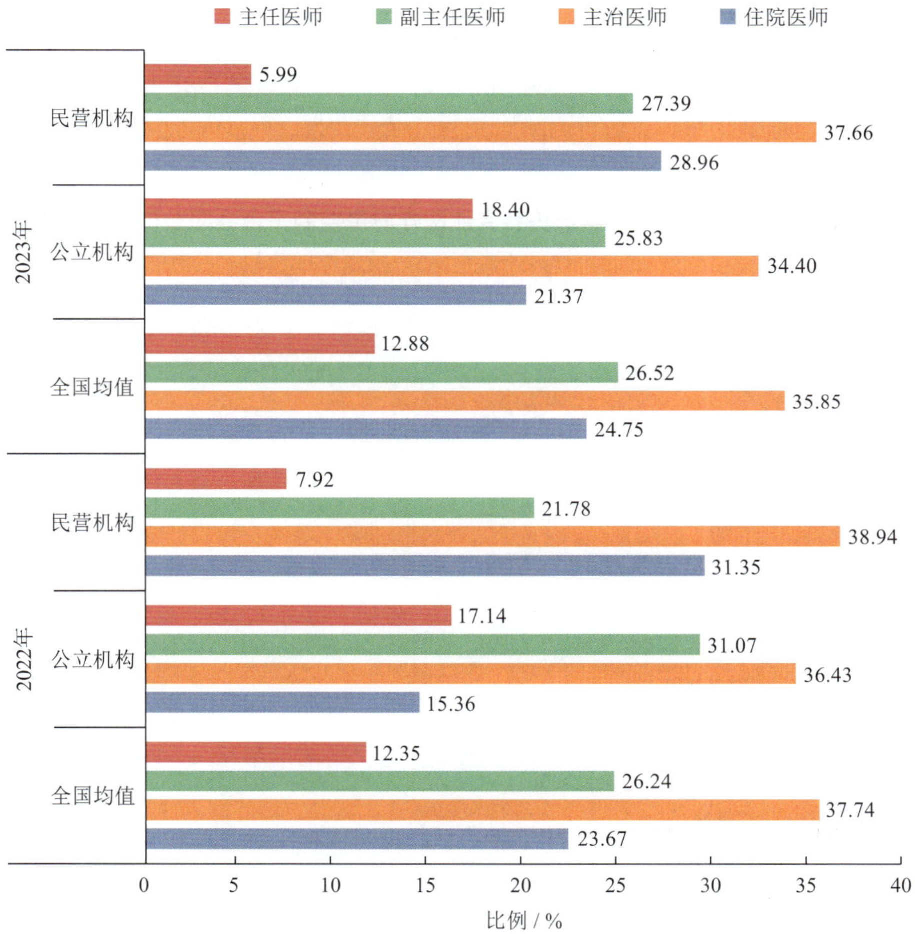

图 8-2-14　2022—2023 年国家整形美容专业医疗质量控制平台设有会阴整形亚专业的医疗机构医师职称构成

（四）会阴整形手术情况

国家整形美容专业医疗质量控制平台 2023 年数据显示，医疗机构全年实施会阴整形手术共计 9085 人次（2022 年为 3667 人次），其中公立医疗机构实施 4012 人次（2022 年为 1471 人次），民营医疗机构实施 5073 人次（2022 年为 2196 人次）。

1. 手术患者年龄分布

国家整形美容专业医疗质量控制平台 2023 年的数据显示，会阴整形手术患者中 18～40 岁者占比较高。图 8-2-15 显示 2022—2023 年会阴整形手术患者的年龄分布情况。

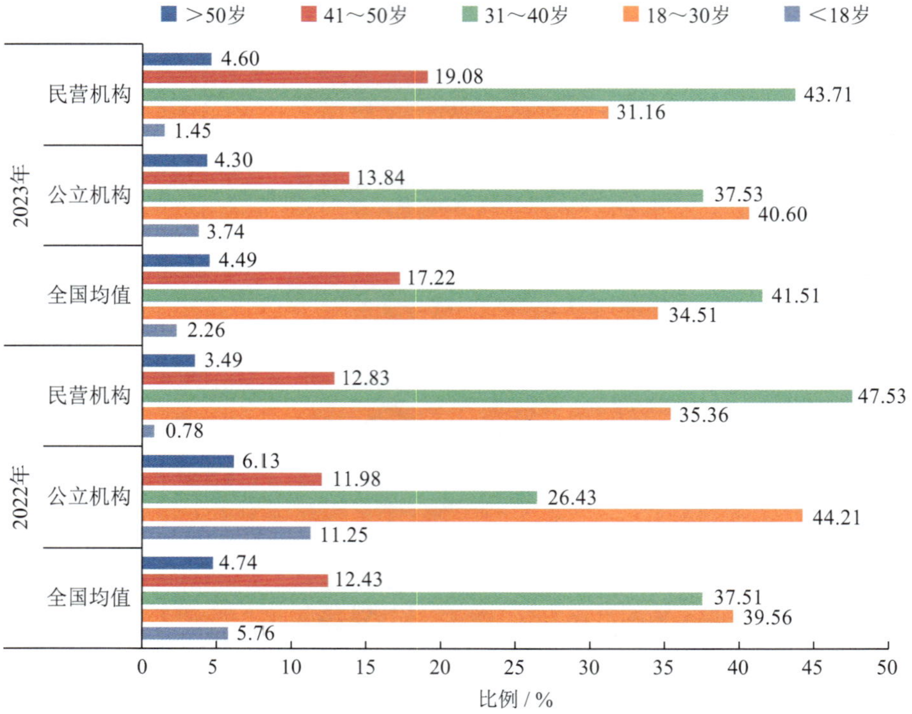

图 8-2-15 2022—2023 年国家整形美容专业医疗质量控制平台会阴整形手术患者年龄分布

2. 手术病因情况

会阴整形手术的病因包括会阴裂伤、阴道松弛、小阴唇肥大、阴蒂包皮肥大、大阴唇萎缩和其他共计 6 种。图 8-2-16 显示 2022—2023 年会阴整形手术不同病因的占比情况。

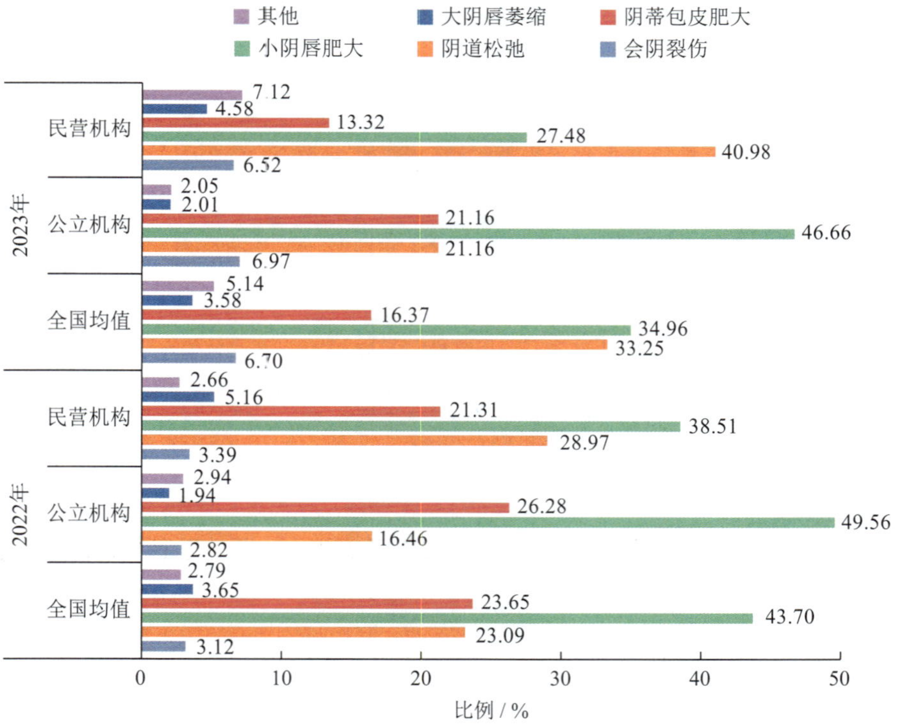

图 8-2-16 2022—2023 年国家整形美容专业医疗质量控制平台会阴整形手术不同病因占比

3. 手术部位情况

会阴整形手术包括会阴体、阴道、小阴唇、阴蒂包皮和大阴唇共计 5 个手术部位。图 8-2-17 显示 2022—2023 年会阴整形不同手术部位的占比情况。

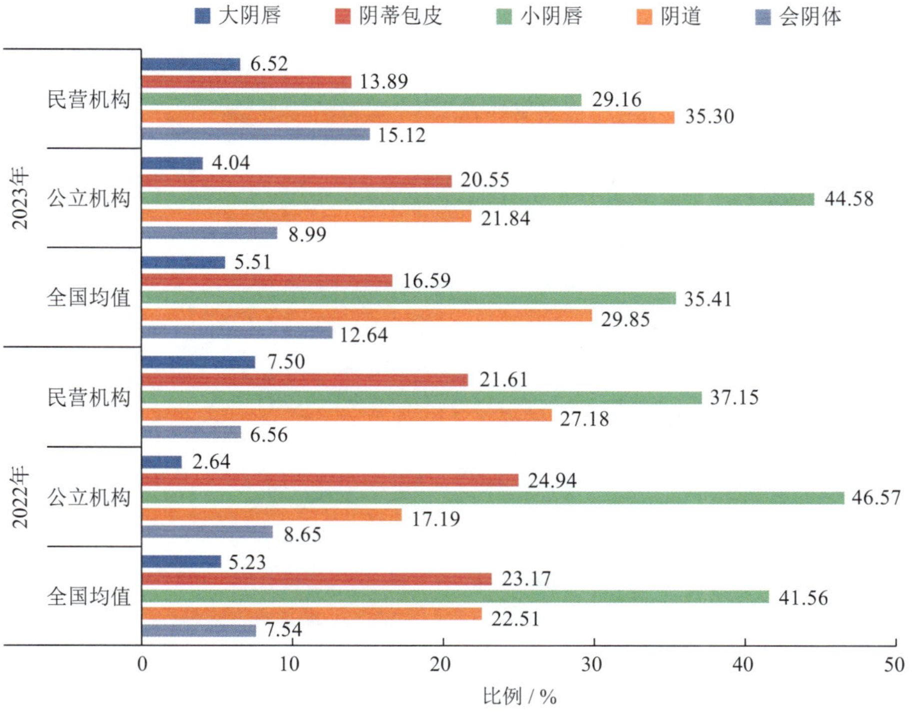

图 8-2-17　2022—2023 年国家整形美容专业医疗质量控制平台会阴整形不同手术部位占比

4. 会阴体及阴道整形治疗方式情况

会阴体及阴道整形包括传统手术、微创手术、注射治疗和光电治疗共计 4 种治疗方式。图 8-2-18 显示 2022—2023 年会阴体及阴道整形不同治疗方式的占比情况。

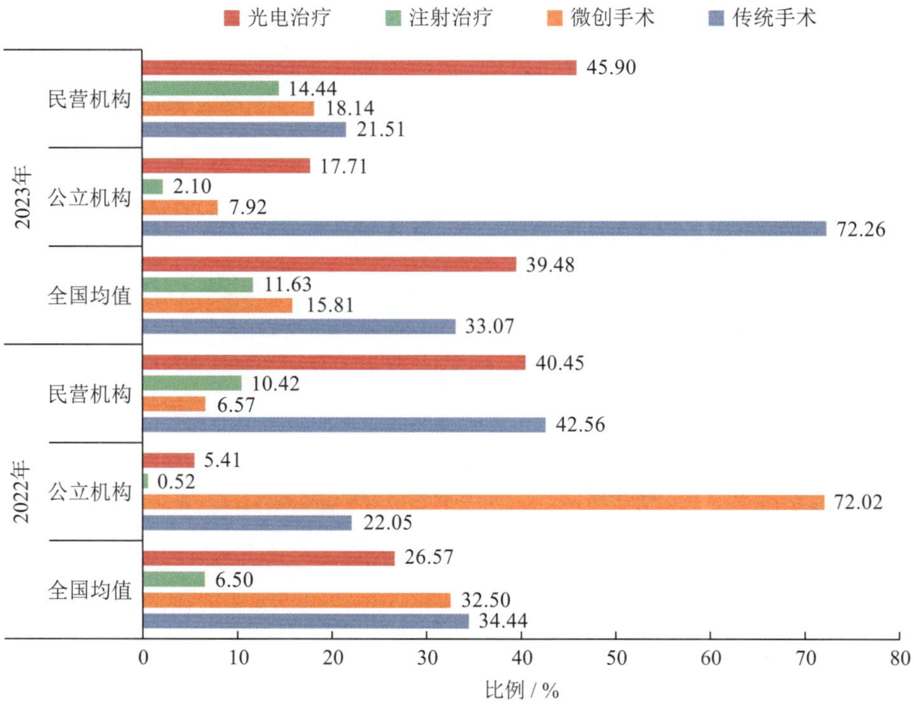

图 8-2-18　2022—2023 年国家整形美容专业医疗质量控制平台会阴体及阴道整形不同治疗方式占比

5. 小阴唇及阴蒂包皮整形手术方式情况

小阴唇及阴蒂包皮整形包括单纯小阴唇整形、小阴唇 + 阴蒂包皮整形、边缘切除法小阴唇整形和粘膜瓣法小阴唇整形共计 4 种手术方式。图 8-2-19 显示 2022—2023 年小阴唇及阴蒂包皮整形不同手术方式的占比情况。

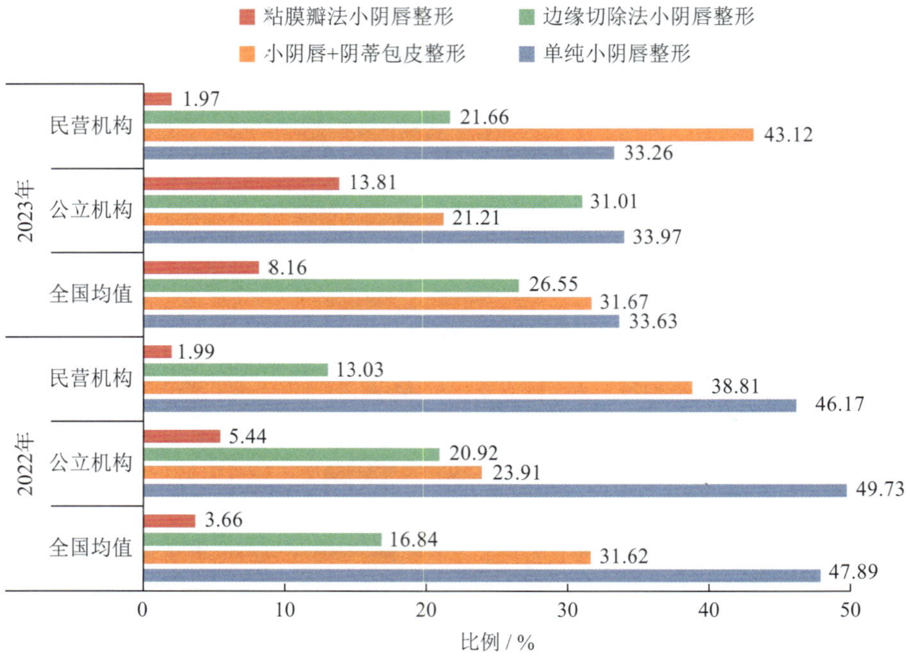

图 8-2-19　2022—2023 年国家整形美容专业医疗质量控制平台小阴唇及阴蒂包皮整形不同手术方式占比

6. 大阴唇整形手术方式情况

大阴唇整形包括自体颗粒脂肪注射填充、透明质酸注射填充、皮肤紧致手术和光电紧致治疗共计 4 种手术方式。图 8-2-20 显示 2022—2023 年大阴唇整形不同手术方式的占比情况。

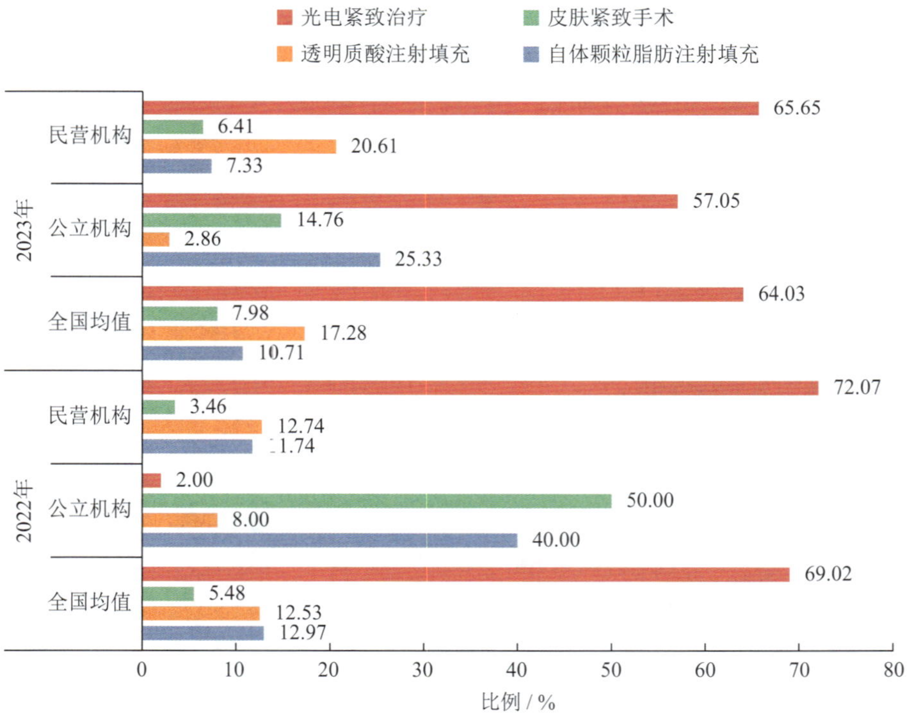

图 8-2-20　2022—2023 年国家整形美容专业医疗质量控制平台大阴唇整形不同手术方式占比

7. 手术并发症情况

会阴整形手术并发症包括直肠损伤、大出血（需手术止血或输血治疗）、血管栓塞、血肿形成、切口愈合不良和（或）切口裂开、感染、术区疼痛共计 7 种。国家整形美容专业医疗质量控制平台 2023 年的数据显示，医疗机构全年会阴整形手术并发症数量为 50 人次（2022 年为 33 人次），其中公立医疗机构 47 人次（2022 年为 17 人次），民营医疗机构 3 人次（2022 年为 16 人次）。图 8-2-21 显示 2022—2023 年会阴整形手术不同并发症的占比情况。

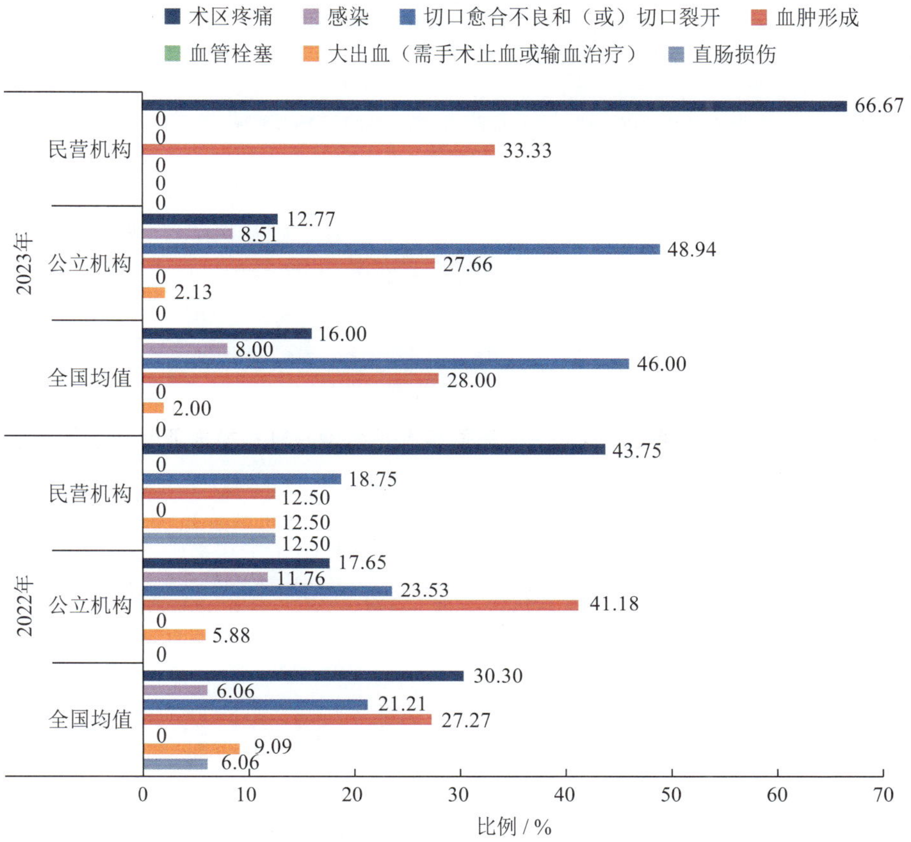

图 8-2-21　2022—2023 年国家整形美容专业医疗质量控制平台会阴整形手术不同并发症占比

四、乳房整形亚专业指标数据分析

（一）数据填报情况

2023 年国家整形美容专业医疗质量控制平台数据填报工作中，共有 512 家医疗机构提供了乳房整形亚专业的有效数据（2022 年为 225 家），其中公立医疗机构 180 家（2022 年为 60 家），民营医疗机构 332 家（2022 年为 165 家）。

（二）床位设置

512 家医疗机构共设有乳房整形亚专业床位 2310 张（2022 年为 1043 张），其中公立医疗机构 698 张（2022 年为 276 张），民营医疗机构 1612 张（2022 年为 767 张）。

（三）医师情况

512 家医疗机构中获得注册资格并主刀或参与乳房整形手术操作的医师共 2873 人（2022 年为 999 人），其中主诊医师 1645 人（2022 年为 532 人），占比 57.26%（2022 年为 53.25%）。在 2873 名医师中，公立医疗机构 1223 人（其中主诊医师 831 人，占比 67.95%），民营医疗机构 1650 人（其中主诊医师 814 人，占比 49.33%）。图 8-2-22 显示 2022—2023 年设有乳房整形亚专业医疗机构的医师职称构成情况。

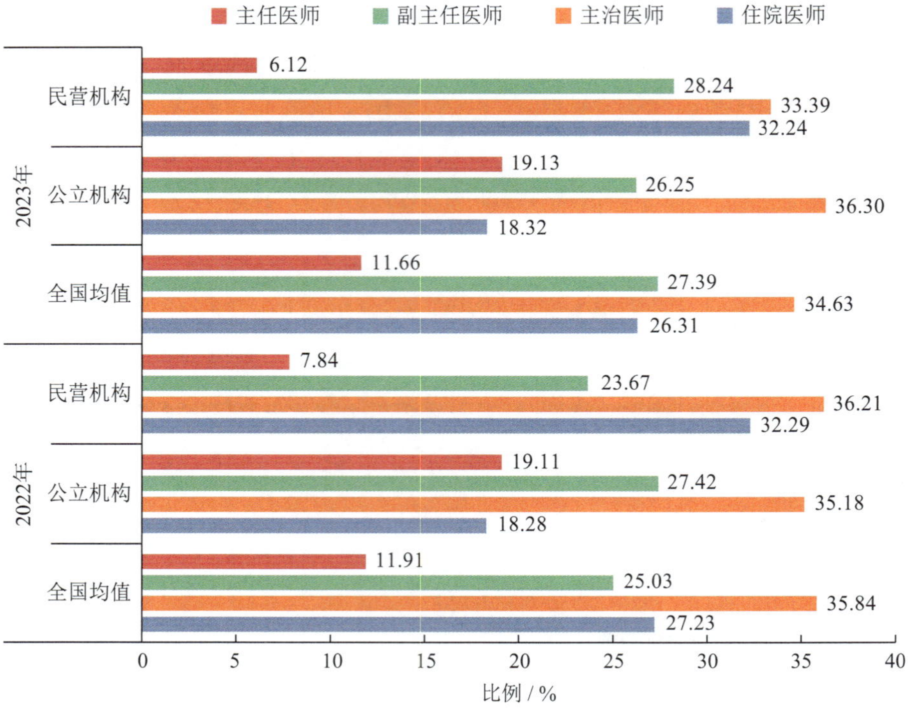

图 8-2-22 2022—2023 年国家整形美容专业医疗质量控制平台设有乳房整形亚专业的医疗机构医师职称构成

（四）乳房整形手术情况

国家整形美容专业医疗质量控制平台 2023 年的数据显示，医疗机构全年实施乳房整形手术共计 26 058 人次（2022 年为 10 733 人次），其中公立医疗机构实施 5373 人次（2022 年为 2574 人次），民营医疗机构实施 20 685 人次（2022 年为 8159 人次）。

1. 手术患者性别分布

国家整形美容专业医疗质量控制平台 2022—2023 年的数据显示，约 90% 接受乳房整形手术的患者为女性。图 8-2-23 显示乳房整形手术患者的性别分布情况。

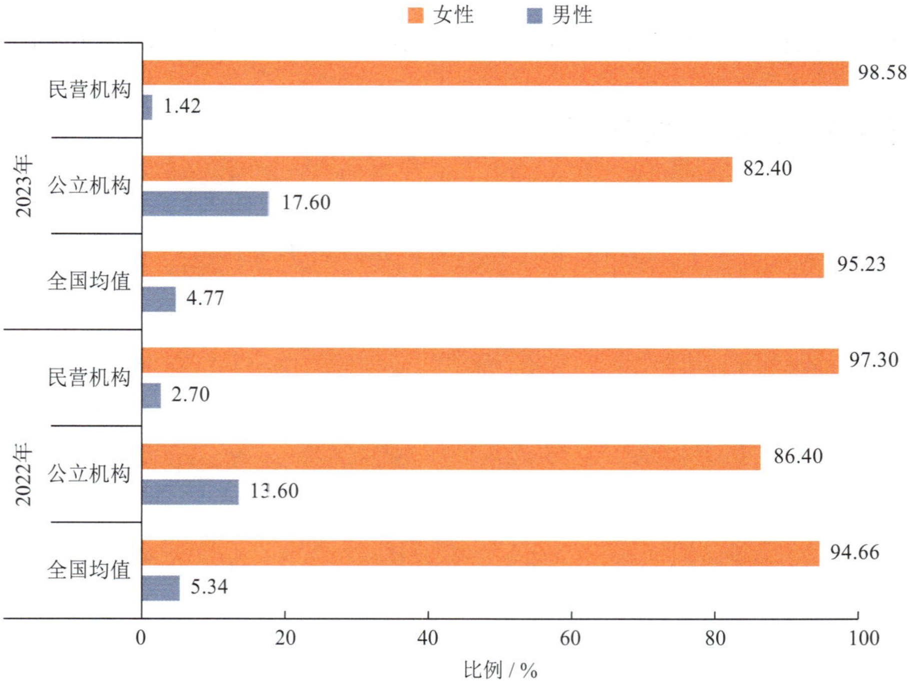

图 8-2-23 2022—2023 年国家整形美容专业医疗质量控制平台乳房整形手术患者性别分布

2. 手术病因情况

乳房整形手术的病因包括乳房发育不良、乳房肥大下垂、乳房缺失、男性乳房发育、乳头乳晕畸形、乳房整形术后修复以及其他共计 7 种。图 8-2-24 显示 2022—2023 年乳房整形手术不同病因的占比情况。

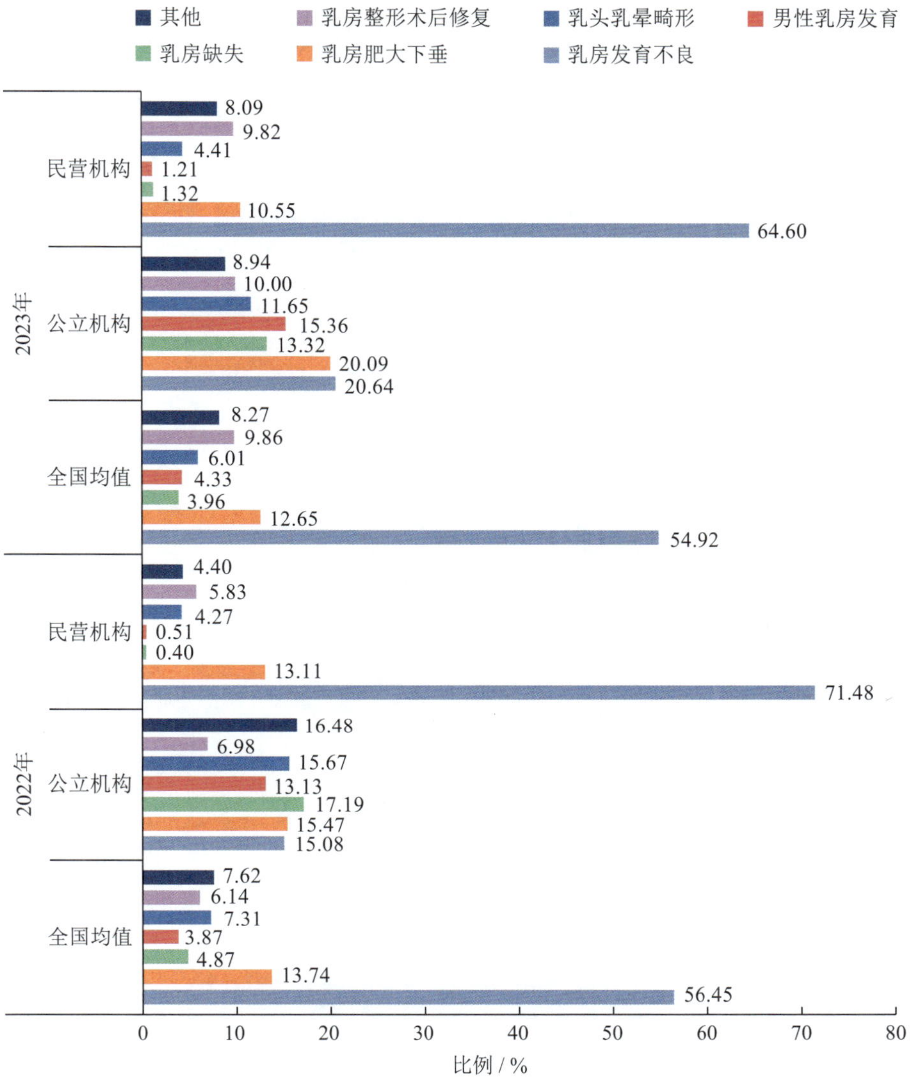

图 8-2-24　2022—2023 年国家整形美容专业医疗质量控制平台乳房整形手术不同病因占比

3. 手术方式情况

乳房整形手术包括假体隆乳、自体脂肪注射隆乳、乳房缩小上提、假体乳房再造、自体皮瓣乳房再造、男性乳房整形、乳头乳晕整形、乳房整形术后修复以及其他共计 9 种手术方式。图 8-2-25 显示 2022—2023 年乳房整形不同手术方式的占比情况。

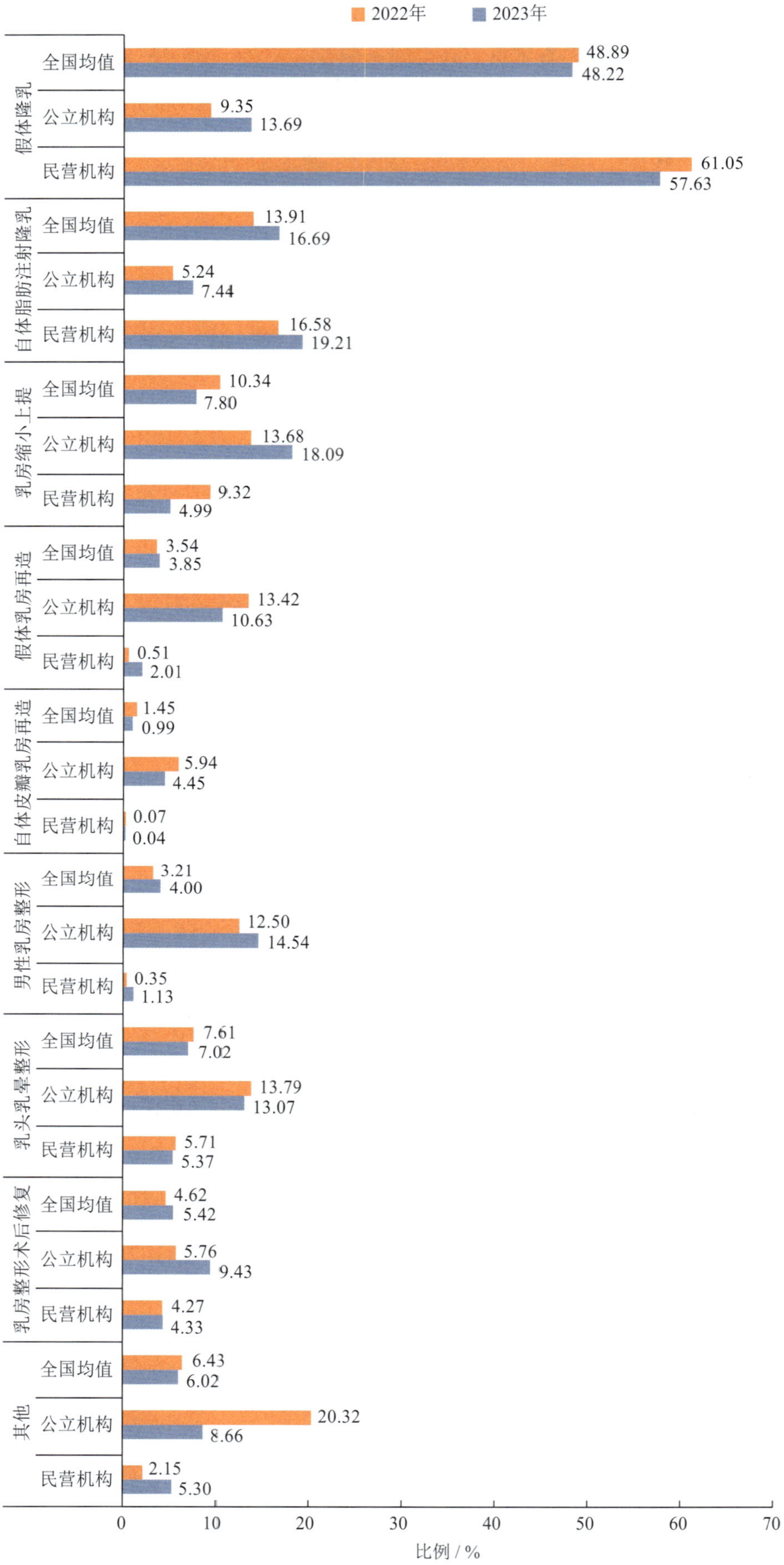

图 8-2-25　2022—2023 年国家整形美容专业医疗质量控制平台乳房整形不同手术方式占比

4. 手术并发症情况

乳房整形手术并发症包括感染、假体移位、假体外露、血清肿、血肿、包膜挛缩、假体破裂、皮瓣坏死、脂肪液化彩照检查＞2 cm、乳头乳晕坏死、切口愈合不良以及其他共计 12 种。国家整形美容专业医疗质量控制平台 2023 年的数据显示，医疗机构全年乳房整形手术并发症数量为 367 人次（2022 年为 210 人次），公立医疗机构 176 人次（2022 年为 83 人次），民营医疗机构为 191 人次（2022 年为 127 人次）。图 8-2-26 显示 2022—2023 年乳房整形手术不同并发症的占比情况。

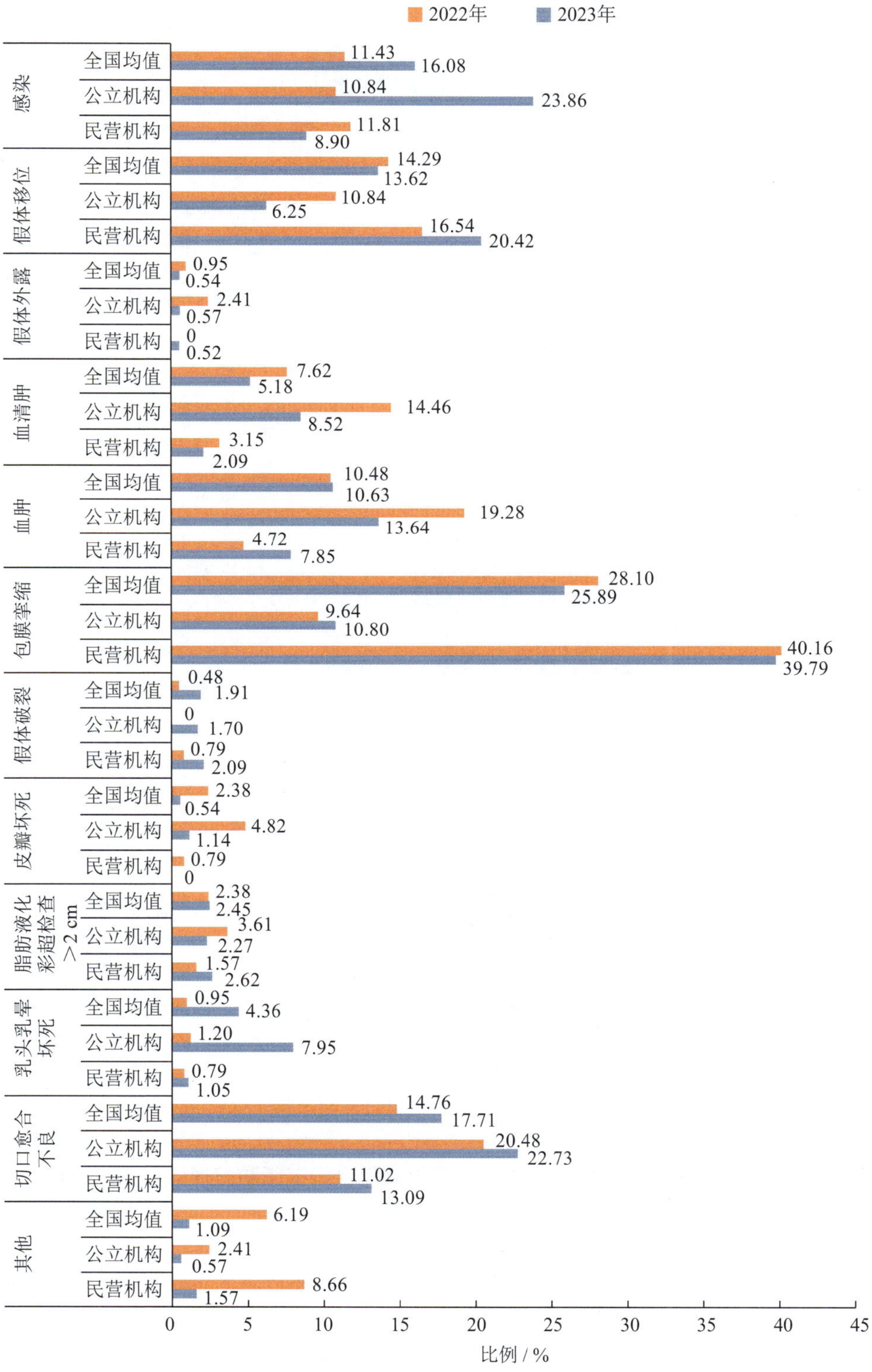

图 8-2-26　2022—2023 年国家整形美容专业医疗质量控制平台乳房整形手术不同并发症占比

五、脂肪整形亚专业指标数据分析

（一）数据填报情况

2023 年国家整形美容专业医疗质量控制平台数据填报工作中，共有 653 家医疗机构提供了脂肪整形亚专业的有效数据（2022 年为 322 家），其中公立医疗机构 217 家（2022 年为 85 家），民营医疗机构 436 家（2022 年为 237 家）。

（二）床位设置

653 家医疗机构共设有脂肪整形亚专业床位 2375 张（2022 年为 1140 张），其中公立医疗机构 770 张（2022 年为 286 张），民营医疗机构 1605 张（2022 年为 854 张）。

（三）医师情况

653 家医疗机构中获得注册资格并主刀或参与脂肪整形手术操作的医师共 3427 人（2022 年为 1324 人），其中主诊医师 1958 人（2022 年为 681 人），占比 57.13%（2022 年为 51.44%）。在 3427 名医师中，公立医疗机构 1406 人（其中主诊医师 949 人，占比 67.50%），民营医疗机构 2021 人（其中主诊医师 1009 人，占比 49.93%）。图 8-2-27 显示 2022—2023 年设有脂肪整形亚专业医疗机构的医师职称情况。

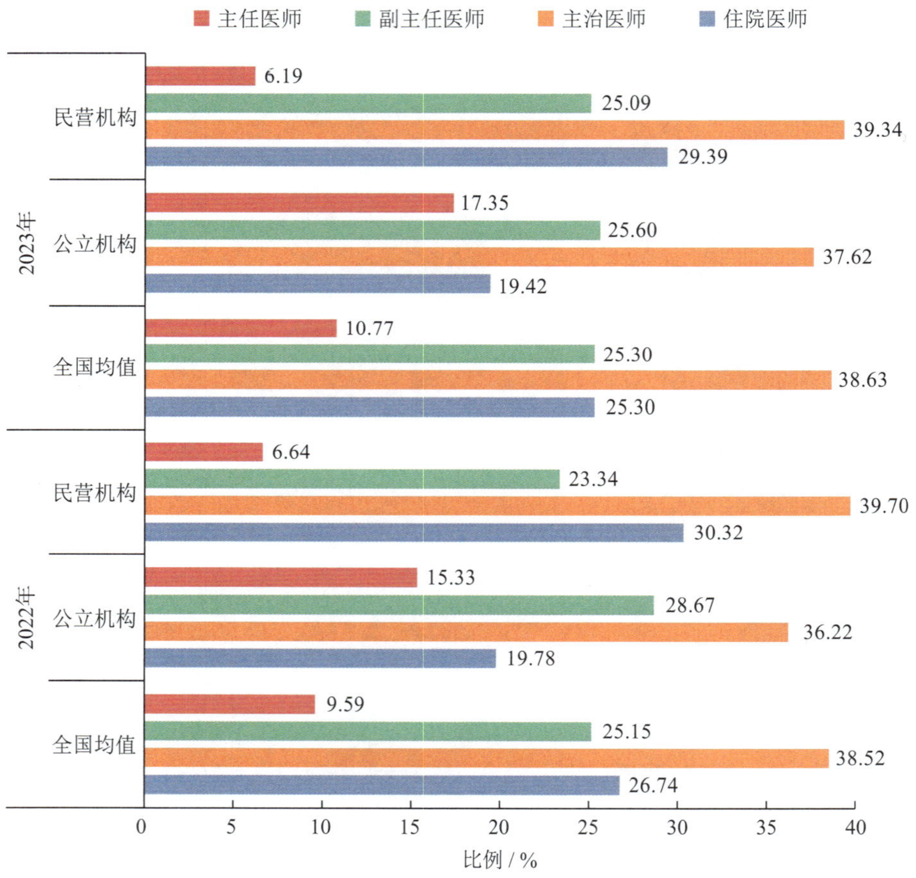

图 8-2-27 2022—2023 年国家整形美容专业医疗质量控制平台设有脂肪整形亚专业的医疗机构医师职称构成

（四）脂肪整形手术情况

国家整形美容专业医疗质量控制平台 2023 年的数据显示，医疗机构全年实施脂肪移植手术共计 28 870 人次（2022 年为 15 618 人次），其中公立医疗机构 5778 人次（2022 年为 4287 人次），民营医疗机构 23 092 人次（2022 年为 11 331 人次）；医疗机构全年实施脂肪抽吸手术共计 40 426 人次（2022 年为 21 926 人次），其中公立医疗机构 4301 人次（2022 年为 5689 人次），民营医疗机构 36 125 人次（2022 年为 16 237 人次）。

1. 手术患者性别分布

国家整形美容专业医疗质量控制平台 2023 年的数据显示，约 90% 的脂肪整形手术患者为女性。图 8-2-28 显示脂肪整形手术患者的性别分布情况。

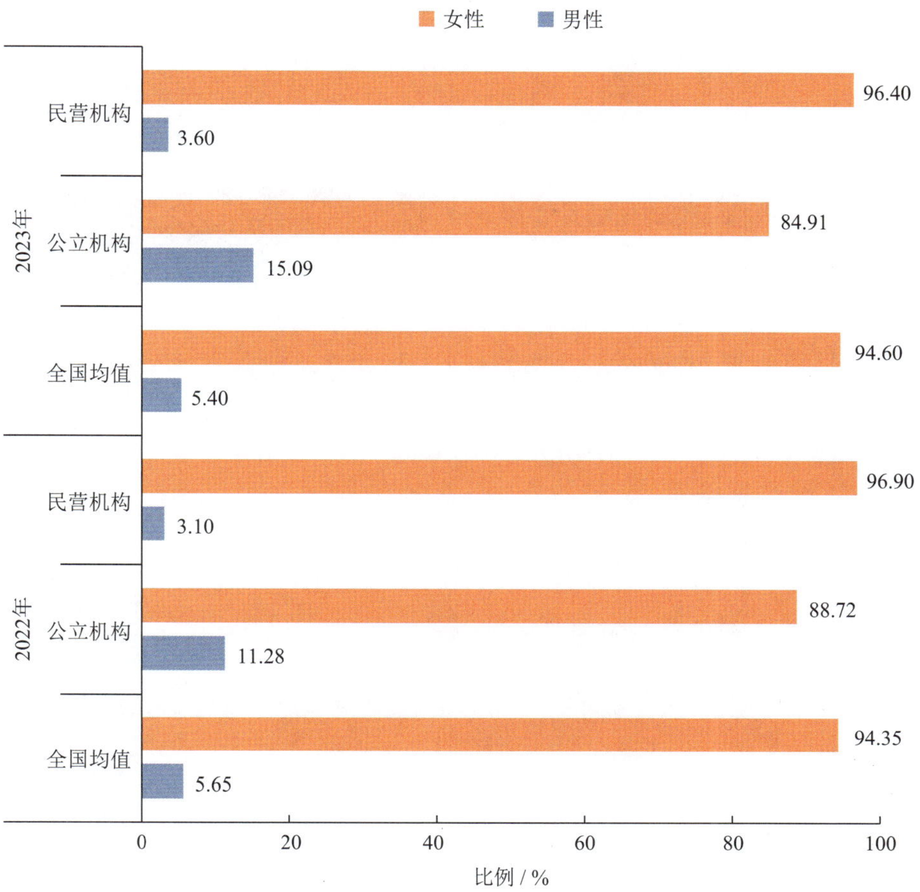

图 8-2-28　2022—2023 年国家整形美容专业医疗质量控制平台脂肪整形手术患者性别分布

2. 手术病因情况

脂肪整形手术的病因包括体表软组织缺损或凹陷畸形、面部轮廓不佳、五官外形不佳、全身或局部脂肪堆积、凹陷性瘢痕、小乳症或乳房外形不佳、臀部外形不佳以及其他共计 8 种。图 8-2-29 显示 2022—2023 年脂肪整形手术不同病因的占比情况。

3. 手术部位情况

脂肪整形手术包括头面颈、乳房、臀部、双手、四肢（不含手足）、躯干（不含会阴）、会阴以及其他共计 8 个部位。图 8-2-30 显示 2022—2023 年脂肪整形不同手术部位的占比情况。

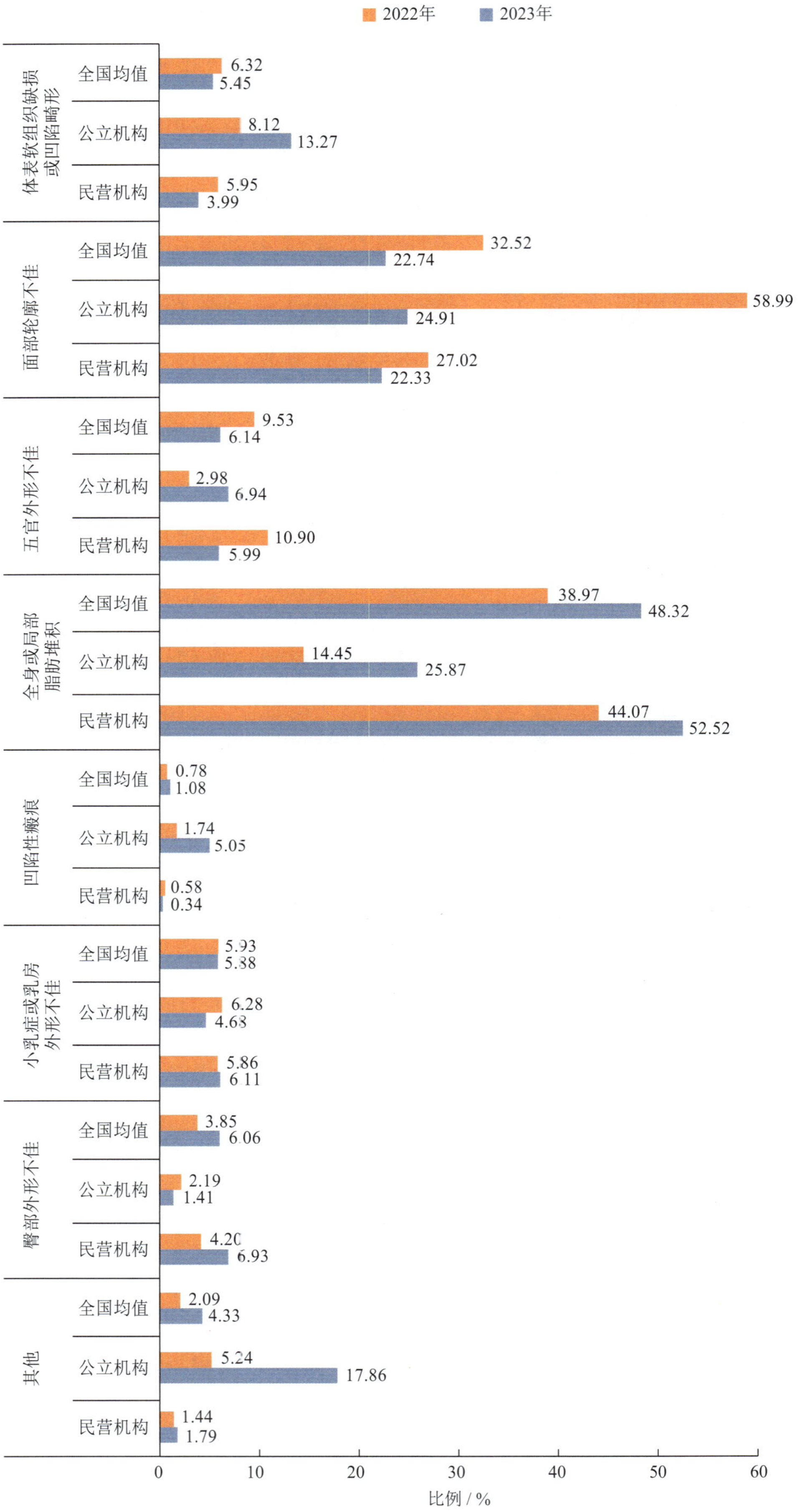

图 8-2-29 2022—2023 年国家整形美容专业医疗质量控制平台脂肪整形手术不同病因占比

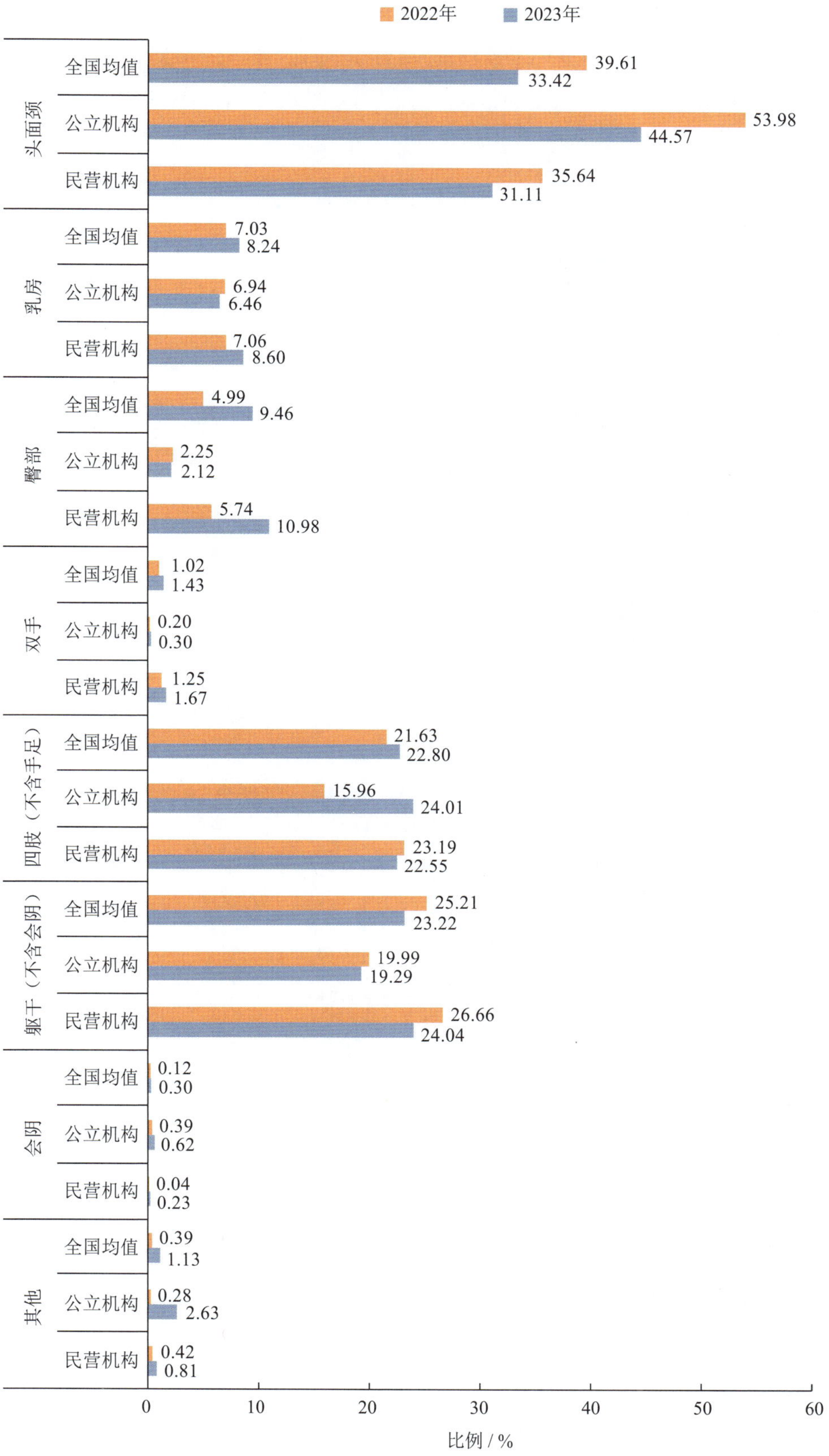

图 8-2-30　2022—2023 年国家整形美容专业医疗质量控制平台脂肪整形不同手术部位占比

4. 手术并发症情况

脂肪整形手术并发症包括淤青 / 肿胀持续＞1 个月、感觉异常＞3 个月、局部囊肿 / 结节 / 钙化、局部感染液化、皮肤坏死、移植或抽吸部位凹凸不平、移植或抽吸部位矫枉过度、移植成活率＜20%、栓塞、失明、死亡以及其他共计 12 种。国家整形美容专业医疗质量控制平台 2023 年的数据显示，医疗机构全年脂肪整形手术并发症数量为 1377 人次（2022 年为 637 人次），其中公立医疗机构 465 人次（2022 年为 103 人次），民营医疗机构 912 人次（2022 年为 534 人次）。图 8-2-31 显示 2022—2023 年脂肪整形手术不同并发症的占比情况。

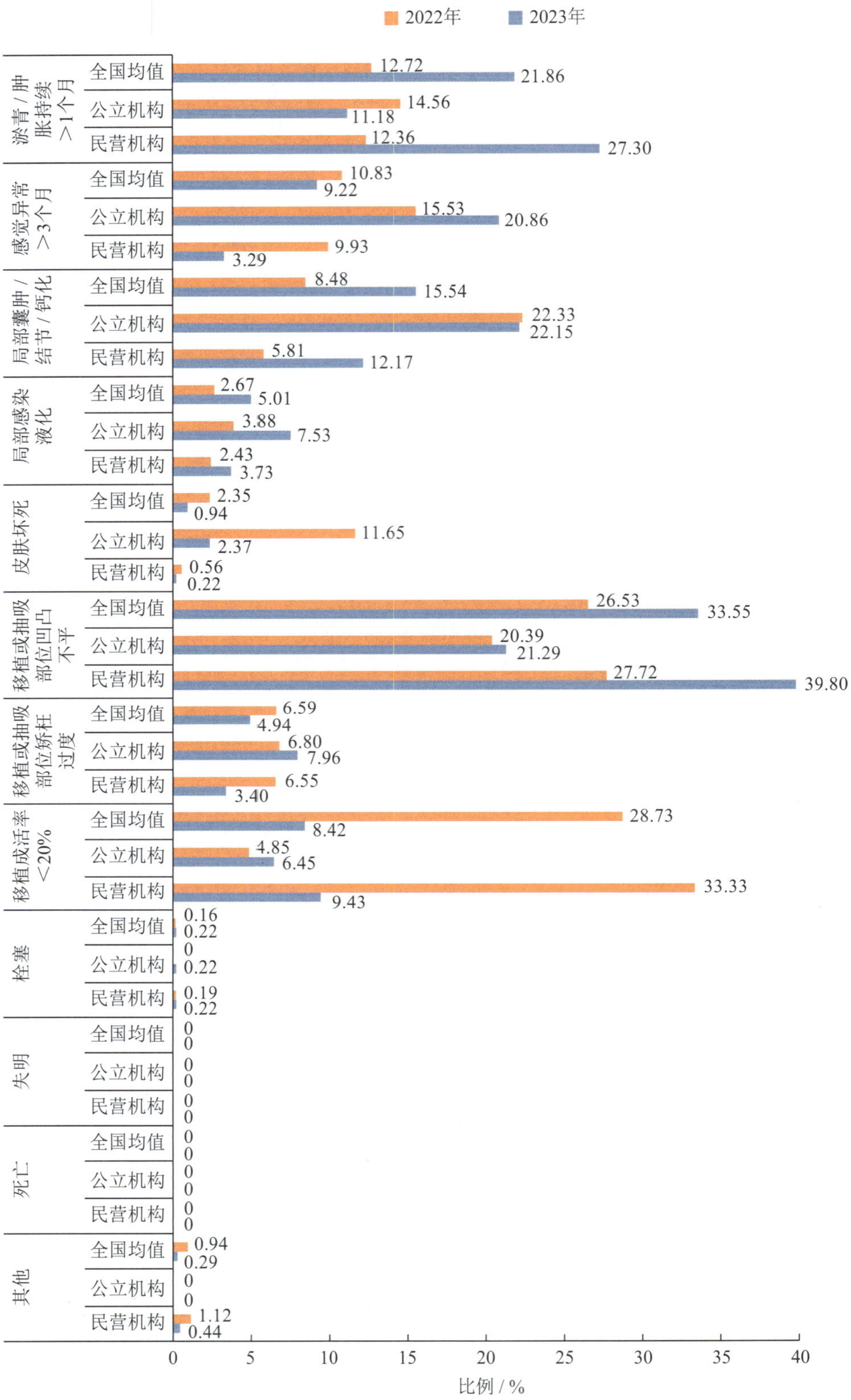

图 8-2-31 2022—2023 年国家整形美容专业医疗质量控制平台脂肪整形手术不同并发症占比

六、注射美容亚专业指标数据分析

（一）数据填报情况

2023 年国家整形美容专业医疗质量控制平台数据填报工作中，共有 1396 家医疗机构提供了注射美容亚专业的有效数据（2022 年为 666 家），其中公立医疗机构 372 家（2022 年为 146 家），民营医疗机构 1024 家（2022 年为 520 家）。

（二）医师情况

注射美容亚专业医师统计对医师类型进行了界定：①本省市无“美容主诊医师”制度，取得执业医师资格证书，具有医疗美容执业 6 年以上工作经历的中级职称及以上医师（条件 1）。符合条件 1 的医师共计 914 人（2022 年为 399 人），其中公立医疗机构 263 人（2022 年为 114 人），民营医疗机构 651 人（2022 年为 285 人）。②本省市施行“美容主诊医师”制度，获得美容主诊医师资格（条件 2）。符合条件 2 的医师共计 4649 人（2022 年为 2070 人），其中公立医疗机构 1817 人（2022 年为 904 人），民营医疗机构 2832 人（2022 年为 1166 人）。

1396 家医疗机构中医师总人数为 6459 人（2022 年为 2197 人），其中公立医疗机构 2392 人，民营医疗机构 4067 人。图 8-2-32 显示 2022—2023 年设有注射美容亚专业医疗机构的医师职称构成情况。

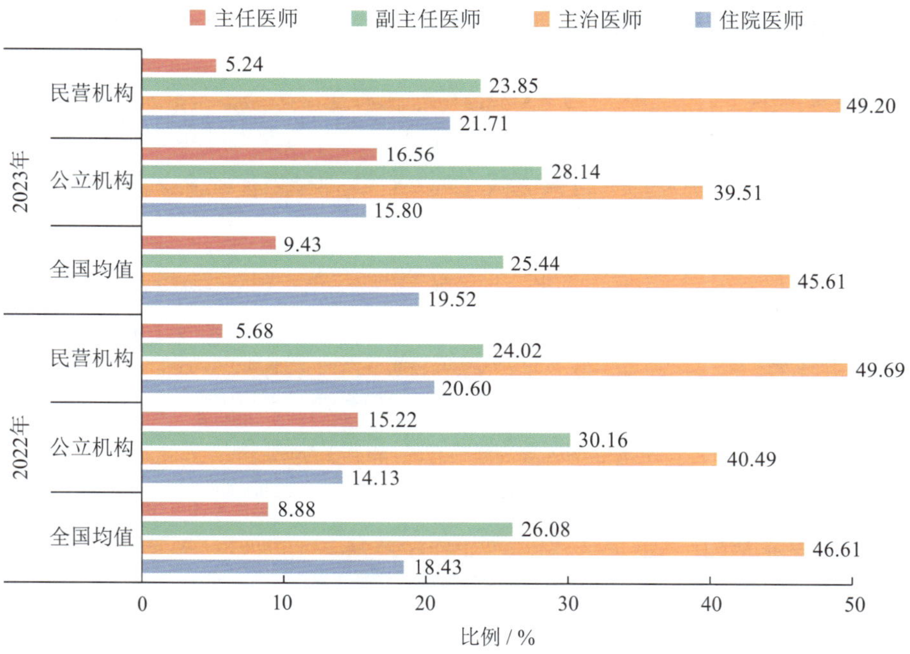

图 8-2-32　2022—2023 年国家整形美容专业医疗质量控制平台设有注射美容亚专业的医疗机构医师职称构成

（三）注射美容数量情况

注射美容数量指肉毒毒素及填充剂（自体脂肪除外）的年注射人次总数。国家整形美容专业医疗质量控制平台 2023 年的数据显示，医疗机构全年实施注射美容共计 3 908 800 人次（2022 年为 752 406 人次），其中公立医疗机构 1 860 995 人次（2022 年为 64 675 人次），民营医疗机构 2 047 805 人次（2022 年为 687 731 人次）。

1. 肉毒毒素注射数量情况

国家整形美容专业医疗质量控制平台 2023 年的数据显示，医疗机构全年肉毒毒素注射数量为 2 636 440 人次（2022 年为 436 050 人次），其中公立医疗机构 1 502 680 人次（2022 年为 48 396 人次），民营医疗机构 1 133 760 人次（2022 年为 387 654 人次）。该指标中所涉及的肉毒毒素品牌包括保妥适、衡力、吉适、乐提葆。图 8-2-33 显示 2022—2023 年不同品牌肉毒毒素注射数量的占比情况。

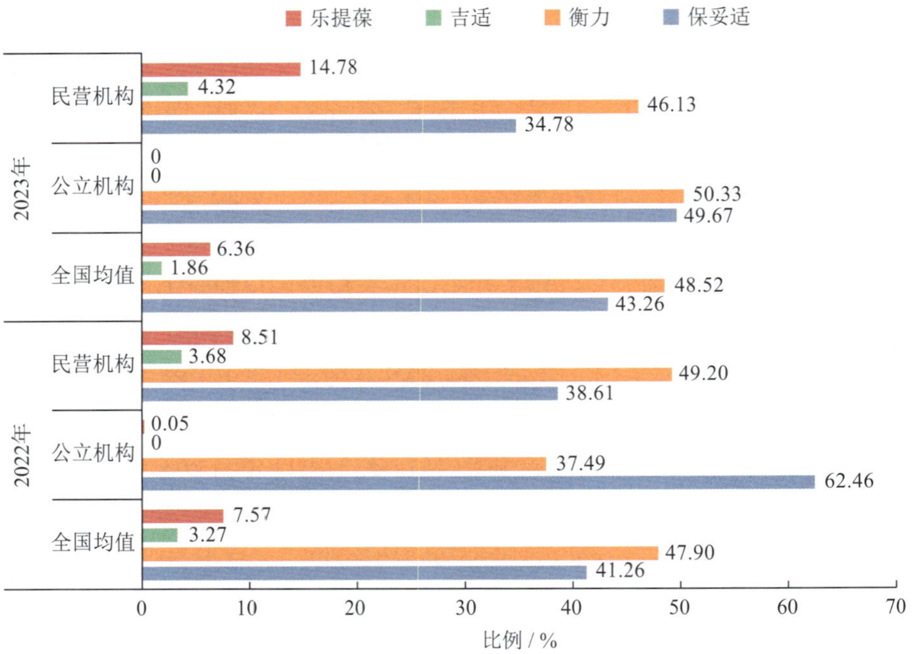

图 8-2-33 2022—2023 年国家整形美容专业医疗质量控制平台不同品牌肉毒毒素注射数量占比

2. 填充剂注射数量情况

填充剂包括透明质酸类填充剂（仅含有透明质酸的制剂）、其他可降解类填充剂（非透明质酸制剂或含有透明质酸的混合制剂）、含不可降解材料类填充剂共计 3 种类型。图 8-2-34 显示 2022—2023 年不同类型填充剂注射数量的占比情况。

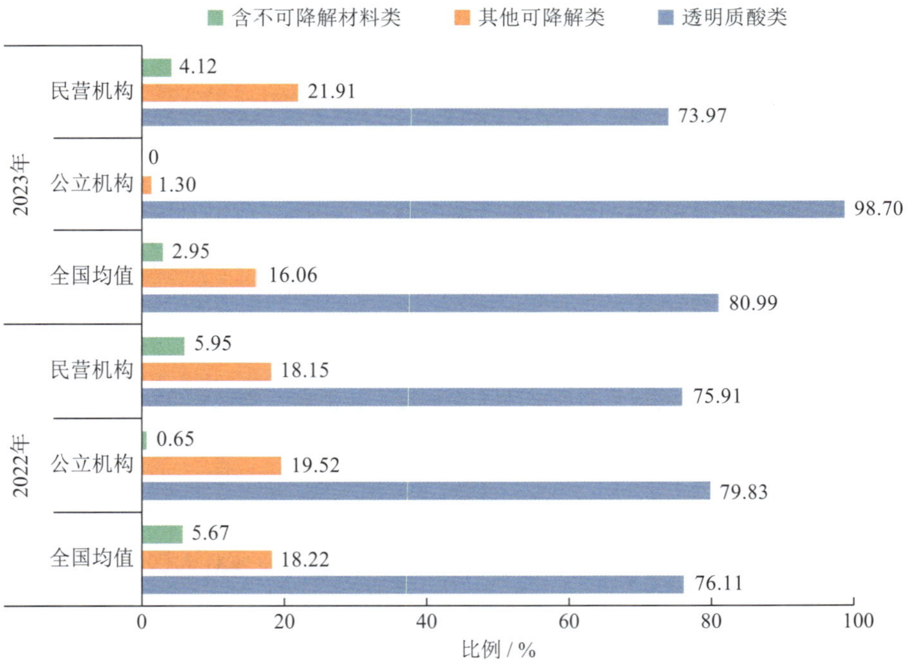

图 8-2-34 2022—2023 年国家整形美容专业医疗质量控制平台不同类型填充剂注射数量占比

3. 注射美容并发症情况

注射美容并发症统计肉毒毒素严重并发症、肉毒毒素其他并发症、填充剂严重并发症、填充剂其他并发症共计 4 种。图 8-2-35 显示 2022—2023 年不同注射美容并发症的占比情况。

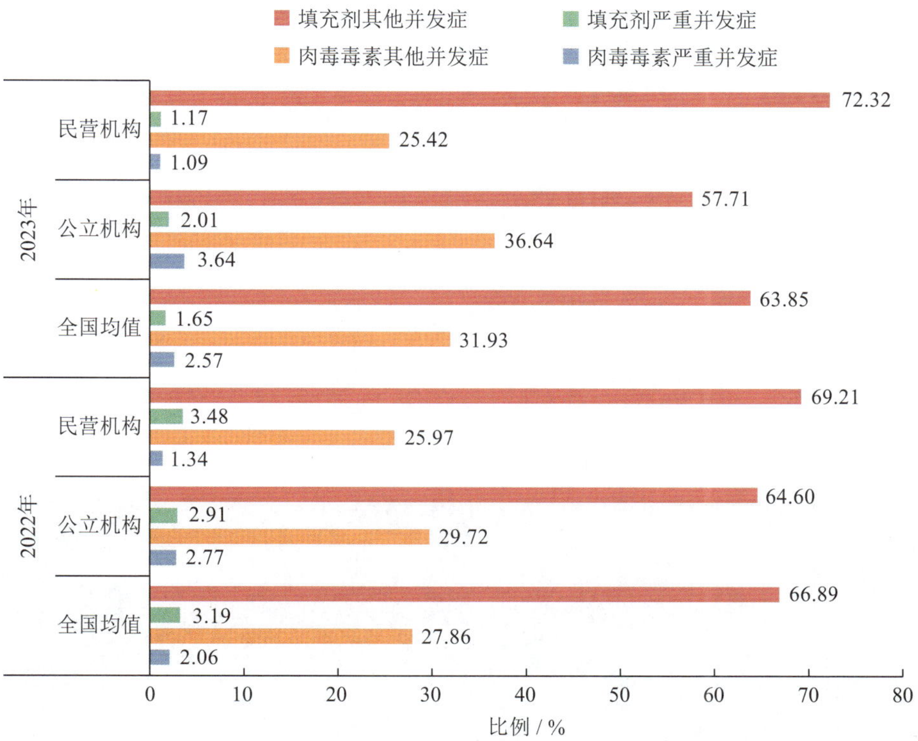

图 8-2-35　2022—2023 年国家整形美容专业医疗质量控制平台不同注射美容并发症占比

国家整形美容专业医疗质量控制平台 2023 年的数据显示，医疗机构全年透明质酸酶使用数量为 117 406 人次（2022 年为 41 726 人次），其中公立医疗机构 3579 人次（2022 年为 2099 人次），民营医疗机构 113 827 人次（2022 年为 39 627 人次）。

国家整形美容专业医疗质量控制平台 2023 年的数据显示，医疗机构全年接诊非医疗机构来源的注射美容并发症共计 3481 人次（2022 年为 1576 人次），其中公立医疗机构 2090 人次（2022 年为 877 人次），民营医疗机构为 1391 人次（2022 年为 699 人次）。

4. 其他情况

国家整形美容专业医疗质量控制平台 2023 年的数据显示，填充剂锐针注射前有效回抽率（有效回抽：回抽时针头内通畅，不含填充剂或仅含有液体）为 90.23%（2022 年为 87.64%），其中公立医疗机构为 85.23%（2022 年为 75.34%），民营医疗机构为 91.34%（2022 年为 90.60%）；填充剂注射前全面部消毒及无菌操作率为 91.77%（2022 年为 92.32%），其中公立医疗机构为 81.88%（2022 年为 79.98%），民营医疗机构为 93.73%（2022 年为 95.36%）；注射后留院观察＞30 min 患者比例为 89.20%（2022 年为 89.18%），其中公立医疗机构为 86.77%（2022 年为 86.73%），民营医疗机构为 89.88%（2022 年为 89.84%）。

国家整形美容专业医疗质量控制平台 2023 年的数据显示，98.57% 的医疗机构配备注射美容相关抢救设备及药品（2022 年为 97.45%），其中所有公立医疗机构（2022 年为 100%）和 98.05% 的民营医疗机构（2022 年为 96.73%）符合上述条件；97.71% 的医疗机构制定了注射美容相关严重并发症应急预案（2022 年为 96.55%），其中 98.12% 的公立医疗机构（2022 年为 99.32%）和 97.56% 的民营医疗机构（2022 年为 95.77%）符合上述条件；96.28% 的医疗机构每年进行心肺复苏术培训（2022 年为 95.65%），其中 99.19% 的公立医疗机构（2022 年为 98.63%）和 95.21% 的民营医疗机构（2022 年为 94.81%）符合上述条件；98.28% 的医疗机构具备医院感染相关的定期自查记录（2022 年为 97.60%），99.73% 的公立医疗机构（2022 年为 100%）和 97.75% 的民营医疗机构（2022 年为 96.92%）符合上述条件。

第九章

整形美容专业医疗美容主诊医师管理制度及医疗质量控制网络搭建情况的调研数据分析

第一节　整形美容专业国家级医疗质量控制中心调研工作简介

近年来，我国整形美容行业发展迅速，患者 / 求美者群体日益庞大。然而，行业内的问题也随之暴露，如医师资质参差不齐、服务质量不一、医疗安全不良事件频发等。这些问题的存在不仅影响了行业声誉，辜负了患者 / 求美者的信任，也制约了行业的可持续发展。

作为整形美容行业的核心力量，医疗美容主诊医师的专业素养和服务质量直接关系到患者 / 求美者的医疗安全和满意度。因此，建立健全的医疗美容主诊医师管理制度，提升医疗美容主诊医师的专业水平和服务质量，对于促进整形美容行业的健康发展具有重要意义。

由于我国医疗美容主诊医师制度尚不完善和统一，整形美容专业国家级医疗质量控制中心近年来于多地开展实地调研，了解各省级行政区医疗美容主诊医师制度的建立、备案和实施等情况，同时帮助各省级医疗质量控制中心搭建、完善和应用医疗质量控制网络，推进三级网络建设。

除了实地调研、访谈笔录等方式，整形美容专业国家级医疗质量控制中心还向全国除湖南省外的30个省级行政区（不含港、澳、台地区）和新疆生产建设兵团发放调查问卷（由整形美容专业省级医疗质量控制中心填写），通过对2023年全年数据的收集和整理，对我国医疗美容主诊医师管理制度的现状、各省级行政区及新疆生产建设兵团对医疗质量控制网络的搭建使用情况进行分析，并提出针对性的改进措施和建议，指导各省级行政区及新疆生产建设兵团进一步推进整形美容专业的医疗质量控制工作。

第二节　医疗美容主诊医师管理制度的调研情况

调查问卷共发放我国30个省级行政区（分别为安徽省、北京市、重庆市、福建省、甘肃省、广东省、广西壮族自治区、贵州省、海南省、河北省、河南省、黑龙江省、湖北省、吉林省、江苏省、江西省、辽宁省、内蒙古自治区、宁夏回族自治区、青海省、山东省、山西省、陕西省、上海市、四川省、天津市、西藏自治区、新疆维吾尔自治区、云南省、浙江省）和新疆生产建设兵团。湖南省未参与填报。调研的时间范围为2023年1月1日—2023年12月31日。

一、医疗美容主诊医师管理制度的建立情况

在30个省级行政区和新疆生产建设兵团中，以《医疗美容服务管理办法》为依据建立医疗美容主诊医师管理制度的共16个，分别是安徽省、重庆市、福建省、贵州省、海南省、河南省、吉林省、江西省、辽宁省、内蒙古自治区、宁夏回族自治区、青海省、山东省、西藏自治区、新疆维吾尔自治区、云南省；自行建立医疗美容主诊医师管理制度的共14个，分别是北京市、甘肃省、广东省、广西壮族自治区、河北省、黑龙江省、湖北省、江苏省、山西省、陕西省、上海市、四川省、新疆生产建设兵团、浙江省。天津市暂无医疗美容主诊医师管理制度。

二、医疗美容主诊医师相关备案文件的建立情况

在30个省级行政区和新疆生产建设兵团中，由官方文件明确建立医疗美容主诊医师相关备案文件的有23个，分别是北京市、福建省、重庆市、甘肃省、广东省、广西壮族自治区、河南省、黑龙江省、湖北省、吉林省、江苏省、江西省、辽宁省、宁夏回族自治区、山东省、山西省、陕西省、上海市、四川省、新疆生产建设兵团、新疆维吾尔自治区、云南省、浙江省。图9-2-1显示建立官方医疗美容主诊医师相关备案文件的省级行政区占比情况，可见建立官方备案文件的省级行政区占比不足80%。

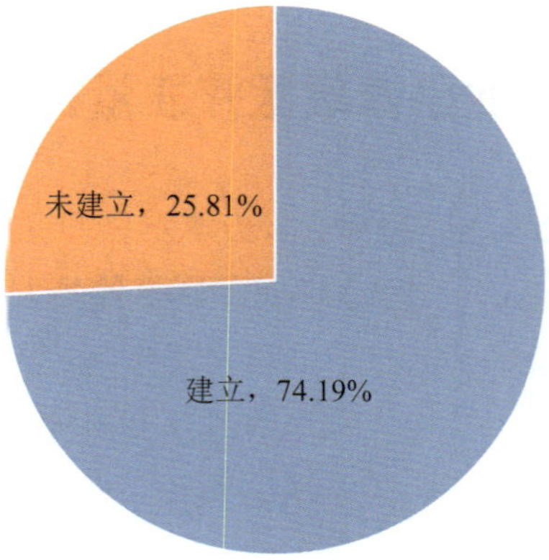

图 9-2-1 2023 年我国省级行政区医疗美容主诊医师相关备案文件建立情况

三、医疗美容主诊医师培训基地的设立情况

参与调研的 30 个省级行政区及新疆生产建设兵团中，共 15 个设有指定的医疗美容主诊医师培训基地，占比 48.39%，分别是北京市、福建省、甘肃省、广东省、广西壮族自治区、海南省、河南省、湖北省、吉林省、江苏省、辽宁省、陕西省、上海市、新疆生产建设兵团、新疆维吾尔自治区。图 9-2-2 显示设有医疗美容主诊医师培训基地的省级行政区占比情况。

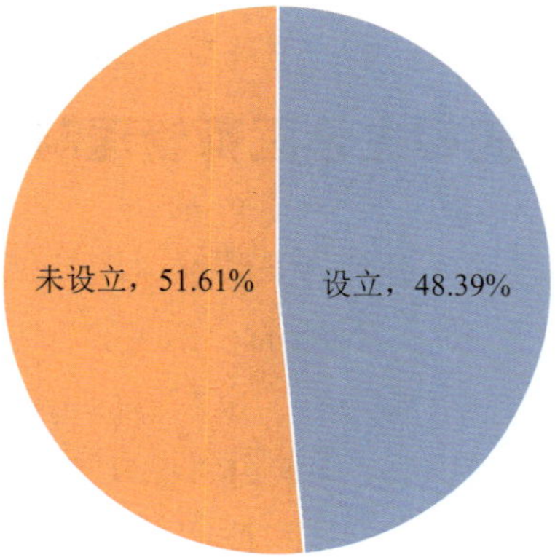

图 9-2-2 2023 年我国省级行政区医疗美容主诊医师培训基地设立情况

四、医疗美容主诊医师二级诊疗科目设置情况

医疗美容主诊医师二级诊疗科目共计 4 个，包括美容外科、美容牙科、美容中医科、美容皮肤科。参与调研的 30 个省级行政区及新疆生产建设兵团中，设置美容外科的有 23 个，占比 74.19%，暂未设置医疗美容主诊医师二级诊疗科目的有 8 个，分别为安徽省、贵州省、河北省、黑龙江省、江西省、青海省、山东省、天津市，占比 25.81%。同时设置美容外科、美容牙科、美容中医科、美容皮肤科的省级行政区共有 13 个，分别为北京市、广东省、广西壮族自治区、河南省、江苏省、内蒙古自治区、山西省、陕西省、上海市、四川省、新疆维吾尔自治区、云南省、浙江省，占比 41.94%。图 9-2-3 显示设置医疗美容主诊医师不同二级诊疗科目的省级行政区占比情况，可见各省级行政区已设置的二级诊疗科目以美容外科和美容皮肤科为主。

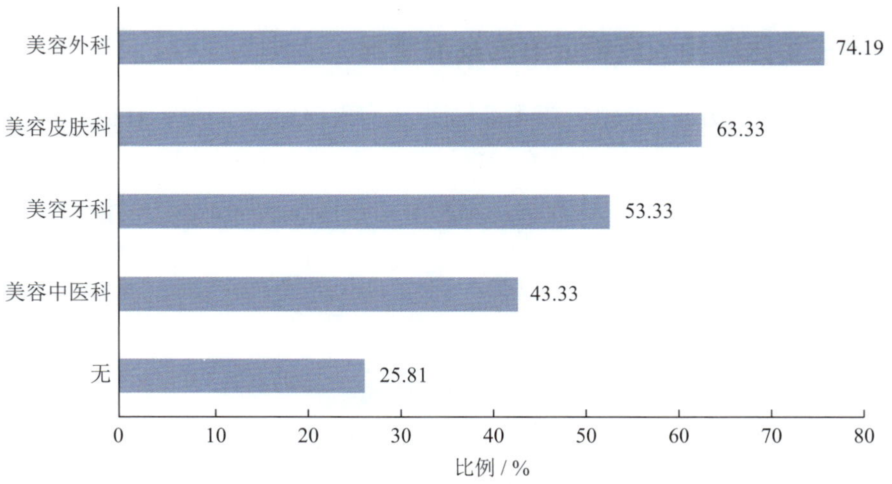

图 9-2-3　2023 年设置医疗美容主诊医师各二级诊疗科目的省级行政区占比

五、医疗美容主诊医师培训基地管理标准的建立情况

参与调研的 30 个省级行政区及新疆生产建设兵团中，共有 14 个建立了医疗美容主诊医师培训基地的管理标准，分别为北京市、福建省、甘肃省、广东省、广西壮族自治区、河南省、湖北省、吉林省、江苏省、辽宁省、陕西省、上海市、新疆生产建设兵团、新疆维吾尔自治区。这些地区在医疗美容主诊医师的培训和管理上具有较高的规范性和系统性，能够确保培训基地运行符合一定的标准和要求，从而提高培训质量和医师的专业素养。

目前，我国没有统一的医疗美容主诊医师培训基地管理标准，监管部门难以对培训基地进行有效的监督和管理，可能导致不规范培训行为的出现，进而影响医疗美容主诊医师的专业素养及其提供的医疗服务质量。

六、医疗美容主诊医师考核标准的设立情况

参与调研的 30 个省级行政区及新疆生产建设兵团中，有 17 个设立了医疗美容主诊医师考核标准，分别为北京市、重庆市、甘肃省、广西壮族自治区、海南省、河南省、湖北省、吉林省、江苏省、辽宁省、内蒙古自治区、山西省、陕西省、上海市、新疆生产建设兵团、新疆维吾尔自治区、云南省。另外 14 个尚未设立医疗美容主诊医师考核标准。图 9-2-4 显示 2023 年我国医疗美容主诊医师考核标准的设立情况。医疗美容主诊医师的考核对确保行业医师质量的稳定性具有重要意义，一方面应推进暂无考核标准的省级行政区建立相应的考核标准，提高该地区医疗美容主诊医师的从业质量，另一方面需继续加强已设立考核标准的省级行政区进一步规范考核制度和内容，确保该地区医疗美容主诊医师高质量执业。

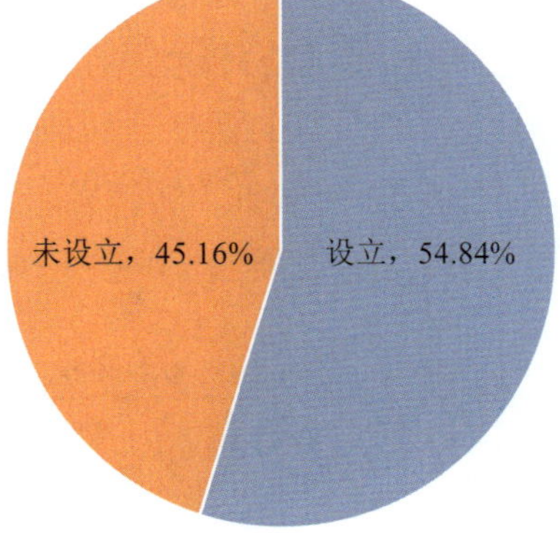

图 9-2-4　2023 年我国省级行政区医疗美容主诊医师考核标准设立情况

七、医疗美容主诊医师相关资格证书的发放情况

参与调研的30个省级行政区及新疆生产建设兵团中，有18个发放医疗美容主诊医师相关资格证书，分别为北京市、重庆市、甘肃省、广西壮族自治区、海南省、河南省、湖北省、江苏省、辽宁省、内蒙古自治区、宁夏回族自治区、山西省、陕西省、上海市、四川省、新疆生产建设兵团、新疆维吾尔自治区、云南省，其余13个暂未发放医疗美容主诊医师相关资格证书。图9-2-5显示2023年我国医疗美容主诊医师相关资格证书的发放情况。

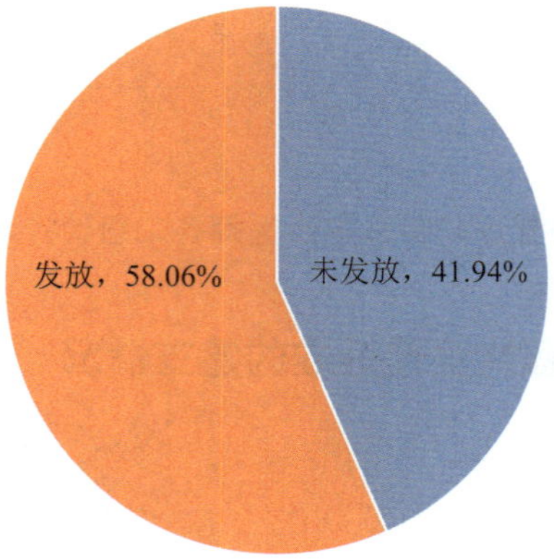

图9-2-5 2023年我国省级行政区医疗美容主诊医师相关资格证书发放情况

八、医疗美容主诊医师注册人数情况

参与调研的30个省级行政区及新疆生产建设兵团中，有20个提供了医疗美容主诊医师注册人数的有效数据，经统计，医疗美容主诊医师注册人数为131 517人。图9-2-6显示2023年我国不同省级行政区及新疆生产建设兵团医疗美容主诊医师注册人数情况，数据呈现出明显的地域差异：经济发达、人口众多的地区，如广东省、北京市、江苏省等，医疗美容主诊医师注册人数较多；边远地区，如新疆维吾尔自治区、新疆生产建设兵团、西藏自治区等，由于地理位置、经济发展水平等因素的限制，医疗美容主诊医师注册人数相对较少。针对这种情况，应鼓励边远地区加强整形美容行业建设，可制定符合地方特色的发展策略，提高服务水平和质量，以更好地满足患者/求美者的需求。

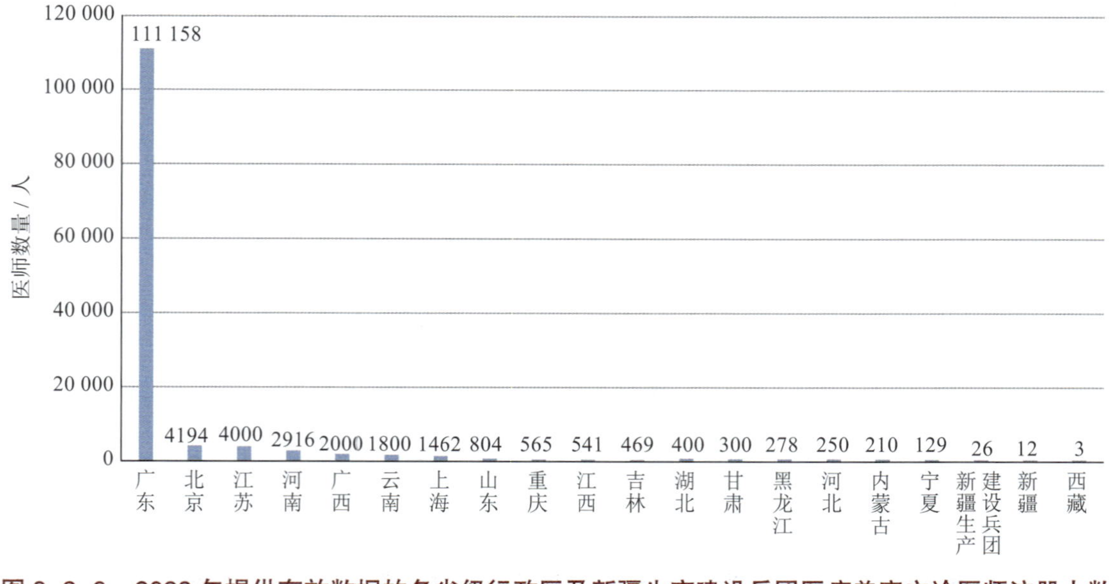

图9-2-6 2023年提供有效数据的各省级行政区及新疆生产建设兵团医疗美容主诊医师注册人数

医疗美容主诊医师中，进行二级诊疗科目备案的医师共计 45 359 人，其中美容外科 12 142 人，美容牙科 24 283 人，美容中医科 1787 人，美容皮肤科 7147 人。图 9-2-7 显示 2023 年二级诊疗科目备案医师的数量及占比。图 9-2-8～图 9-2-11 显示我国各省级行政区不同二级诊疗科目备案医师数量情况。

由图 9-2-8～图 9-2-11 可以看出，各省级行政区不同二级诊疗科目的备案医师数量存在明显差异，这可能与各地区的经济发展水平、人口密度、消费习惯以及医疗美容市场的成熟度等因素有关。

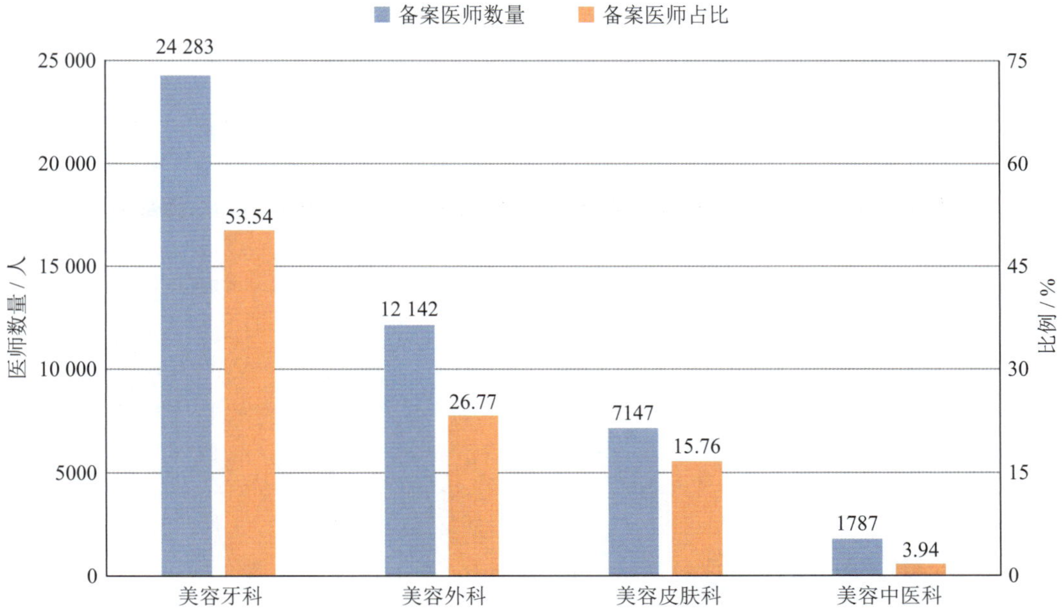

图 9-2-7 2023 年不同二级诊疗科目备案医师数量及占比

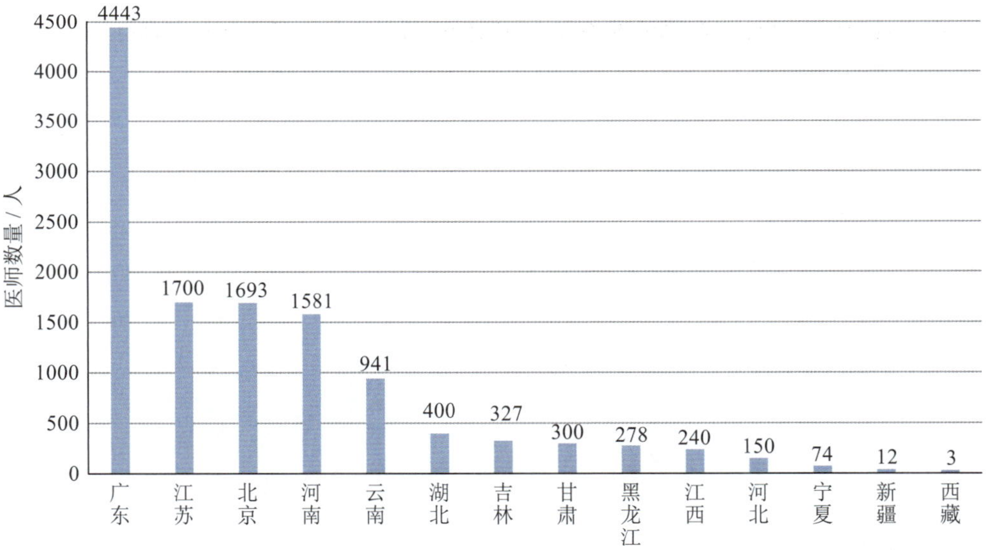

图 9-2-8 2023 年我国设置美容外科的省级行政区美容外科备案医师数量

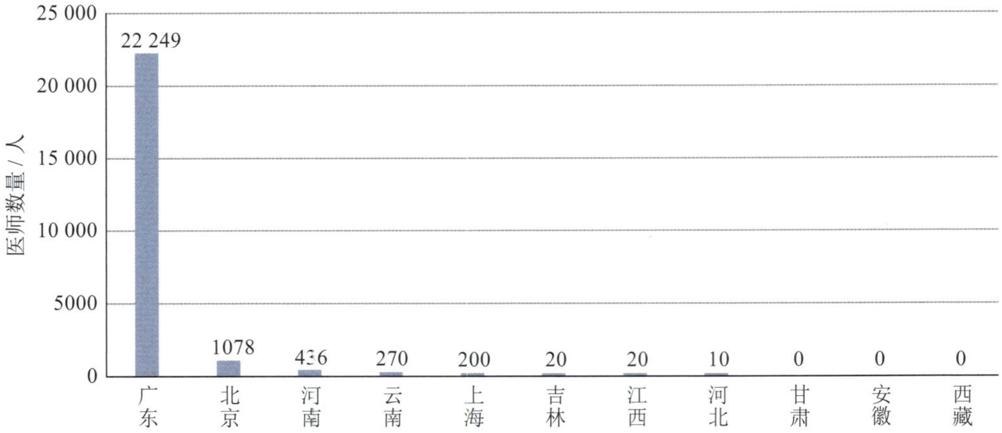

图 9-2-9　2023 年我国设置美容牙科的省级行政区美容牙科备案医师数量

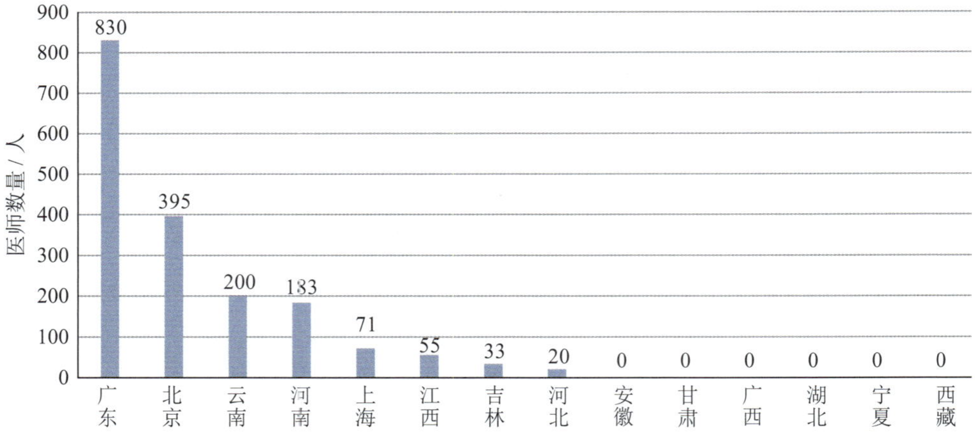

图 9-2-10　2023 年我国设置美容中医科的省级行政区美容中医科备案医师数量

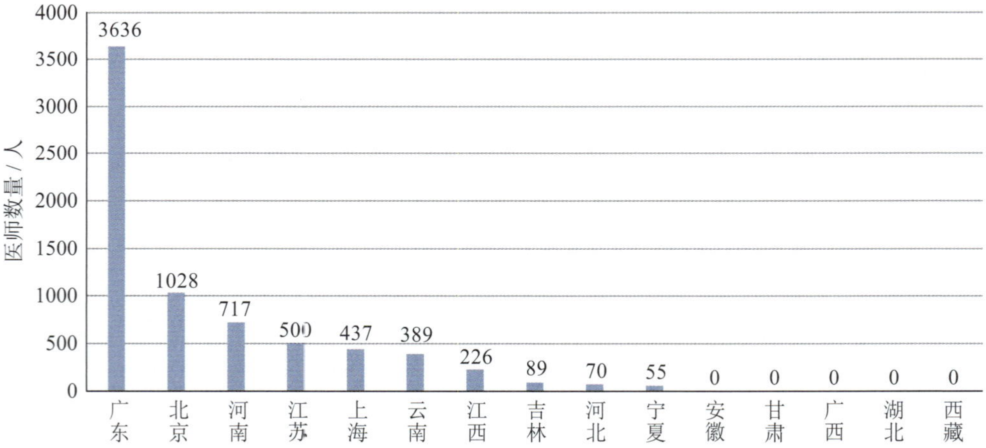

图 9-2-11　2023 年我国设置美容皮肤科的省级行政区美容皮肤科备案医师数量

第三节　医疗质量控制网络搭建的调研情况

一、国家整形美容专业医疗质量控制平台各省级行政区使用需求情况

参与调研的 30 个省级行政区及新疆生产建设兵团中，北京市、陕西省医疗质量控制中心希望国家整形美容专业医疗质量控制平台增加部分建设，以满足本省 / 直辖市使用。贵州省、海南省、河北省、黑龙

江省、湖北省、江西省、宁夏回族自治区、山西省、上海市、天津市、西藏自治区共计 11 个省级医疗质量控制中心使用国家整形美容专业医疗质量控制平台频次较少。安徽省、福建省、重庆市、甘肃省、广东省、广西壮族自治区、河南省、吉林省、江苏省、辽宁省、内蒙古自治区、青海省、山东省、四川省、新疆维吾尔自治区、新疆生产建设兵团、云南省、浙江省共计 18 个省级医疗质量控制中心认为国家整形美容专业医疗质量控制平台已满足本省工作需求。图 9–3–1 显示 2023 年国家整形美容专业医疗质量控制平台不同使用需求的占比情况。

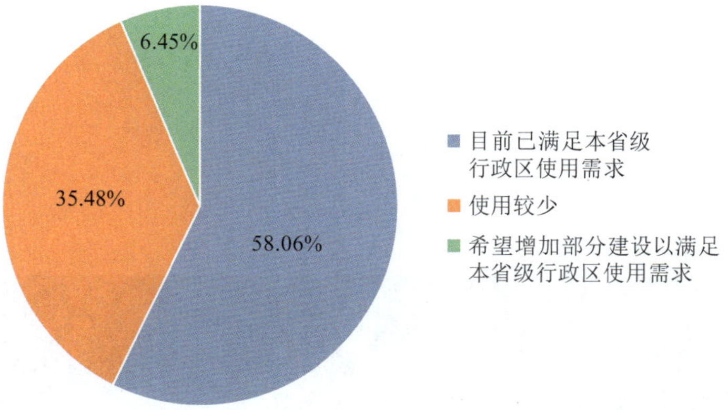

图 9–3–1　2023 年国家整形美容专业医疗质量控制平台不同使用需求占比

二、哨点医院试点单位的申请及设立情况

哨点医院试点单位作为医疗质量控制和监测的重要助手，其申请、分布以及建设情况，反映了各地对医疗质量控制的重视程度和实施力度。哨点医院试点单位的申请工作于 2022 年底开始，首先由各医疗机构（公立医疗机构和民营医疗机构均可）向所在地的省级医疗质量控制中心提出申请，经各省级医疗质量控制中心审核推荐，上报至整形美容专业国家级医疗质量控制中心，由专家委员会对上报的医疗机构进行遴选、公示。

2022 年共有 156 家医疗机构申请哨点医院试点单位（其中公立医疗机构 75 家，民营医疗机构 81 家），2023 年遴选公示后共设立 62 家哨点医院试点单位（其中公立医疗机构 33 家，民营医疗机构 29 家）。

参考文献

[1] 国家卫生健康委员会. 2018 年国家医疗服务与质量安全报告 [M]. 北京：科学技术文献出版社，2019.

[2] 国家卫生健康委员会. 2019 年国家医疗服务与质量安全报告 [M]. 北京：科学技术文献出版社，2020.

[3] 国家卫生健康委员会. 2020 年国家医疗服务与质量安全报告 [M]. 北京：科学技术文献出版社，2021.

[4] 国家卫生健康委员会. 2021 年国家医疗服务与质量安全报告 [M]. 北京：科学技术文献出版社，2022.

[5] 国家卫生健康委员会. 2022 年国家医疗服务与质量安全报告 [M]. 北京：科学技术文献出版社，2023.

[6] 国家卫生健康委员会. 2023 年国家医疗服务与质量安全报告 [M]. 北京：科学技术文献出版社，2024.

[7] 整形美容专业国家级医疗质量控制中心. 2023 年国家医疗服务与质量安全报告　整形美容专业分册 [M]. 北京：科学技术文献出版社，2023.

[8] 李林 . 加强医疗质量与安全管理防范医疗纠纷中的作用 [J]. 航空航天医学杂志，2013，24（7）：847-848.

[9] YUAN F，CHUNG K C. Defining quality in health care and measuring quality in surgery[J]. Plast Reconstr Surg，2016，137（5）：1635-1644.

[9] PODOLSKY D K，NAGARKAR P A，REED W G，et al. Public reporting of patient safety metrics：ready or not?[J/OL]. Plast Reconstr Surg，2014，134（6）：981e-985e[2024-10-11]. https://doi.org/10.1097/prs.0000000000000713.

[10] AI-HOQAIL R，AI-SHLASH S，HELMI A，et al. Total quality management in plastic surgery[J]. J Craniofac Surg，2010，21（1）：10-19.

[11] ALHOQAIL R A. Self-audit in plastic surgery：toward total quality management of personal professional practice[J]. J Craniofac Surg，2011，22（2）：409-414.

[12] MANAHAN M A，ASTON J W，BELLO R J，et al. Establishing a culture of patients safety，quality，and service in plastic surgery：integrating the fractal model[J/OL]. J Patient saf，2021，17（8）：e1553-e1558[2023-10-11]. https://doi.org/10.1097/pts.0000000000000554.

[13] 汪丽萍. 整形美容外科医疗纠纷的防范 [J]. 中国美容医学，2005，14（4）：490-491.

[14] 国家卫生健康委员会. 2022 年我国卫生健康事业发展统计公报 [D].（2023-10-12）[2024-10-11]. http://www.nhc.gov.cn/guihuaxxs/s3585u/202309/6707c48f2a2b420fbfb739c393fcca92.shtml.

[15] 国家卫生健康委员会. 2023 年我国卫生健康事业发展统计公报 [D].（2024-08-29）[2024-10-11]. http://www.nhc.gov.cn/guihuaxxs/s3585u/202408/6c037610b3a54f6c8535c515844fae96.shtml.